序文

評価委員の言葉

第Ⅰ章　クリニカルクェスチョン一覧

第Ⅱ章　本ガイドライン改訂の必要性と作成方法

第Ⅲ章　重要な基本的知識（Background knowledge）
　　　　―治療の基本的概念，定義，基準，病態，疫学，言葉の定義，歴史等―

第Ⅳ章　急性胆道炎の初期診療と急性胆管炎のフローチャート

第Ⅴ章　急性胆管炎の診断基準と重症度判定基準

第Ⅵ章　急性胆囊炎の診断基準と重症度判定基準

第Ⅶ章　急性胆管炎・胆囊炎の抗菌薬治療

第Ⅷ章　急性胆管炎に対する胆管ドレナージの適応と手技

第Ⅸ章　急性胆囊炎に対する胆囊ドレナージの適応と手技

第Ⅹ章　急性胆囊炎診療フローチャート

第Ⅺ章　急性胆囊炎に対する外科治療―腹腔鏡下胆囊摘出術の安全な手順 safe steps―

第Ⅻ章　急性胆管炎・胆囊炎診療バンドル

第ⅩⅢ章　急性胆管炎・胆囊炎バンドルチェックリスト

索　引

―TG18 新基準掲載―

急性胆管炎・胆嚢炎診療ガイドライン2018

[第3版]

主催：急性胆管炎・胆嚢炎診療ガイドライン改訂出版委員会
共催：日本肝胆膵外科学会
　　　日本腹部救急医学会
　　　日本胆道学会
　　　日本外科感染症学会
後援：日本医学放射線学会
　　　帝京大学グループ

目　次

序文 ……………………………………………………………………………………………… i

評価委員の言葉 ………………………………………………………………………………… vii

第Ⅰ章　クリニカルクェスチョン一覧 …………………………………………… 1

第Ⅱ章　本ガイドライン改訂の必要性と作成方法 ……………………… 7

1. 本ガイドライン改訂の背景 …………………………………………………………… 8
2. 本ガイドラインの目的と利用者，対象者 …………………………………………… 8
    1) 目的 ……………………………………………………………………………… 8
    2) 利用者 …………………………………………………………………………… 8
    3) 対象者 …………………………………………………………………………… 8
3. 本ガイドラインを使用する場合の注意事項 ………………………………………… 8
4. ガイドライン作成ならびに評価に関する委員 ……………………………………… 9
    1) 出版責任者・組織委員長 ……………………………………………………… 9
    2) 出版・作成副委員長 …………………………………………………………… 9
    3) 顧問 ……………………………………………………………………………… 9
    4) ガイドライン作成委員，担当領域 …………………………………………… 9
    5) 文献検索指導 ………………………………………………………………… 10
    6) ガイドライン評価に関する委員 …………………………………………… 10
5. ガイドライン作成法 ………………………………………………………………… 10
    1) 重要臨床課題の抽出 ………………………………………………………… 10
    2) ガイドライン全体の構成 …………………………………………………… 11
    3) クリニカルクェスチョン（CQ）の再検討 ………………………………… 11
    4) システマティックレビュー ………………………………………………… 11
    5) 推奨作成 ……………………………………………………………………… 11
    6) 外部評価 ……………………………………………………………………… 11
    7) 公聴会 ………………………………………………………………………… 11
6. 文献検索法，総体としてのエビデンスのレベル，推奨の強さ ………………… 11
    1) 文献検索法，採用基準，除外基準 ………………………………………… 11
    2) 総体としてのエビデンスのレベル ………………………………………… 12
    3) 推奨の強さの決定 …………………………………………………………… 13
7. 改訂 …………………………………………………………………………………… 14
8. 資金 …………………………………………………………………………………… 14
9. 本ガイドライン普及推進の工夫 …………………………………………………… 14
    1) 臨床で実施された内容の反映 ……………………………………………… 14
    2) モバイルアプリの開発と提供 ……………………………………………… 14
    3) TG18（Update Tokyo Guidelines）の無料公開 ………………………… 15
    4) 本ガイドラインの展開媒体 ………………………………………………… 15
10. 利益相反 ……………………………………………………………………………… 15

第Ⅲ章　重要な基本的知識（Background knowledge）
―治療の基本的概念，定義，基準，病態，疫学，言葉の定義，歴史等―······ 17

- 1. 定義・病態 ······ 18
  - 1) 急性胆管炎 ······ 18
  - 2) 急性胆嚢炎 ······ 19
- 2. 発生率 ······ 22
  - 1) 有症状化の頻度 ······ 22
  - 2) 急性胆管炎・胆嚢炎における重症例の頻度 ······ 24
  - 3) ERCP後の合併症としての急性胆管炎・胆嚢炎 ······ 25
- 3. 成因と機序 ······ 25
  - 1) 急性胆管炎 ······ 25
  - 2) 急性胆嚢炎 ······ 28
  - 3) 危険因子 ······ 28
- 4. 予後 ······ 32
  - 1) 死亡率 ······ 32
  - 2) 死因（Cause of death） ······ 35
  - 3) 再発 ······ 35

第Ⅳ章　急性胆道炎の初期診療と急性胆管炎のフローチャート ······ 47

- 1. 急性胆道炎に対する初期対応フローチャート ······ 48
  - 1) 初期治療 ······ 50
  - 2) 重症度判定と全身状態の評価 ······ 51
- 2. 急性胆管炎診療フローチャート ······ 54

第Ⅴ章　急性胆管炎の診断基準と重症度判定基準 ······ 57

- 1. 診断基準 ······ 58
  - 1) 急性胆管炎・診断基準のプロセスと，TG18（Tokyo Guidelines 2018）基準 ······ 59
  - 2) TG18/TG13急性胆管炎診断基準の評価 ······ 60
  - 3) TG18/TG13急性胆管炎診断基準のコンセプト ······ 61
- 2. 臨床徴候 ······ 62
  - 1) 急性胆管炎の臨床徴候と疾患概念，用語に関する歴史 ······ 62
  - 2) 急性胆管炎の臨床徴候 ······ 62
  - 3) 胆道疾患の既往 ······ 64
- 3. 血液検査 ······ 64
  - 1) 一般血液検査 ······ 64
  - 2) その他の血中マーカー ······ 66
- 4. 画像診断 ······ 67
- 5. 鑑別診断 ······ 72
- 6. 重症度判定基準 ······ 74
  - 1) 急性胆管炎重症度判定基準の沿革 ······ 74
  - 2) TG18/TG13急性胆管炎重症度判定基準の評価 ······ 76

3）TG18/TG13 急性胆管炎重症度判定基準改訂のコンセプト ･･････････････ 77

第Ⅵ章　急性胆囊炎の診断基準と重症度判定基準 ･･････････････････････ 85
　1. 診断基準 ･･･ 86
　　　1）急性胆囊炎診断基準・重症度判定基準の改訂のポイント ･･･････････ 86
　2. 臨床徴候 ･･･ 89
　3. 血液検査 ･･･ 91
　4. 画像診断 ･･･ 93
　　　1）超音波検査（体外式）･･ 93
　　　2）単純Ｘ線写真 ･･･ 97
　　　3）CT（computed tomography）･･････････････････････････････････ 98
　　　4）MRI（magnetic resonance imaging）/
　　　　 MRCP（magnetic resonance chorangiopancreatography）･････････ 101
　　　5）ERCP（endoscopic retrograde cholangiopancreatography）･･････ 103
　　　6）EUS（endoscopic ultrasonography）･･･････････････････････････ 104
　　　7）^{99m}Tc-hepatobiliary iminodiacetic acid（HIDA）scan ･････････････ 104
　　　8）DIC（drip infusion cholangiography），DIC-CT ･････････････････ 104
　5. 鑑別診断 ･･ 105
　6. 重症度判定基準 ･･ 112
　　　1）急性胆囊炎重症度判定基準改訂のコンセプト ･････････････････････ 112

第Ⅶ章　急性胆管炎・胆囊炎の抗菌薬治療 ･････････････････････････････ 127
　1. 抗菌薬の役割 ･･ 128
　2. 意思決定プロセス ･･ 129
　3. 急性胆管炎・胆囊炎の微生物学 ････････････････････････････････････ 129
　4. グラム陰性桿菌のESBL（extended-spectrum beta-lactamase）
　　　およびカルバペネマーゼ産生菌の地域での蔓延率 prevalence ･･･････････ 130
　5. クリニカルクェスチョン ･･ 133
　6. 市中発症の急性胆管炎と急性胆囊炎の治療に適切な抗菌薬の選択と投与計画 ･･･ 134
　7. 市中発症 Grade Ⅲ の急性胆管炎・急性胆囊炎の抗菌薬治療 ･･････････････ 135
　8. 軽症および中等症の市中発症急性胆管炎および胆囊炎 ････････････････ 135
　9. 医療関連急性胆管炎および急性胆囊炎 ･･････････････････････････････ 136
　10. 胆道感染症の治療に抗菌薬の胆汁移行性は関与するか？ ･･････････････ 137
　11. 高度耐性菌による胆管炎・胆囊炎はどのように治療すべきか ････････････ 137
　12. 感受性結果が判明後の抗菌薬治療 ･･････････････････････････････････ 141
　13. 経口薬への変更 ･･ 141
　14. 抗菌薬による潅流 ･･ 141
　15. 結論 ･･ 141

第Ⅷ章　急性胆管炎に対する胆管ドレナージの適応と手技 ･････････････ 147
　1. 胆管ドレナージの適応とテクニック ････････････････････････････････ 148
　　　1）経皮経肝胆道ドレナージ（PTCD または PTBD）･･･････････････････ 149
　　　2）外科的ドレナージ ･･ 150

3）内視鏡的経乳頭的ドレナージ（EBD） ･･････････････････････････････････ 150
　2. 乳頭処置 ･･ 154
　　　1）内視鏡的乳頭括約筋切開術（EST） ･･････････････････････････････････ 154
　　　2）内視鏡的乳頭バルーン拡張術（EPBD） ･･････････････････････････････ 156
　　　3）内視鏡的乳頭ラージバルーン拡張術（EPLBD） ･･････････････････････ 156
　3. 術後再建腸管例に対する胆管ドレナージの適応とテクニック ････････････････ 158
　　　1）術後再建腸管例に対するバルーン小腸内視鏡による胆管ドレナージ ･････ 158
　　　2）術後再建腸管例に対する超音波内視鏡ガイド下胆管ドレナージと
　　　　順行性治療 ･･ 159

第Ⅸ章　急性胆嚢炎に対する胆嚢ドレナージの適応と手技 ･････････ 169
　1. PTGBD ･･ 170
　2. 内視鏡下胆嚢ドレナージ ･･ 171
　3. PTGBA ･･ 171
　4. 凝固異常や抗血栓薬内服中の患者に対する胆嚢ドレナージ ････････････････････ 171
　5. ENGBD と EGBS の手技 ･･ 172
　6. ENGBD か EGBS どちらが選択されるべきか ･･････････････････････････････ 173
　7. 特殊な胆嚢ドレナージ：超音波内視鏡下胆嚢ドレナージ（EUS-GBD）････････ 174
　　　1）EUS-GBD の手技 ･･ 174
　　　2）EUS-GBD の成績 ･･ 174
　　　3）Questions ･･･ 175

第Ⅹ章　急性胆嚢炎診療フローチャート ･････････････････････････････ 179
　1. 第3版で提示する急性胆嚢炎診療フローチャートの作成基準 ･･････････････････ 180
　　　1）米国麻酔科学会による術前状態分類 ･･･････････････････････････････････ 180
　　　2）年齢調整を含めたチャールソン併存疾患指数 ･････････････････････････ 181
　　　3）臓器障害の種類（治療反応性臓器障害または致死性臓器障害）･････････ 181
　2. 急性胆嚢炎の診療フローチャート ･･ 192
　　　1）Grade Ⅰ（軽症）のフローチャート ････････････････････････････････ 192
　　　2）Grade Ⅱ（中等症）のフローチャート ･･････････････････････････････ 193
　　　3）Grade Ⅲ（重症）のフローチャート ････････････････････････････････ 194
　　　4）高次施設への搬送基準 ･･ 195

第Ⅺ章　急性胆嚢炎に対する外科治療
　　　　　—腹腔鏡下胆嚢摘出術の安全な手順 safe steps— ････････････････････ 201
　1. 胆嚢亜全摘術 ･･ 205
　2. 開腹移行 ･･ 205
　3. Fundus first technique ･･ 206
　4. 回避手術の適応 ･･ 207

第Ⅻ章　急性胆管炎・胆嚢炎診療バンドル ･･････････････････････････ 217

第ⅩⅢ章　急性胆管炎・胆嚢炎バンドルチェックリスト ･･････････････ 221

序文

─TG 18 新基準掲載─
急性胆管炎・胆囊炎診療ガイドライン 2018 の出版に当たって（Tokyo Guidelines の変遷）

急性胆管炎・胆囊炎診療ガイドライン 2018（TG 18）・組織委員長・出版責任者　高田忠敬

急性胆管炎・胆囊炎の診療ガイドライン：Tokyo Guidelines（TG）の名称について

　私が，1967 年に医師になったころ，胆道感染症と黄疸は，死亡率の高い難病であった．手術死亡率も high volume center でも 30～50％と高く，吐血し，無尿となり，のた打ち回るようにしてなくなっていく患者を多く見てきた．当時，抗生剤もペニシリンやカナマイシンなどが主で，静脈内に投与できるシグママイシンがでてきた頃であり，診断基準や治療指針（フローチャート）もなく，超音波検査や CT などの診断装置もなかった時代である．このような暗黒の時代において，「胆道の夜明けをみたい」とのキャッチフレーズで半世紀を超す仕事をつみあげ，2018 年 1 月に，TG 18 を Journal of Hepato-Biliary-Pancreatic Sciences（JHBPS）から世界に発信した．今回邦文版が発刊され日本での医療の向上に貢献できるように，日本で一般的ではない用語なども丁寧に説明を付け，皆様にご理解いただき，実地臨床の場で，「患者のための診療ガイドライン」が用いられることを期待しています．いまや，TG は，世界基準になっています．ぜひ，本文をお読みいただきたいと願っています．

　1．TG は，2003 年に，「厚生労働科学研究費」（主任研究者：高田忠敬）を獲得し 2005 年に「急性胆管炎・胆囊炎の診療ガイドライン（邦文）」を出版したことから始まる．この作業を通じて evidence の少なさを痛感した．そこで，尊敬する Prof. Steven Strasberg に相談した．「患者の生命予後に大切な基準を作成するのだから evidence の少ない部分は，consensus で行うのはどうか」とのアドバイスをいただいた．世界のこの領域の専門家達を集め，2006 年 4 月 1 日，2 日に東京で国際会議を開催し 2007 年に TG 07 を JHBPS から世界に発信した．

　2．TG 13 へ；その後，臨床の現場と国内版，TG 07 に相違があることが判明し 2010 年に改訂委員会が発足した．改訂作業は，日本人委員 17 名，海外委員 26 名の計 43 名の共同作業で行われた．日本での改訂作業委員会を 45 回開催，国際会議を 3 回開催し骨子をメールで海外の委員に送付し，診断基準，重症度判定基準，フローチャート，バンドル，抗菌薬選択基準などを決定．推奨度も GRADE システムを用い明解にした．2013 年 2 月に，TG 13 として，Journal of Hepato-Biliary-Pancreatic Sciences（JHBPS）から発信され，世界基準としても用いられるようになり，多くの論文が出てくるようになった．TG 13 からモバイルアプリ（iPhone，iPad，Android 対応）が発信された．

　3．TG 18 へ；TG 13 の出版準備が整った時点で，なお evidence の少なさを痛感し，さらに，TG 13 の大型の検証の必要性を痛感した．そこで，台湾・日本の共同で，TG 13 の検証として"急性胆道炎の疫学調査（日本肝胆膵外科学会国際胆道炎特別研究 Study-1）"を 2012 年に企画し開始した．この疫学調査により，12,000 例を超す大規模な臨床研究データが集積できた．一方で，本診療ガイドラインの推奨のもと，臨床では急性胆

囊炎に対して腹腔鏡手術が多くの施設で行われるようになったが，胆管損傷等の手術合併症は減少していないことへの対応策に重点を置いた研究（日本肝胆膵外科学会国際胆道炎特別研究 Study-2）を 2012 年から始めた。Lap-C の安全な施行を目指した臨床研究で，どの分野でも行われていなかった手術ビデオを用いての難度評価の検討を行ってきた。その研究結果を用いて，今回，「Safe steps in laparoscopic cholecystectomy for acute cholecystitis」の項目を取り入れることができた。また，Lap-C の適応基準も大きく変わった。今回の TG の改訂（TG 18）では，これらが，改訂に花を添えている。当然のことであるが，抗菌薬領域や内視鏡検査や治療の進歩にも大きなものがあり，TG 内容の客観的な評価を基に，Big data を含めた最新の臨床医療の新たな知見を加え，何よりも「患者にとって安全で有効な診療」に向けて，より臨床に適したガイドライン作成を目指しての改訂である。本邦文ガイドラインは，2018 年 1 月に Journal of Hepato-Biliary-Pancreatic Sciences から世界に向け発刊した "Tokyo Guidelines 2018：Updated Tokyo Guidelines for the management of acute cholangitis/acute cholecystitis" の 2 次掲載であります。1 次出版の国際版の作成にあたり，作成作業資料が膨大でありますが，ガイドライン作成規準に沿った方法をとっているということをお示しできるよう「詳細資料」に記載し，日本肝胆膵外科学会ホームページ（http://www.jshbps.jp/modules/en/index.php?content_id=47）に掲載しております。掲載内容は，2017 年 4 月 29 日の時点での検索式，検索結果，スクリーニング結果，PICO-CQ 表，システマティックレビューシート（個別評価，統合相対評価表），推奨作成表と投票結果（メモ書きはすべて無修正）です。何卒，お読みいただき，邦文ガイドラインの基礎データの参考にしていただけますと幸いです。

　最後に，15 年にわたる長期，かつ，ハードなガイドライン作りを，すべての local committee member が出席し，長時間にわたる討議を続け，さらに，メーリングリストでお互いがやり取りをするだけでなく，海外の共同研究者とも意見交換を行い，一緒のチームで働き，ここに TG 18，ならびに邦文版の出版に至ることができたことを，組織委員長として，委員の皆様に心から感謝しています。また，このような仲間と一緒に働けたことを誇りに感じています。

　ありがとう。

─TG 13 新基準掲載─
急性胆管炎・胆嚢炎診療ガイドライン 2013 の出版に当たって（第 2 版の序）

急性胆管炎・胆嚢炎診療ガイドライン 2013 — TG 13・組織委員長・出版責任者　高田忠敬

1. 急性胆管炎・胆嚢炎の診療ガイドライン第 1 版改訂の背景

　急性胆管炎・胆嚢炎は急性期に適切な対処が必要で，なかでも重症急性胆管炎では対応が遅れると早期に死亡に至ることがある．しかし，これまで統一された感度の高い診断基準はみられなかった．Charcot の 3 徴は 1877 年に症例報告されたもので診断率が低いのが問題であった．多施設共同研究では，診断感度は 26.4 % であった．また，急性胆嚢炎を急性胆管炎と誤診してしまうことが 11.9 % もあるのが問題であった．なお，急性胆嚢炎における Murphy 徴候の感度は 50〜70 % に過ぎないこともわかってきた．

　2003 年に発足した「急性胆管炎・胆嚢炎診療ガイドライン」作成委員会の主眼点は，国内外で広く用いられる診断基準，重症度判定基準の提示で，2005 年に国内版が出版となった．続けて，国際的に広めていく作業が続けられ海外の胆道に関連する専門家や腹部感染症に関連する専門家とともに draft 作成を行った．2006 年 4 月 1, 2 日に東京で International Consensus Meeting を開催し，海外の専門家たちと協力して国際版ガイドライン，Tokyo Guidelines 2007（英文版，TG 07）の出版に至った．

　国内版，国際版（TG 07）の発刊後，両者にいささかの相違があることが判明し，2010 年に改訂委員会が発足した．

2. TG 13（Updated Tokyo Guidelines）の出版，国内版第 2 版出版

　TG 07 ならびに国内版（第 1 版）には臨床の現場との乖離があることが判明し，改訂が必要との結論を得た．改訂作業は，日本人委員 17 名，海外委員 26 名の計 43 名の共同作業で行われた．

　日本での改訂作業委員会を 45 回開催，国際会議を 3 回開催し，骨子をメーリングリストで海外の委員に送付し，診断基準，重症度判定基準，フローチャート，バンドル，抗菌薬選択基準などを決定した．推奨度も GRADE システムを用い明解なものにした．また，すべての TG 13 論文も海外の Co-Chairman 2 名の校閲を受け，2013 年 2 月に J Hepatobiliary Pancreat Sci 2013；20：1-105 に掲載された．

　今回の改訂国内版は，J Hepatobiliary Pancreat Sci に掲載された TG 13 の secondary publication ではあるが，日本の DPC 制度に合わせた項目も追加した．主な画像も一新した．

　なお，この改訂版ガイドラインのモバイルアプリケーション（iPhone, iPad, Android 対応）は，http://www.jshbps.jp/public/guidline/tg13.html よりダウンロードできる．

　最後に，10 年にわたる長期かつハードなガイドラインつくりを，すべての委員が出席し，長時間にわたる討議を続け，さらに，メーリングリストでお互いがやり取りをするだけでなく，海外の共同研究者とも意見交換を行い，一緒のチームで働き，ここにガイドライン出版に至ることができたことを，組織委員長として，委員の皆様に心から感謝しています．また，このような仲間と一緒に働けたことを誇りに感じております．ありがとう．

第1版の序

　厚生労働科学研究医療技術評価総合研究事業急性胆道炎の診療ガイドラインの作成，普及に関する研究班（主任研究者高田忠敬）は2003年から開始され，日本腹部救急医学会，日本胆道学会，日本肝胆膵外科学会との協力により，急性胆道炎のガイドライン作成とその普及を目的に内科，外科，救急，集中治療，疫学関係の医師を中心に活動を行い，今回ここに急性胆道炎の診療ガイドラインを策定した。日本腹部救急医学会は約6,000名の会員からなり，外科，内科，救急科，集中治療科，放射線科をはじめとする腹部救急診療に携わる専門家によって構成されている。この学会の目的は腹部救急疾患領域で質の高い医療，教育，研究を促進することにある。また，日本胆道学会は約2,500名の会員からなり，胆道疾患の診療，研究に従事する内科，外科医師を中心に構成されている。また，日本肝胆膵外科学会は約2,500名の会員からなり，肝臓，膵臓，胆道疾患の診療，研究に従事する外科系医師を中心に構成されている。

　急性胆道炎領域においては，治療に関するレベルの高いエビデンスが乏しいところに大きな問題があった。これに対し当研究班では，エビデンスのみにとらわれず英知を集め関連する文献を有効に用いることで，よりよいガイドラインが作れるのではないかと考えている。

　研究を進めるに伴い，われわれが今回目指した胆道炎に焦点を絞った診療指針となるべきガイドラインは，日本はもとより世界にも存在せず，さらに世界共通の診断基準や重症度診断基準も存在しないことが判明した。胆管炎については「Charcot 3徴」が今日でも用いられているが，報告は1877年と既に100年を経ており，臨床的に「Charcot 3徴」を満たすものは50〜70％にすぎないと報告されている。胆嚢炎については「Murphy徴候」が感度50〜70％，特異度79〜96％と診断に有効と考えられるが，この方法が日本国内で広く普及しているとはいいがたい。これに加え，教科書や参考書などに一般に用いられている徴候や疾患概念については，原著と大きく異なっているものが多く，世界的に共通の概念になり得るかどうかは疑問である。そこで今回，胆道炎に関するあやふやな定義，疾患概念，治療法を明確にし，統一された基準を作成し，これが広く認知され，普及することが重要と考えられた。

　以上をふまえ，本ガイドラインは，胆道炎の各領域の診療に加え，今回新たに急性胆道炎の診療指針，診断基準，重症度判定基準を作成した。作成に当たっては，系統的，網羅的に抽出したエビデンスを基に，現在の日本の医療状況（診療機器，診療技術他）を考慮した。さらに，日本腹部救急医学会，日本胆道学会，日本肝胆膵外科学会においてコンセンサス会議を行い，十分な検討をくりかえした。

　本ガイドラインは急性胆道炎診療に関する初めてのガイドラインとなる。その臨床医療への影響の大きさと社会的責任の重さを常に考慮し，何より患者に対して最良の診療を提供することに役立つよう望むものである。

2005年9月

厚生労働科学研究医療技術評価総合研究事業急性胆道炎の診療ガイドライン作成，
普及に関する研究班主任研究者
高田忠敬

評価委員の言葉

評価委員の言葉

　TG 18 新基準掲載―急性胆管炎・胆嚢炎診療ガイドライン 2018―（以下，本ガイドラインと略す）の出版にあたって出版代表責任者の高田忠敬名誉教授を始めとする作成委員，編集・企画に携わられたご関係者の多大なご尽力に御礼申し上げます。また，世界に冠たる国際診療ガイドラインとして充分な認証に再度，至った過程においてご腐心された高田先生の統括力に改めて敬意を表します。

　さて本ガイドラインのこれまでの歴史については，出版責任者の弁において紹介頂いておりますので繰り返しは回避させて頂きます。ここでは作成開始前の過程につきまして，「TG 13」の評価委員の言葉にも触れさせていただいておりますが，胆道炎ガイドラインを作成する決定過程について若干述べさせて頂きます。当時，推奨医療行為を支えるエビデンスの多寡とそれぞれの質に関し，診療ガイドラインを作成するに十分な状況にあるのか否かが課題でした。作成後に，部外者による評価に耐えられるか否かが討論課題でした。日本腹部救急医学会ガイドライン委員会において，"腹部救急診療ガイドラインの対象疾患あるいは病態の選択，その発刊順序等について，慎重に検討を行いました。当時，委員会委員の多くが 30 代という若さに溢れた前進への意欲に溢れた雰囲気に満ち溢れていました。本ガイドラインに関する国際的動向を鑑み，日本の当該医療の実態に踏まえ，比較的頻度が高いため治療成績の改善を期待されている病態とは？に焦点を当て，先ずは急性膵炎の，そしてその後に急性胆道炎の診療ガイドライン作成を行う，そのためには本邦の急性胆道炎の診療データベースが必用とのことで，そのような準備期間が必用との判断によるものでした。その後，時を経て，国内版向けの診療ガイドラインが公表され，更に先に紹介された国際診療ガイドラインの確立に至ったことは，日本の貢献として自負できる成果に至ったわけです。その後国内においては，impact の強い推奨内容についての論議が関係学会で盛んに繰り返されました。基盤的なエビデンスに基づいていた推奨内容について再考の必要性，新・旧の医療技術の適応条件の見直し，治療技術上の課題克服による安心，安全の担保の必要性，など種々の「声」を頂く機会がございました。そのようなわけで，5 年を経た今日の改訂は時機を得た事業と考えます。財務的支援及び作成委員の推薦要望に回答を前提に賛同し参加頂いた組織は 4 学会である。日本腹部救急医学会，日本肝胆膵外科学会，日本胆道学会，日本外科感染症学会は当初，共同事業を担うことを認識しての今日である。ガイドライン発刊組織に於いては，今後，発刊によって，社会的，学問的責務を伴う。国際的な信頼を下に間断なき発信を続けるためには，一定基準に則った発刊後のデータベースによって推奨医療内容の検証を継続することが本来の役割のひとつである。本邦の既存の各種データベースを活用する手法では，研究手法の信頼性の点で，時に困難に迫られることが多い。そのたびに本邦の遅れた情報分析体制に気づかされる機会となる。しかしその状況に甘んじていては，諸外国より社会的，学術的後進性の批判から逃れられない。今回の推奨度確定決定過程に於いて voting 等の手法を前提に作成が始まった。その際には，voting 参加者名の適切性，公表が基本とされている。客観性に欠けるとの指摘が，同様手法に経験のある他種のガイドライン作成者から耳にしたことがある。全ての過程に百点を得ることは難しく，ガイドライン作成法については今後も更なる改訂が成されよう。時代的変遷を免れられないで在ろうが，手法にとらわれ過ぎぬ姿勢を常に心底に抱き，今後は，作成過程での課題を中心に，活用者の声に耳を傾け作成組織に関与した一員としての責務において，及び二名の評価委員のひとりとして発信上の有るべき形を常に意識してみてまいりたい。

　本ガイドラインを利用する医師にあっては，急性胆道炎診療の基本に一層のご理解を頂き，日常の臨床にご尽力いただきたい。また，必要性に応じたデータベースつくりが提案された場合には，その推進と参加に'義務感'を抱いて頂きたく願うところです。皆様の常識的ご活躍の下，高度な知識と鍛練された技術の提供によ

り，誠意ある医療の提供と並行させて，次代のガイドライン作成に必要となるデータベースの作成を日々重ねて頂く制度が根ずくことを祈念致します．四学術団体を代表して，発刊のお祝いを申し上げますとともに，本ガイドラインが多くの患者さんに有益となることを確信し，評価委員としての御挨拶とさせて頂きます．

前日本腹部救急医学会理事長
（JR 札幌病院，札幌医科大学）
平田　公一

評価委員の言葉

　診療ガイドライン作成の方法論の視点からは，非常に優れた診療ガイドラインと思われます．作成に尽力された先生方に心より敬意を表する次第です．内視鏡治療の位置づけが大きくなっていますので，今後，可能であれば，何らかの形での患者さんの視点の反映，本ガイドラインに準拠した患者さん向けの資料の作成等もご検討頂ければと存じます．本ガイドラインが普及・活用されることで，国内外の胆嚢炎・胆管炎治療がより良いものとなっていくことを祈念しております．

京都大学大学院医学研究科副研究科長・社会健康医学系専攻長健康情報学分野教授
中山　健夫

第Ⅰ章
クリニカルクェスチョン一覧

表1. TG 18のQuestion表記法の基本姿勢

1) 重要な基本的知識（Background knowledge）：
治療の基本的概念，定義，基準，病態，疫学，言葉の定義，歴史的流れ，教科書的な話題などを記述的に記載
（行う作業）系統的検索：可能な範囲で施行，システマティックレビュー・推奨：不要

2) Questionの役割

2-1) Background Question：
(1) 臨床質問のなかで，疫学，病態等で，答えが一つ提示できるもの。現状の医療を考えるうえで，極めて重要な背景知識を質問形式で問うたもの。上記1）と一部重複
例) 症例数は増加しているか？→ 疫学調査から答えが示される。
(2) すでに，スタンダード（標準治療）となっていて，ほとんどの臨床医がすでに決まった診療を行っている場合は，あえて推奨度を示す必要はないと考えられる。
（行う作業）系統的検索：必要，システマティックレビュー・推奨：不要

2-2) Foreground Question（Clinical Question）：
本来のClinical Questionである。日常臨床で判断に迷うテーマを取り上げ，システマティックレビューを行い，推奨決定会議の投票を経て，推奨の強さを決定する。
（行う作業）系統的検索：必要，システマティックレビュー：必要，推奨：必要

2-3) Future Research Question：
CQとして，検討を開始したところ，取り上げるにはデーターが不足していることが判明した。ただし，今後論証研究が進めば，重要な課題になると考えられるクエスチョンについて，今回は推奨度までは示さず，現状の考え方を記述的に説明する。
（行う作業）系統的検索：必要，システマティックレビュー：可能な範囲で施行，推奨：不要

Questionを「Foreground Question」と「Background Question」と「Future Research Question」分けて表示している。一般的にClinical Questionと呼ばれているものが，「Foreground Question」を意味する。

第Ⅳ章　急性胆道炎の初期診療と急性胆管炎のフローチャート

Q1　TG 13急性胆管炎フローチャートの評価は？［Background Question］……………… 52
Q2　抗菌薬と胆管ドレナージ以外に重症胆管炎に対して有効な治療は何か？……………… 53
　　［Future Research Question］

第Ⅴ章　急性胆管炎の診断基準と重症度判定基準

Q3　TG 18/TG 13急性胆管炎診断基準の評価は？ ……………………………………………… 60
　　［Foreground Question（Clinical Question）］
Q4　急性胆管炎は，どのような症状をきたすのか？［Background Question］ ……………… 62
Q5　急性胆管炎の診断基準としてのCharcot 3徴の位置づけは？［Background Question］…… 63
Q6　Reynolds 5徴を認める急性胆管炎は？［Background Question］ ………………………… 64
Q7　急性胆管炎の臨床徴候は膿性胆汁の有無により反映されるか？ ………………………… 64
　　［Background Question］
Q8　急性胆管炎の診断に必要な血液検査は？［Background Question］ ……………………… 64
Q9　急性胆管炎の診療における血中膵酵素測定の意義は？［Background Question］ ……… 66
Q10　急性胆管炎に有用な画像検査法は何か？［Background Question］ …………………… 67

Q 11　急性胆管炎において，MRI/MRCP 検査を推奨するか？ …………………………………… 71
　　　［Foreground Question（Clinical Question）］
Q 12　ダイナミック CT, ダイナミック MRI は急性胆管炎の診断に有用か？………………… 72
　　　［Future Research Question］
Q 13　急性胆管炎の診断時に鑑別を要する疾患は？ ［Background Question］ ………………… 72
Q 14　TG 18 /TG 13 急性胆管炎重症度判定基準の評価は？ …………………………………… 76
　　　［Foreground Question（Clinical Question）］
Q 15　急性胆管炎の重症度判定において，重症とはどんな病態を示すのか？ ………………… 77
　　　［Background Question］
Q 16　急性胆管炎の重症度判定において，中等症とはどんな病態を示すのか？ ……………… 78
　　　［Background Question］
Q 17　急性胆管炎の重症度判定において，軽症とはどんな病態を示すのか？ ………………… 78
　　　［Background Question］
Q 18　Charcot 3 徴を満たした急性胆管炎は，重症か？ ［Background Question］ ……………… 78
Q 19　血清プロカルシトニンの測定は，急性胆管炎の診断，重症度判定に有用か？ ………… 79
　　　［Future Research Question］

第Ⅵ章　急性胆囊炎の診断基準と重症度判定基準

Q 20　急性胆囊炎診断基準（TG 13 診断基準）の評価は？ ［Background Question］ …………… 87
Q 21　TG 13 急性胆囊炎診断基準を TG 18 に用いることを推奨するか？ …………………… 87
　　　［Foreground Question（Clinical Question）］
Q 22　急性胆囊炎の診断基準としての Murphy's sign の位置づけは？ ……………………… 88
　　　［Background Question］
Q 23　TG 07 急性胆囊炎診断基準の評価は？ ［Background Question］ ………………………… 88
Q 24　急性胆囊炎の診断に最も重要な臨床徴候は何か？ ［Background Question］ …………… 89
Q 25　腹痛で来院した患者の中で急性胆囊炎はどのくらいの頻度か？ ………………………… 89
　　　［Background Question］
Q 26　急性胆囊炎の診断に際して行うべき血液検査は何か？ ［Background Question］ ………… 91
Q 27　急性胆囊炎を疑った場合，肝機能検査やビリルビン，血中膵酵素の測定は必要か？ ……… 91
　　　［Background Question］
Q 28　急性胆囊炎で血中膵酵素（リパーゼ，アミラーゼ）の上昇を認めた場合は何を
　　　考えるか？ ［Background Question］ ………………………………………………………… 91
Q 29　プロカルシトニン測定は急性胆囊炎の診断と重症度判定に有用か？ …………………… 91
　　　［Future Research Question］
Q 30　急性胆囊炎の診断に US は推奨されるか？ ……………………………………………… 93
　　　［Foreground Question（Clinical Question）］
Q 31　急性胆囊炎の超音波所見は？ ［Background Question］ …………………………………… 94
Q 32　超音波検査を行ったときに急性胆囊炎の診断に有用な所見は何か？ …………………… 94
　　　［Background Question］
Q 33　超音波カラードプラは急性胆囊炎の診断に有用か？ ［Future Research Question］ ……… 96
Q 34　急性胆囊炎の重症度判定においてはどのような超音波所見に着目すべきか？ ………… 97
　　　［Background Question］
Q 35　急性胆囊炎を疑った場合，単純 X 線写真は有用か？ ［Background Question］ ………… 97

Q 36 急性胆嚢炎の診療においてどのような場合にCTを撮影するべきか？ 99
[Background Question]

Q 37 急性胆嚢炎のダイナミックCT所見は？[Background Question] 99

Q 38 急性胆嚢炎の重症度判定においてはどのようなCT所見に着目すべきか？ 100
[Background Question]

Q 39 MRI/MRCPは急性胆嚢炎の診断に有用か？ 101
[Foreground Question（Clinical Question）]

Q 40 急性胆嚢炎の診断時に鑑別を要する疾患は？[Background Question] 105

Q 41 急性胆嚢炎に胆嚢癌が合併している頻度は？[Background Question] 106

Q 42 急性胆嚢炎と診断された症例が短時間に増悪した場合には，何を考えるか？ 107
[Background Question]

Q 43 超音波検査により壊疽性胆嚢炎や気腫性胆嚢炎を診断する際に注意する所見は？ 108
[Background Question]

Q 44 壊疽性胆嚢炎の診断にどのような画像診断が推奨されるか？ 109
[Foreground Question（Clinical Question）]

Q 45 気腫性胆嚢炎の診断にどのような画像診断が推奨されるか？ 110
[Foreground Question（Clinical Question）]

Q 46 TG 13急性胆嚢炎重症度判定基準をTG 18に用いることを推奨するか？ 113
[Foreground Question（Clinical Question）]

Q 47 急性胆嚢炎の重症度判定において，重症とはどんな病態を示すのか？ 116
[Background Question]

Q 48 急性胆嚢炎の重症度判定において，中等症とはどんな病態を示すのか？ 117
[Background Question]

Q 49 急性胆嚢炎と診断されて，中等症と判定するための所見は何か？ 118
[Background Question]

第Ⅶ章　急性胆管炎・胆嚢炎の抗菌薬治療

Q 50 急性胆管炎・急性胆嚢炎の起因菌を同定するためにはどのように検体を採取すべきか？ .. 133
[Foreground Question（Clinical Question）]

Q 51 急性胆管炎と急性胆嚢炎の治療薬を選択する場合，どのような点を考慮すべきか？ 134
[Foreground Question（Clinical Question）]

Q 52 急性胆管炎の患者の抗菌薬治療の最適治療期間と治療経路は何か。 138
[Foreground Question（Clinical Question）]

Q 53 急性胆嚢炎の患者の抗菌薬治療の最適期間はどのくらいか。 139
[Foreground Question（Clinical Question）]

第Ⅷ章　急性胆管炎に対する胆管ドレナージの適応と手技

Q 54 急性胆管炎に対する最適な胆管ドレナージ法は何か？ 148
[Foreground Question（Clinical Question）]

Q 55 内視鏡的経乳頭胆管ドレナージを行う場合には，内視鏡的経鼻胆管ドレナージと
内視鏡的胆管ステンティングのどちらがよいか？ 151
[Foreground Question（Clinical Question）]

Q 56 内視鏡的経乳頭的胆管ドレナージにESTは必要か？ 155
[Foreground Question（Clinical Question）]

Q 57　総胆管結石に起因する軽症・中等症の急性胆管炎に対する内視鏡的一期的結石除去は
　　　可能か？［Foreground Question（Clinical Question）］ ……………………………………… 155

Q 58　凝固異常を伴う胆管炎や抗血栓薬内服中の胆管炎に対する胆管ドレナージ治療は？ ……… 157
　　　［Foreground Question（Clinical Question）］

Q 59　術後再建腸管例（B-Ⅰ再建腸管を除く）の胆管炎に対する最適なドレナージ法は？ ……… 158
　　　［Foreground Question（Clinical Question）］

第Ⅸ章　急性胆囊炎に対する胆囊ドレナージの適応と手技

Q 60　手術リスクの高い急性胆囊炎患者における標準的胆囊ドレナージ法は？ ………………… 170
　　　［Foreground Question（Clinical Question）］

Q 61　術前のドレナージとして経乳頭的胆囊ドレナージの際に ENGBD あるいは EGBS の
　　　どちらが推奨されるか？［Foreground Question（Clinical Question）］ ………………… 172

第Ⅹ章　急性胆囊炎診療フローチャート

Q 62　急性胆囊炎に対する初期診療は？［Background Question］ ………………………………… 182

Q 63　急性胆囊炎に対しては，開腹胆囊摘出術よりも腹腔鏡下胆囊摘出術が推奨されるか？ …… 182
　　　［Foreground Question（Clinical Question）］

Q 64　急性胆囊炎の重症度別に，どのような診療が望ましいか？ ………………………………… 184
　　　［Foreground Question（Clinical Question）］

Q 65　急性胆囊炎に対する手術の至適な施行時期は？ ……………………………………………… 185
　　　［Foreground Question（Clinical Question）］

Q 66　胆囊ドレナージ後，胆囊摘出術の至適な施行時期は？［Future Research Question］ …… 188

Q 67　急性胆囊炎に対する手術の延期を検討すべき危険因子は？ ………………………………… 189
　　　［Future Research Question］

Q 68　抗血栓症薬服用中の急性胆囊炎症例に対する手術時に，抗血栓症薬の休薬は必要か？ …… 196
　　　［Future Research Question］

第XI章　急性胆囊炎に対する外科治療
　　　　　―腹腔鏡下胆囊摘出術の安全な手順 safe steps―

Q 69　急性胆囊炎における腹腔鏡下胆囊摘出術の手術難度の指標は何か？ ……………………… 203
　　　［Foreground Question（Clinical Question）］

Q 70　急性胆囊炎に対する腹腔鏡下胆囊摘出術が困難な場合，どんな手術が推奨されるか？ …… 205
　　　［Foreground Question（Clinical Question）］

Q 71　急性胆囊炎に対する腹腔鏡下胆囊摘出術において BDI を避けるために重要なことは
　　　何か？［Background Question］ ……………………………………………………………… 207

Q 72　急性胆囊炎に対する腹腔鏡下胆囊摘出術において安全な手順は何か？ …………………… 208
　　　［Background Question］

Q 73　総胆管結石の存在する急性胆囊炎に対して一期的治療は二期的治療より優れているか？ … 210
　　　［Future Research Question］

Q 74　急性胆囊炎に対する reduced port surgery の役割は何か？ ………………………………… 211
　　　［Future Research Question］

第Ⅱ章
本ガイドライン改訂の必要性と作成方法

1. 本ガイドライン改訂の背景

　急性胆道炎（急性胆管炎，急性胆囊炎）は急性期に適切な対処が必要であり，特に，急性胆管炎，なかでも重症急性胆管炎では急性期に適切な診療が行われないと早期に死亡に至ることもある。これに対し，2005年に出版されたガイドライン第1版（Clinical practice guidelines：以下CPG）[1]によって診断基準，重症度判定基準が示されたことで，急性胆道炎診療の標準化が急速に進み，さらに，2013年に出版されたTG 13（Tokyo Guidelines for the management of acute cholangitis and cholecystitis 2013）（CPG）[2]とその日本国内版ガイドライン（日本語第2版）（CPG）[3]によって世界共通の診断基準，重症度判定基準が改訂され，現在世界的に広く臨床で活用されている。

　このTG 13では，診断基準，重症度判定が改訂されたが，限られた報告に基づくものであった。これに対し，その後，大規模な臨床研究データ（Big data）が報告された。その一方で，本診療ガイドラインの推奨のもと，臨床では急性胆囊炎に対して腹腔鏡手術が多くの施設で行われるようになったが，胆管損傷等の手術合併症は減少したとは言えず，患者安全，医療安全の面でさらなる充実が求められている。さらに，内視鏡治療の進歩も著しく，臨床研究報告も活発である。

　以上の背景から，TG 13内容の客観的な評価を基に，Big dataを含めた最新の臨床医療の新たな知見を加え，何よりも「患者にとって安全で有効な治療」に向けて，より臨床に適したガイドライン作成を目指しての改訂作業が行われ，TG 18（CPG）[4]が出版された。

　そして，このTG 18を基にして，現在の日本臨床により適応した内容として作成されたものが，急性胆管炎・胆囊炎診療ガイドライン2018（第3版）である。

2. 本ガイドラインの目的と利用者，対象者

1）目的

　本ガイドラインは急性胆道炎の診療にあたる臨床医に実際的な診療指針を提供することを目的として作成された。特に，有効性のみでなく安全性も十分な評価を行った。

2）利用者

　一般臨床医が急性胆道炎の重症度を迅速に判断し，効率的かつ適切に対処することの一助となりうるよう配慮した。さらに患者，家族をはじめとした市民にも急性胆道炎の理解を深めてもらい，医療従事者とそれを受ける立場の方々の相互の納得のもとに，より好ましい医療を選択され実行されることを望むものである。

3）対象者

　急性胆管炎，急性胆囊炎患者，またはそれが疑われる患者を対象とした。本文中の診療方法，薬剤使用量などは成人を対象とし，小児は対象としていない。

3. 本ガイドラインを使用する場合の注意事項

　本ガイドラインは，それぞれのエビデンスの研究デザイン[5]を明示するとともに，研究の質を評価した上

で質の高いエビデンスを重視しながら，総体としてのエビデンスの質を評価し，日本での医療状況を加味した上で，推奨の強さを決定した．

また，記載内容が多岐にわたるので読者が利用しやすいように，巻末に索引を設けた．

ガイドラインはあくまでも指針であり，本ガイドラインは実際の診療行為を決して強制するものではなく，施設の状況（人員，経験，機器等）や個々の患者の個別性を加味して最終的に対処法を決定すべきである．また，ガイドラインの記述の内容に関してはガイドライン作成ならびに評価に関する委員（以下，われわれ）が責任を負うものとする．しかし，治療結果に対する責任は直接の治療担当者に帰属すべきものであり，われわれは責任を負わない．

本ガイドラインは，患者にとって有効で，かつ安全な診療を示すことを目的としており，医療訴訟等の資料として用いられるものではない．

4. ガイドライン作成ならびに評価に関する委員

1）出版責任者・組織委員長

高田　忠敬（日本肝胆膵外科学会 名誉創立者，名誉理事長，日本腹部救急医学会 名誉創立者，名誉理事長，帝京大学医学部外科学講座）

2）出版・作成副委員長

吉田　雅博（国際医療福祉大学市川病院一般外科，人工透析）（副委員長・事務局）；作成方法論

真弓　俊彦（産業医科大学医学部救急医学講座）（副委員長・事務局）；胆管炎・胆囊炎バンドル

三浦　文彦（帝京大学医学部外科学講座）（副委員長・事務局）；胆管炎フローチャート

岡本　好司（北九州市立八幡病院消化器・肝臓病センター）（副委員長）；胆囊炎フローチャート，外科治療

3）顧問

山本　雅一（日本肝胆膵外科学会理事長，日本腹部救急医学会理事長，東京女子医科大学消化器外科）

平田　公一（日本腹部救急医学会名誉理事長，JR札幌病院顧問）

乾　　和郎（日本胆道学会前理事長，藤田保健衛生大学坂文種報徳會病院消化器内科）

炭山　嘉伸（日本外科感染症学会前理事長，東邦大学理事長）

4）ガイドライン作成委員，担当領域

①作成ワーキンググループ（五十音順）

浅井　浩司（東邦大学医療センター大橋病院外科）；外科治療

糸井　隆夫（東京医科大学消化器内科）；内視鏡診療

岩下　幸雄（大分大学消化器・小児外科学）；胆囊炎フローチャート，外科治療

梅澤　昭子（四谷メディカルキューブきずの小さな手術センター）；胆囊炎フローチャート，外科治療

遠藤　　格（横浜市立大学大学院医学研究科消化器・腫瘍外科学）；胆囊炎フローチャート，外科治療

蒲田　敏文（金沢大学大学院医薬保健学総合研究科放射線科学）；画像診断

桐山　勢生（大垣市民病院消化器科）；診断基準，重症度判定
小坂　一斗（金沢大学大学院医薬保健学総合研究科放射線科学）；画像診断
杉岡　　篤（藤田保健衛生大学総合消化器外科）；外科治療
鈴木　憲次（富士宮市立病院外科）；胆嚢炎フローチャート，外科治療
畠　　二郎（川崎医科大学検査診断学）；画像診断
樋口　亮太（東京女子医科大学消化器外科）；外科治療
日比　泰造（熊本大学大学院生命科学研究部小児外科学・移植外科学分野）；外科治療
本田　五郎（都立駒込病院外科）；胆嚢炎フローチャート，外科治療
向井俊太郎（東京医科大学消化器内科学分野）；内視鏡診療
森　　泰寿（九州大学大学院医学研究院臨床・腫瘍外科）；外科治療，内視鏡診療
矢野　晴美（国際医療福祉大学医学部医学教育統括センター・感染症学）；抗菌薬治療
横江　正道（名古屋第二赤十字病院総合内科）；診断基準，重症度判定
若林　　剛（上尾中央総合病院肝胆膵疾患先進治療センター）；外科治療
和田　慶太（帝京大学医学部外科学講座）；外科治療，急性胆管炎

②メタアナリシスグループ

鵜飼　友彦（大阪健康安全基盤研究所公衆衛生部）
四方　　哲（三重県立一志病院院長）
野口　善令（名古屋第二赤十字病院副院長，総合内科）

5）文献検索指導

山口直比古（聖隷佐倉市民病院図書室）

6）ガイドライン評価に関する委員

中山　健夫（京都大学大学院医学研究科副研究科長・社会健康医学系専攻長，健康情報学分野教授）
平田　公一（日本腹部救急医学会名誉理事長，JR札幌病院顧問）

5. ガイドライン作成法

2013年の日本語版第2版[3]出版後，われわれは継続的な内容評価を行ってきた。関係学会での学術大会検討会や常設のガイドライン委員会におけるアンケート調査や検証研究は現在も進行中である。これらを母体として，今回改めてガイドライン改訂ワーキンググループを構成し，evidence-based medicine（EBM）の概念を中核においてMinds診療ガイドライン作成の手引き[5]とGRADE（Grading of Recommendations Assessment, Development and Evaluation）システム[6～14]を用いて下記のごとくスコープ（全体企画）を設計し，改訂作業を行った。

1）重要臨床課題の抽出

現在の実臨床で重要と考えられる課題を抽出した。

2）ガイドライン全体の構成

ガイドラインの構成は，第Ⅰ章の表1のように，「総論（Background knowledge）」，「Foreground Question（Clinical Question）」，「Background Question」，「Future Research Question」に分類し，記載した。

3）クリニカルクェスチョン（CQ）の再検討

抽出した重要臨床課題を基に，すべての Question の案を見直し，PICO 形式を用いて CQ を設定した。
　患者（Patients）に対して，
　ある介入（Intervention）を行うと，
　やらない場合（Control）に比べて，又は，ほかの介入（Comparison）に比べて
　どれほど結果（Outcome）が良くなるか
という，PICO 形式に当てはめて，CQ を再設定した。

4）システマティックレビュー

上記の P（Patients）I（Intervention）C（Control）を検索キーワードとして用いて，偏りなくエビデンスを抽出すべくシステマティックに文献を検索，収集し，評価作業を行った。その結果，背景が均一で，研究デザインが同様の研究報告がある場合は，量的な統合（メタアナリシス）を行い，その結果を用いた。背景が均一な複数の研究報告が検索しえなかった場合は，質的な統合とし，記述的なまとめとした。

5）推奨作成

推奨作成は，エビデンス，益と害（有益性と安全性），患者の価値観，コストおよび臨床適応性の4項目で判定した。

6）外部評価

ドラフト作成後，ガイドライン評価に関する委員によってガイドラインの内容を評価していただき，その結果を全委員で再検討し，本文に反映した。

7）公聴会

2017年11月の日本外科感染症学会，2018年3月の日本腹部救急医学会総会，2018年6月の日本肝胆膵外科学会総会において，公開シンポジウムを開催し，フィードバックを得た。これらを基にガイドラインの再検討を行い，今回出版の運びとなった。

6. 文献検索法，総体としてのエビデンスのレベル，推奨の強さ

1）文献検索法，採用基準，除外基準

第1版，第2版での文献に加えて，PubMed（2010年～2016年12月）および医学中央雑誌インターネット版（2010年～2016年12月）を対象に，各 Question 毎に検索を行い，得られた文献の表題および abstract を読み，研究デザイン[5]と内容を批判的に評価し，全文を吟味する必要があると判断された文献を選出し，

表1 エビデンスレベルの分類法（システマティックレビューの方法）

各々の引用文献の総体としてのレベルは，下記に示す GRADE システムの考え方を参考として決定した。

評価開始時点のエビデンスの質	◆システマティックレビュー，メタ解析，無作為化比較試験＝「高」 ◆観察研究，コホート研究，ケースコントロール研究＝「低」 ◆症例集積，症例報告＝「非常に低い」
グレードを下げるとき*	1. 研究の質に（非常に）深刻な限界（limitations）がある（−1あるいは−2段階） 2. 結果に重要な非一貫性（inconsistency）がある（−1あるいは−2段階） 3. エビデンスの直接性（directness）が，多少，もしくはかなり不確実である（−1あるいは−2段階） 4. データが不精確（imprecision）もしくはばらつき（sparse）がある（−1あるいは−2段階） 5. 出版バイアス（publication bias）の可能性が高い（−1あるいは−2段階）
グレードを上げるとき*	1. 効果の程度が大きい（large magnitude of effect） ・大きな効果（RR＞2あるいは＜0.5）で，有意であり，交絡因子がない（＋1段階） ・極めて大きな効果（RR＞5あるいは＜0.2）で，有意であり，妥当性への大きな脅威がない（＋2段階） 2. 用量―反応勾配（dose-dependent gradient）がある（＋1段階） 3. 可能性のある交絡因子（plausible confounder）が，真の効果をより弱めていると考えられる（＋1段階）
*1段階グレードを下げる（たとえば，「高」から「中」へ），あるいは上げる（たとえば，「低」から「中」へ） 　2段階グレードを下げる（たとえば，「高」から「低」へ），あるいは上げる（たとえば，「低」から「高」へ）	
アウトカムについての研究全般に関するエビデンスの質の定義（definition：quality of evidence across studies for the outcome）	
A「高」	予想される効果が強く信頼できる（very confident）。
B「中」	予想される効果は信頼できる（moderately confident）。 真の効果は，効果の効果推定値におおよそ近いが，それが実質的に異なる可能性もある。
C「低」	予想される効果は限定的（limited）である。 真の効果は，効果の推定値と，実質的に異なるかもしれない。
D「非常に低」	予想される効果はほとんど信頼できない（very little confidence）。 真の効果は効果の推定値と実質的におおよそ異なりそうである。

例：あるアウトカムに関する複数の RCTs からのシステマティックレビューを想定すると，初めエビデンスの質は「高」から開始する。もし非常に深刻な不精確さ（−2）がある場合には，最終的なエビデンスの質は「低」となる。

検索式とその結果を関係する章にそれぞれ示した。また，これらの文献に引用されている文献ならびに専門家の指摘によって得られた文献についても検討対象に加えた。原著として特に引用されるもの以外は，原則として英語，日本語の文献を対象とした。

実験や動物を対象とした論文，遺伝子に関する論文は除外した。

章によっては適宜最新の文献を検索追加した（詳細は各章を参照）。

2）総体としてのエビデンスのレベル

次に，急性胆道炎の診断，治療に関わる各クリニカルクェスチョンが含む重要，重大なアウトカムを提示し，このアウトカムを結果に含む論文を研究デザイン[5]でグループ分けして用い，各文献が提示するエビデンスを，GRADE システムで用いられているシステマティックレビュー（表1）[6〜14]の手法を用いて評価し，

表2 研究デザイン分類

章末各文献，および文中に省略語で記載した。

研究デザイン略語	研究デザイン
CPG	Clinical practice guidelines 診療ガイドライン
SR	Systematic review システマティックレビュー
MA	Meta analysis メタ解析
RCT	Randomized controlled trial ランダム化比較試験
OS	Observational study, Cohort study, Case control study 観察研究，コホート研究，ケースコントロール研究
CS	Case series, Case report 症例集積研究，症例報告
EO*	Expert opinion 専門家の意見

＊本ガイドラインでは，専門家の意見は参考とするが，エビデンスとしては用いていない。

表3 推奨の強さ

推奨の強さ	
1（強い推奨）	"実施する"ことを推奨する
	"実施しない"ことを推奨する
2（弱い推奨）	"実施する"ことを提案する
	"実施しない"ことを提案する

総体としてのエビデンス（body of evidence）を決定し，それらをまとめてクリニカルクェスチョン各項目の総合エビデンス（overall evidence）を「レベル＊」と表記した。

なお，本ガイドラインでの引用文献にはその文献の研究デザインを各引用の最後に括弧内に表記した（表2）。

3）推奨の強さの決定

各クリニカルクェスチョンの担当者は，以上の作業によって得られた結果をもとに，治療の推奨文章の案を作成提示した。次に，推奨の強さを決めるためのガイドラインパネルを組織し，

①エビデンスの確かさ

②患者の意向

③患者にとっての利益と害（有益性のみでなく，安全性も重視する）

④コスト評価

の4項目をそれぞれ「＋」「－」で評価した。

コンセンサス形成方法は，Delphi法やGRADE Grid法に準じて投票を行い，70％以上の賛成をもって決定とした。1回目で，結論が集約できないときは，各結果を公表したうえで，2回，3回と投票を繰り返した。ガイドラインパネルは，これら4項目の集計結果を総合して評価し，日本の医療状況を加味して協議の上，前

述と同様な GRADE Grid を用いて表3に示す「推奨の強さ」を決定し，本文中の囲み内に明瞭に表記した．

ただし，まれに投票を何度繰り返しても，70％以上の同意が得られない場合があり，このような場合は「推奨できず」とした．

7. 改訂

今後も医学の進歩とともに急性胆道炎に対する診療内容も変化し得るので，このガイドラインも定期的な再検討を要すると考えられる．このため，今回のワーキンググループを改訂組織として，出版後のガイドライン内容の評価結果と臨床医療環境の進化，新しいエビデンスを収集検討し，原則として5年毎の改訂を行う．評価方法としては，臨床側からの内容の再検討，indicator（bundle）を用いた効果・影響調査，活用度の比較，アンケート調査，ガイドライン評価を主題とした論文などを継続的に収集し，評価検討を行い，改訂する．

8. 資金

このガイドライン作成に要した資金はすべて，日本肝胆膵外科学会，日本腹部救急医学会，日本胆道学会，日本外科感染症学会の支援によるものであり，それ以外の組織・企業などからの資金供与は一切受けていない．

9．本ガイドライン普及推進の工夫

1）臨床で実施された内容の反映

TG 07，TG 13，日本語版第1版，第2版の発刊後，臨床側からの評価が報告された．これらは，論文報告として出版されたものや，学会研究会での課題として検討された．その内容は，「ガイドラインと臨床の乖離」として重要な情報と考え，それぞれの該当項目を改訂する際の重要検討課題の1つとして対応した．

詳細は，http://www.jshbps.jp/modules/en/index.php?content_id= 47 を参照されたい．作成委員会における検討の過程を原文のまま掲載している．

2）モバイルアプリの開発と提供

急性胆管炎・胆嚢炎診療ガイドライン2018のモバイルアプリケーション（iPhone，iPad，Android対応）が開発されている．このアプリは，TG 13のアプリを利用している場合は，更新することで，そのまま TG 18 が利用可能である．

TG 18（Update Tokyo Guidelines）および本ガイドライン（日本語版）のモバイルアプリケーションは，http://www.jshbps.jp/modules/en/index.php?content_id= 47 からダウンロードできる．

App store（for i-Phone users）	Google Play（for Android users）
QRコード	QRコード

3）TG 18（Update Tokyo Guidelines）の無料公開

TG 18 の本文は，J HepatoBiliary Pancreat Sci に公開され全文がフリーダウンロード可能となっている（http://www.jshbps.jp/modules/en/index.php?content_id=47）。上記モバイルアプリからもアクセスが可能である。

4）本ガイドラインの展開媒体

「急性胆管炎・胆嚢炎診療ガイドライン 2018」（医学図書出版）として発刊し，さらに小冊子の作成や，関連学会のホームページに掲載する予定である。

日本肝胆膵外科学会ホームページ：http://www.jshbps.jp/
日本腹部救急医学会ホームページ：http://plaza.umin.ac.jp/jaem/
日本胆道学会ホームページ：http://www.tando.gr.jp/
日本外科感染症学会ホームページ：http://www.gekakansen.jp/
Minds（公益財団法人日本医療機能評価機構）ホームページ：http://minds.jcqhc.or.jp/

10．利益相反

ガイドライン作成に先立ち，ガイドライン作成責任者，作成ならびに評価委員は，全員，日本腹部救急医学会利益相反委員会に利益相反（COI）に関する申告を行い，全員，本ガイドライン作成に関し問題なしと判定された。

さらに推奨決定会議においては，各 CQ（Foreground Question）毎に投票前に，経済的利益相反（Economic COI）と学術的利益相反（Academic COI）の申告を行った。「COI あり」の場合は，投票を棄権とし，意見の偏りを防ぐ工夫を行った。

引用文献

1) 急性胆管炎・胆嚢炎の診療ガイドライン（第 1 版）．医学図書出版，東京，2005．（CPG）
2) Takada T, Strasberg SM, Solomkin JS, Pitt HA, Gomi H, Yoshida M, et al. TG 13：Updated Tokyo Guidelines for the management of acute cholangitis and cholecystitis. J Hepatobiliary Pancreat Sci 2013；20：1-7.（CPG）
3) 急性胆管炎・胆嚢炎診療ガイドライン 2013（第 2 版）．医学図書出版，東京，2013．（CPG）
4) Takada T. Tokyo Guidelines 2018：Updated Tokyo Guidelines for the management of acute cholangitis/acute cholecystitis. J Hepatobiliary Pancreat Sci 2018；25：1-2.（CPG）
5) 福井次矢，山口直人監修，小島原典子，森實敏夫，吉田雅博編集．Minds 診療ガイドライン作成の手引き 2014，医学書院，東京，2014．
6) 相原守夫著．診療ガイドラインのための GRADE システム—第 2 版—．凸版メディア，弘前，2015．
7) The GRADE* working group. Grading quality of evidence and strength of recommendations. BMJ 2004；328：1490-1494（printed, abridged version）.
8) Guyatt GH, Oxman AD, Vist GE, Kunz R, Falck-Ytter Y, Alonso-Coello P, et al. Rating quality of evidence and strength of recommendations：GRADE：an emerging consensus on rating quality of evidence and strength of recommendations. BMJ 2008；336（7650）：924-926.
9) Guyatt GH, Oxman AD, Kunz R, Vist GE, Falck-Ytter Y, Schünemann HJ. GRADE Working Group. Rating quality of evidence and strength of recommendations：What is "quality of evidence" and why is it important to clinicians？BMJ 2008；336（7651）：995-998.
10) Schünemann HJ, Oxman AD, Brozek J, Glasziou P, Jaeschke R, Vist GE, et al. Grading quality of evidence and strength of recommendations for diagnostic tests and strategies. BMJ 2008；336（7653）：1106-1110.

11) Guyatt GH, Oxman AD, Kunz R, Jaeschke R, Helfand M, Liberati A, et al. GRADE working group. Rating quality of evidence and strength of recommendations : Incorporating considerations of resources use into grading recommendations. BMJ 2008 ; 336 (7654) : 1170-1173.
12) Guyatt GH, Oxman AD, Kunz R, Falck-Ytter Y, Vist GE, Liberati A, et al. GRADE Working Group. Rating quality of evidence and strength of recommendations : Going from evidence to recommendations. BMJ 2008 ; 336 (7652) : 1049-1051.
13) Jaeschke R, Guyatt GH, Dellinger P, Schünemann H, Levy MM, Kunz R, et al. GRADE working group. Use of GRADE grid to reach decisions on clinical practice guidelines when consensus is elusive. BMJ 2008 ; 337 : a744.
14) Guyatt G, Oxman AD, Akl E, Kunz R, Vist G, Brozek J, et al. GRADE guidelines 1. Introduction-GRADE evidence profiles and summary of findings tables. J Clin Epidemiol 2011 ; 64 ; 383-394.

第Ⅲ章
重要な基本的知識
(Background knowledge)
―治療の基本的概念,定義,基準,病態,疫学,言葉の定義,歴史等―

急性胆管炎・胆囊炎の主な成因は結石である。急性胆管炎の成因は，結石に次ぐものでは良性，悪性胆道狭窄である。一方，急性胆囊炎では結石を原因としない急性無石胆囊炎もあり，手術，外傷，熱傷，経静脈栄養が危険因子である。

2000年以降の報告では，急性胆管炎の死亡率は約10％である一方，急性胆囊炎の死亡率は概ね1％未満であった。TG 13出版後は，国内外の診断基準と重症度判定基準が統一され，また，その普及に伴い，重症度に応じた症例の分布や，対象集団の臨床データの比較がより客観的となった。2012年から，日本・台湾共同研究でTG 13の検証を中心に疫学的研究を行い，急性胆管炎6,063例，急性胆囊炎5,459例を集積した研究は貴重な疫学データとなり，2018年版発刊にあたり，その知見を追記した（Case series：以下CS)[1]，(Observational study：以下OS)[2,3]。

なお，TG 18においては，急性胆管炎・胆囊炎の診断基準並びに重症度判定は，Big dataによる検証や公聴会を介して，同じものを用いTG 18／13 diagnostic criteriaならびに，severity assessmentとなっているので，本稿では，TG 13（邦文版）での内容（図表）を一部転用している。

1．定義・病態

1）急性胆管炎

①定義

胆管内に急性炎症が発生した病態であり，その発生には，①胆管内に著明に増加した細菌の存在，②細菌またはエンドトキシンが血流内に逆流するような胆管内圧の上昇，の2因子が不可欠となる（Clinical practice guidelines：以下CPG)[4]，(Expert opinion：以下EO)[5]。

②病態

胆道系は胆道内圧上昇による影響を受けやすい解剖学的特徴がある。急性胆管炎は，胆汁うっ滞に感染を伴い発症するが，胆道内圧上昇により胆汁内の細菌やエンドトキシンが血中・リンパ流中へ移行する（cholangiovenous and cholangiolymphatic reflux）ことで，敗血症などの重篤かつ致死的な感染症に進展しやすい（EO)[6]。胆管炎の進展により細胆管が破綻し，細菌やエンドトキシン，胆汁内容物が肝内に及ぶことがある。

③急性胆管炎に関する記載（定義）の変遷

肝臓熱の徴候：1877年にCharcot (EO)[7] が記載した，急性胆管炎に関する初めての用語である。この中で取り上げられた，悪寒を伴う間欠的発熱，右上腹部痛，黄疸が，後にCharcot 3徴と呼称されている。

急性閉塞性胆管炎：1959年にReynoldsとDargan (CS)[8] が，胆道閉塞によってもたらされた発熱，黄疸，腹痛に加えて意識障害とショックをきたした症候群と定義したもの。これら5つの症状・徴候が，のちにReynolds 5徴と呼称されている。

Longmireによる胆管炎の分類：Longmire (EO)[9] は，急性化膿性胆管炎を，悪寒戦慄を伴う間欠的発熱，右上腹部痛，黄疸の3徴のみを呈するものとし，これに嗜眠または精神錯乱と，ショックをきたしたものを急性閉塞性化膿性胆管炎（acute obstructive suppurative cholangitis：AOSC）と呼称した。すなわち，AOSCは，Reynoldsらの定義による急性閉塞性胆管炎に相当する，と記載した。

しかし，急性閉塞性胆管炎やAOSCは，それらの定義が概念的で曖昧なことから，現在の臨床用語として

適切でない。

④重症度分類の概略

Tokyo Guidelines 2018（TG 18）における重症度の概念

> 重症：急性胆管炎により臓器障害をきたし，呼吸・循環管理などの集中治療を要する病態である。Intensive care のもとに，緊急胆道ドレナージを施行しなければ生命に危機を及ぼす。
> 中等症：臓器障害には陥っていないが，その危険性があり，緊急～早期の胆道ドレナージを必要とする。
> 軽症：保存的治療が可能で，待機的に成因検索とその治療（内視鏡的処置，手術）を行いうる。

なお，重症度判定基準の経緯と詳細は p.57「第Ⅴ章 急性胆管炎の診断基準と重症度判定基準」を参照。

⑤医療関連感染（healthcare-associated infection）としての急性胆管炎・胆囊炎

米国 SIS-NA/IDSA 2010 の腹腔内感染ガイドラインでは，①12ヵ月以内の入院歴，②透析患者，③nursing home やリハビリ施設の入所者，④免疫能低下状態，のいずれかに発症した胆道感染症を医療関連感染症と述べている（CPG）[10]。本邦における医療関連感染症とは，耐性菌・最小発育阻止濃度（minimum inhibitory concentration：MIC）が高値の菌を保有するリスクを持った患者（長期臥床，介護施設入所者，胃瘻造設，気管切開，繰り返す嚥下（誤嚥）性肺炎，褥瘡，尿路カテーテル留置，最近の術後感染症の既往，他疾患で抗菌薬療法を施行中）において発症した感染症となり，一般の患者における市中感染（community-acquired infection）とは区別して取り扱うことが賢明である（EO）[11]。医療関連感染症としての急性胆管炎・胆囊炎の抗菌薬治療については，別項に詳細を記した（p.127「第Ⅶ章 急性胆管炎・胆囊炎の抗菌薬治療」を参照）。

2）急性胆囊炎

①定義

胆囊に生じた急性の炎症性疾患。多くは胆石に起因するが，胆囊の血行障害，化学的な傷害，細菌，原虫，寄生虫などの感染，また膠原病，アレルギー反応など発症に関与する要因は多彩である。

②重症度分類の概略

Tokyo Guidelines 2018（TG 18）における重症度の概念

> 重症：急性胆囊炎により臓器障害をきたし，呼吸・循環管理などの集中治療を要する病態である。Intensive care のもとに，緊急胆囊摘出術や緊急胆囊ドレナージを施行しなければ生命に危機を及ぼす。
> 中等症：臓器障害には陥っていないが，その危険性があり，重篤な局所合併症を伴い，速やかに胆囊摘出術や胆囊ドレナージを要する。
> 軽症：上記以外の急性胆囊炎。

なお，重症度判定基準の経緯と詳細は p.85「第Ⅵ章 急性胆囊炎の診断基準と重症度判定基準」を参照。

③急性胆囊炎の病理学的分類

a. 浮腫性胆囊炎（edematous cholecystitis）：1期（発症後2～4日）

毛細血管・リンパ管のうっ滞・拡張を主体とする胆囊炎で，胆囊壁はうっ血，浮腫性となる．組織学的には，胆囊組織は温存されていて，漿膜下層に細小血管の拡張と著しい浮腫がみられる（EO）[12,13]．

b. 壊疽性胆囊炎（necrotizing cholecystitis）：2期（発症後3～5日）

浮腫性変化の後に組織の壊死出血が起こった胆囊炎．内圧の上昇により胆囊壁を圧迫するようになると，その結果，動脈分枝の血行が停止（組織学的には細小動脈の血栓形成，閉塞）して，組織の壊死が発生する．組織学的には，各層の所々に斑紋状の壊死層がみられるが，全層性の壊死層や広範な壊死層は少ない（EO）[12,13]，（図1）．

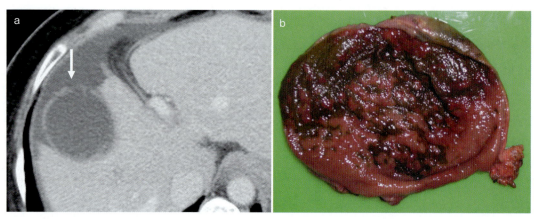

図1　壊疽性胆囊炎（文献4より引用）
a. 造影CTでは，胆囊壁は不連続性の造影効果を伴い（矢印），胆囊壁の一部に壊死の存在が疑われた．
b. 摘出標本では，胆囊粘膜は広範囲に脱落し，筋層が露出していた．なお，組織学的には，線維化や再生過形成上皮を背景に，胆囊壁の壊死，および膿瘍を伴う化膿性炎症を認めた．

c. 化膿性胆囊炎（suppurative cholecystitis）：3期（発症後7～10日）

壊死組織に白血球が浸潤し化膿が始まった胆囊炎．この病期ではすでに炎症の修復は盛んで，拡張していた胆囊は収縮傾向を呈し，炎症に伴う線維性増生のため壁は再度肥厚性となる．壁内膿瘍は比較的大きく，壁深在性のものは胆囊周囲膿瘍となる（EO）[9]，（CPG）[10]，（図2）．

d. 慢性胆囊炎

胆囊炎の穏やかな発作の繰り返しで起こり，粘膜の萎縮，胆囊壁の線維化を特徴とする．多くは，胆石の慢性的刺激により発生すると考えられる．

e. Acute on chronic cholecystitis

慢性胆囊炎に生じた急性炎症である（CS）[14,15]，（図3）．組織学的にはリンパ球・形質細胞浸潤と線維化を伴う慢性胆囊炎の胆囊壁に好中球浸潤を認める．

④急性胆囊炎に伴う合併症・併存病態

a. 胆囊穿孔

急性胆囊炎，外傷，腫瘍などにより，胆囊が穿孔した状態．急性胆囊炎の経過中に起こる胆囊壁の阻血や壊死の結果として胆囊穿孔を起こす場合が最も多い．

b. 胆汁性腹膜炎

胆囊炎による胆囊穿孔，外傷，胆道ドレナージ中のカテーテル脱落，胆道系手術後の縫合不全，などの原因

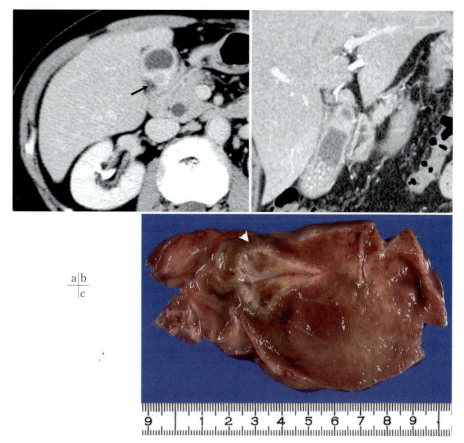

図2 化膿性胆嚢炎（文献4より引用）
a. 造影CTでは，胆嚢壁は壁外性の造影効果を伴い（矢印），胆嚢壁の一部に膿瘍を伴っていることが疑われた。
b. 胆嚢内に小結石が多数存在した。
c. 摘出標本では，胆嚢粘膜は広範囲にびらんを伴い，壁内に膿瘍を形成していた（矢頭）。

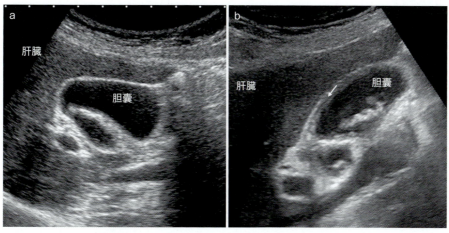

発症前　　　　　　　　　　　　同一症例の発症後

図3 Acute on chronic cholecystitis の腹部超音波所見（急性胆管炎・胆嚢炎診療ガイドライン2013 より引用）
a. 急性炎症が発生する以前の胆嚢壁は，慢性胆嚢炎を背景として軽度肥厚している。
b. 急性炎症が発生すると，胆嚢自体は以前（a）より腫大し，胆嚢壁もより肥厚する。また，胆嚢壁には striated intraluminal lucency（矢印）がみられ，急性胆嚢炎に特徴的な所見である。
このように慢性胆嚢炎を併存する症例においては，急性胆嚢炎を発症する前後で，胆嚢壁の更なる肥厚と胆嚢腫大が診断を確定させる上で重要な所見となる。

により胆汁が腹腔内に漏出して起こる腹膜炎。

c. 胆嚢周囲膿瘍

胆嚢壁が穿孔し，周囲組織に被覆され胆嚢周囲に膿瘍を形成した状態。

⑤特殊な急性胆嚢炎

a. 無石胆嚢炎

胆嚢結石を伴わない急性胆嚢炎。

b. 黄色肉芽腫性胆嚢炎 (xanthogranulomatous cholecystitis)

黄色肉芽腫性の胆嚢壁肥厚を特徴とする胆嚢炎 (CS)[16,17]。結石の嵌頓によって胆嚢内圧が上昇し，Rokitansky-Aschoff洞が穿破することで胆嚢壁内に胆汁が漏出・侵入し，これを組織球が貪食して泡沫状の組織球よりなる肉芽腫が形成される。初期に急性胆嚢炎の症状を訴えることが多い。

c. 気腫性胆嚢炎 (emphysematous cholecystitis)

ウェルシュ菌 (*Clostridium perfringens*) などのガス産生菌の感染によって胆嚢壁内にガス像を伴う胆嚢炎。糖尿病に合併しやすく，壊疽性胆嚢炎に発展すると穿孔して敗血症に移行しやすい。

d. 胆嚢捻転症 (gallbladder torsion)

胆嚢が捻転し急性胆嚢炎を起こす病態。胆嚢・胆嚢管の肝付着部位が間膜のみでの固定で，可動性に富む遊走胆嚢を先天的因子として，これに後天的因子（内臓下垂，老人性亀背，脊椎側弯，るいそう，など）と，物理的誘因（腹腔内圧の急激な変化，急激な体位変換，前屈位による振り子様運動，胆嚢近傍臓器の蠕動亢進，排便，腹部打撲などの胆嚢に捻れをきたす因子）が重なり発症するとされている (CS)[18]。

2. 発生率

1) 有症状化の頻度

無症状あるいは軽症状の胆石保有者が有症状化する頻度

> 無症状・軽症状胆石保有者の有症状化率：～40 % / 5～10年，年率 1～3 %
> 急性胆管炎：0.3～1.6 %
> 急性胆嚢炎：3.8～12 %

①胆石保有率

近年では一般人口の約10 %が胆石を保有していると推定される (CS)[19]，(EO)[20]。この増加は，超音波などの画像検査法の発達や，人間ドック・集団検診の普及により，偶然発見される胆石が増加したことが大きな要因と考えられている (EO)[21]。

本邦の剖検や集団検診で発見される無症候性胆石の頻度は，2.6～18.9 %と報告され (EO)[22]，対象集団と診断法により異なる。剖検例の胆石保有率は2.4 %，高齢者では5 %を超え，胆石保有者の半数は無症状であった (CS)[23]。

②無症候性胆石保有者の有症状化

急性胆嚢炎は，胆石症の合併症の中で最も頻度が高い。本邦における無症候性胆石保有者の有症状化率は

表1　無症状・軽症状・有症状胆石症の自然経過

報告者	報告年	患者の特徴	対象（人）	平均観察期間（年）	急性胆嚢炎 人(%)	黄疸 人(%)	胆管炎 人(%)	膵炎（人）	胆嚢癌（人）
Comfort	1948	無症状	112	15	0	0	0	0	0
Lund	1960	無症状	95	13	?	?	1（?）	0	0
Gracie	1982	無症状	123	11	2	0	0	1	0
McSherry	1987	無症状	135	5	3	0	0	0	0
Friedman	1989	無症状	123	7	4	2	2	0	0
Thistle	1984	無＋有症状	305	2	≧3	0	0	0	0
Wenckert	1966	軽症状	781	11	81（10.4）	＜59	0	＜59	3
Ralston	1965	軽症状	116	22	?	?	?	?	2
Friedman	1989	軽症状	344	9	20（5.8）	10	1	3	2
Newman	1968	有症状	332	10	38（11.4）	?	?	1	2
McSherry	1987	有症状	556	7	47（8.5）	19	0	0	1

（文献25より引用改変）

15.5〜51％と概説されている（EO）[24]。

Friedmanのレビューでは，1年間に無症候性保有者の1〜2％，軽症状患者の1〜3％が，重篤な症状あるいは合併症（急性胆嚢炎・急性胆管炎・高度黄疸・膵炎など）を発症した（表1）。その危険性は胆石が発見されてから最初の数年に高く，その後減少した。また，当初中程度の症状を有する患者がその後に重篤な症状を呈して手術を受ける確率は年間6〜8％であり，その確率は経年的に減少した（OS）[25]。軽度あるいは非特異的な症状の胆石保有者153例に関するスウェーデンの観察研究では，5〜7年の観察期間で23例（15％）が胆石に関連した合併症を呈し，そのうち18例（12％）が急性胆嚢炎を発症した（OS）[26]。

イタリアの多施設コホート研究（MICOL project）では，11,229人をスクリーニングし，超音波検査（US）で胆石を認めた856人（7.6％）を経過観察したところ（期間中央値8.7年），無症状580人の21.9％，軽症94人の42％が，後に軽症以上の腹痛を呈した。また，当初軽度・重度の腹痛を伴った症例のうち，それぞれ58％，52.1％が無症状化した（OS）[27]。

本邦の無症候性胆石保有者600例では，96例（16％）が何らかの症状を発現し（症状発現までの平均観察期間29.8ヵ月），23例（3.8％）が急性胆嚢炎を発症した。有症状化率は最初の1〜3年が最も高く（15〜26％），その後は低下した。さらに，胆石が複数個の場合は，単発例と比較して有症状化率が増加した（24.7％対8.8％）（CS）[28]。

以上より，無症候性胆石保有者が，何らかの症状・徴候を呈し，胆嚢摘出術を要するリスクは，概ね20〜40％，年率1〜数％といえる（EO）[29〜32]。一方，超音波検査で発見された無症候性胆石保有者と，胆石を有さない対照群の比較では，胆石症に一般的な胸焼けや上腹部痛などの症状の発現率に差がなかったとする研究結果もある（OS）[33]。

2）急性胆管炎・胆嚢炎における重症例の頻度

①急性胆管炎

急性胆管炎のうち，重症例の頻度

> Tokyo Guidelines 2013 & 2018（TG 13 & 18）の重症度判定基準による重症例の頻度は11.6％である。

　急性胆管炎の重症例とは，ショック・意識障害，臓器不全，播種性血管内凝固症候群（DIC），といった不良な予後に関連する因子を有する症例とされ，急性胆管炎におけるこれらの出現頻度は，ショック（7～25.5％），意識障害（7～22.2％），Raynolds 5徴（3.5～7.7％）であった（CPG）[4]。

　本邦の多施設共同研究で集積された623例の急性胆管炎のうち，TG 13 & 18の重症度判定基準によりGrade Ⅲ（重症）と診断された症例の頻度は，72例（11.6％）であった（CS）[34]。日台の共同研究では，TG 13 & 18の重症度判定基準に基づいた重症度別頻度は重症（Grade Ⅲ）1,521例（25.1％），中等症（Grade Ⅱ）2,019（33.3％）例，軽症（Grade Ⅰ）2,523例（41.6％）であった（OS）[2]。

②急性胆嚢炎

急性胆嚢炎のうち，重症例の頻度

> 重症例（臓器障害を伴った急性胆嚢炎）の頻度は報告によって異なり1～17％である。

　TG 07の重症度判定基準によりGrade Ⅲ（重症）と診断された症例の頻度は，6.0％（CS）[35]，1.2％（CS）[36]，一方，TG 13 & 18によるGrade Ⅲ（重症）例は6.0％（CS）[37]である。日台の共同研究では5,459例中，Grade Ⅲ（重症）例は939例（17.2％）であった（CS）[1]。

　なお中等症ではあるが，急性胆嚢炎は進行し重症化すると壊疽性胆嚢炎・穿孔をきたすことがある。他の重症病態には，化膿性胆嚢炎，気腫性胆嚢炎がある。

　急性胆嚢炎に壊疽性胆嚢炎を合併する頻度は，2～26％であり，報告により大きな差がみられた（CS）[38～40,42,44,46]，（OS）[41,43]，（EO）[45]。また，穿孔を伴う急性胆嚢炎は，2～11％であった（EO）[45]，（CS）[46～49]。

　急性胆嚢炎患者368例の検討では，何らかの病態を合併する頻度は17％で，壊疽性胆嚢炎が7.1％，化膿性胆嚢炎が6.3％，穿孔が3.3％，気腫性胆嚢炎が0.5％にみられた（OS）[41]。日台の共同研究では，壊疽性胆嚢炎809例（14.8％），化膿性胆嚢炎281例（5.1％），気腫性胆嚢炎57例（1.0％），胆嚢捻転症が17例（0.3％）であったと報告されている（CS）[1]。また，壊疽性・気腫性胆嚢炎，胆嚢穿孔合併の危険因子として，男性，高齢，合併症（糖尿病など），38℃以上の発熱，白血球数15,000～18,000以上，などの因子があげられた（OS）[41,43]，（CS）[42]。年齢が高くなると敗血症の合併や壊疽性変化の割合が高くなった（CS）[46]。壊疽性胆嚢炎と穿孔の頻度は，手術を施行された急性胆嚢炎を対象とする研究で高く報告されていた（壊疽性39.8％，穿孔25.3％）（CS）[42,50]。

3）ERCP 後の合併症としての急性胆管炎・胆嚢炎

ERCP 後急性胆管炎・胆嚢炎の発生頻度

急性胆管炎：0.5 ～ 2.4 %
急性胆嚢炎：0.2 ～ 1.0 %

　ERCP 後の合併症の頻度は，報告年や合併症の定義により異なるが 0.8 ～ 12.1 % であり，ERCP 後の全体的な死亡率は 0.0023 ～ 1.5 % と報告されている（Meta analysis：以下 MA）[51]，(OS)[53,55,60]，(CS)[52,54,56 ～ 59,61 ～ 67]。最も多い合併症は急性膵炎であるが，その大半は軽症から中等症である。表 2 に ERCP による各種合併症の頻度と報告を示す。

　ERCP 後，急性胆管炎・胆嚢炎の発生頻度は，表 2 に示すように胆管炎 0.5 ～ 2.4 %，胆嚢炎 0.2 ～ 1.0 % である（MA）[51]，(OS)[53,55,60]，(CS)[52,54,58,61 ～ 63]。診断を目的に行われる ERCP と，治療の手段として行われる ERCP では，合併症に差があり，治療的 ERCP で胆管炎の発生頻度とともに，全合併症の発生頻度が高い傾向にある（CS）[56,61,64]。

　近年，手技の普及と術者の技術向上に伴い，ERCP 後の合併症は減少しているが，急性胆嚢炎の発生率は変わらず，その発生は予測不可である（CS）[61]。悪性胆管狭窄症例に対する術前減黄と胆管炎・胆嚢炎の発症については，メタ解析（MA）[68]，randomized controlled trial（RCT）[69] がある。ステント留置に伴う根治術前の合併症発症は 22.6 ～ 46 %，胆管炎の発症は 16.2 ～ 26 %（MA）[68]，(RCT)[69]，胆嚢炎の発症は 2 % であった（RCT）[69]。また，Wallstent™（covered stent）留置後の胆嚢炎は 10 % の症例に発症した（OS）[70]。

3．成因と機序

1）急性胆管炎

急性胆管炎の成因と機序

急性胆管炎は，胆道閉塞（胆汁うっ滞）と胆汁中の細菌増殖（胆汁感染）により起こる。

　急性胆管炎の発症には 2 つの要因が必要となり，それらは①胆道閉塞と，②胆汁中の細菌増殖（胆汁感染）である。胆道閉塞の原因のうち頻度が高いものは，総胆管結石・良性胆道狭窄・胆道の吻合部狭窄・悪性疾患による狭窄である（CS）[71,72]，(EO)[73]。かつては総胆管結石が最も頻度の高い成因であったが，近年は悪性疾患や硬化性胆管炎，非手術的胆道操作による急性胆管炎が増加している。急性胆管炎の成因に悪性疾患が占める割合は，約 10 ～ 30 % と報告されている（CS）[71,72]。表 3，4 に急性胆管炎の成因を検討した研究の結果を示す。

　胆汁は通常無菌性である。しかし非胆道手術患者の 16 %，急性胆嚢炎患者の 72 %，慢性胆嚢炎患者の 44 %，胆道閉塞患者の 50 % では，胆汁培養が陽性となる（CS）[74]。また黄疸を伴う総胆管結石患者の 90 % は，胆汁から細菌が同定される（CS）[75]。胆道の不完全閉塞患者では，完全閉塞患者よりも高率に胆汁培養が陽性となる。胆汁感染の危険因子（risk factor）としては，①高齢，②緊急手術，③急性胆嚢炎の既往，④黄

表2　ERCP による合併症の報告

報告者	報告年	対象	症例数	合併症（死亡率）	急性膵炎（死亡率）	重症急性膵炎（死亡率）	急性胆嚢炎	急性胆管炎	疼痛	発熱
Andriulli[51]	2007	診断・治療的 ERCP	16,855	6.9 %（0.33 %）	3.5 %	0.4 %	1.4 %（胆嚢・胆管炎）			
Vitte[52]	2007	診断・治療的 ERCP	2,708	9.1 %（0.8 %）	3.0 %	1.7 %	1.0 %	1.9 %		
Williams[53]	2007	診断・治療的 ERCP	5,264	5.1 %（0.4 %）	1.5 %			1.1 %		
Chong[54]	2005	診断・治療的 ERCP	103（≥ 80 y.o.）	3.9 %（0.97 %）				1.9 %		
Ong[55]	2005	診断・治療的 ERCP	336	9.8 %（0.3 %）	5.4 %	0.3 %		2.4 %		
Thompson[56]	2004	診断・治療的 ERCP	4,496	（0.89 %）						
金子[57]	2004	診断的 ERCP	129,264	0.20 %（0.0023 %）	0.0014 %			0.00007 %		
		治療的 ERCP	38,202	0.72 %（0.0052 %）						
Vandervoort[58]	2002	診断・治療的 ERCP	1,223	11.2 %	7.2 %	0.5 %	0.25 %	0.7 %	0.3 %	1.6 %
跡見[59]	2001	診断・治療的 ERCP	14,947		1.1 %					
Freeman[60]	1996	ERCP + EST	2,347	9.8 %	5.4 %	0.4 %	0.5 %	1.0 %		
Lenriot[61]	1993	診断的 ERCP	407	3.6 %（0.96 %）	1.5 %（0.2 %）			1.5 %（0.5 %）		
		ERCP + EST	257	12.1 %（3.9 %）	1.6 %（0.7 %）			5.4 %（0.8 %）		
Benchimol[62]	1992	診断・治療的 ERCP	3,226	9.0 %（0.2 %）	0.1 %		0.2 %	0.5 %		
Cotton[63]	1991	ERCP + EST	7,729		1.9 %			1.7 %		
Reiertsen[64]	1987	診断的 ERCP	7,314	0.18 %（0.04 %）						
		治療的 ERCP	1,930	0.85 %（0.05 %）						
Roszler[65]	1985		140	12.8 %						
Escourrou[66]	1984	EST	407	7.0 %（1.5 %）						
Bilbao[67]	1976		10,435	3.0 %（0.2 %）						

（　）内は死亡率　EST：endoscopic sphincterotomy　　　　　（急性胆管炎・胆嚢炎診療ガイドライン 2013 より引用）

疸の既往・存在，⑤総胆管結石，⑥総胆管の検査や処置の既往，⑦胆管空腸吻合術後，⑧総胆管の閉塞，など種々の因子があげられている（CS）[76]。急性期に US ガイド下経皮的胆嚢外瘻を施行した急性胆嚢炎の症例集積研究では，胆嚢内の sludge・結石と胆管拡張・結石が胆汁感染の独立した因子であった（CS）[83]。しかし一

表3　急性胆管炎の成因

胆石
良性狭窄
先天性
術後（胆管損傷，総胆管空腸吻合の狭窄など）
炎症性（Oriental cholangitis など）
悪性閉塞
胆管腫瘍
胆嚢腫瘍
乳頭腫瘍
膵臓腫瘍
十二指腸腫瘍
膵炎
寄生虫の迷入
外的圧迫
乳頭の線維化
十二指腸憩室
血塊（血性胆汁）
胆管空腸側々吻合後の sump syndrome
医原性

（急性胆管炎・胆嚢炎診療ガイドライン 2013 より引用）

表4　急性胆管炎の成因の割合

報告者	期間	施設	症例数	成因				
				結石症	良性狭窄	悪性狭窄	硬化性胆管炎	その他/不明
Gigot[72]	1963〜83	University Paris	412	48 %	28 %	11 %	1.5 %	—
Saharia[77]	1952〜74	Johns Hopkins Hospital, USA	76	70 %	13 %	17 %	0 %	—
Pitt[78]	1976〜78	Johns Hopkins Hospital, USA	40	70 %	18 %	10 %	3 %	—
Pitt[78]	1983〜85	Johns Hopkins Hospital, USA	48	32 %	14 %	30 %	24 %	—
Thompson[79]	1986〜89	Johns Hopkins Hospital, USA	96	28 %	12 %	57 %	3 %	—
Basoli[80]	1960〜85	University Rome	80	69 %	16 %	13 %	0 %	4 %
代田[81]	1979	日本全国アンケート	472	56 %	5 %	36 %	—	3 %
Salek[82]	2000〜05	Long Island Jewish Medical Center, USA	108	68 %	4 %	24 %	3 %	1 %

（急性胆管炎・胆嚢炎診療ガイドライン 2013 より引用）

方で，結石の有無や血液・画像検査所見は胆汁感染と関連しなかったとする報告（CS）[84]もあった．

　日台の共同研究では胆石が最も多く（3,659 例，60.3 %），悪性腫瘍（948 例，15.6 %），ステント閉塞（667 例，11.0 %）であった（OS）[2]。

2）急性胆嚢炎

急性胆嚢炎の成因と機序

> 成因：胆嚢管閉塞（原因の 85 〜 95 ％が胆嚢結石）
> 機序：胆嚢内胆汁うっ滞，胆嚢粘膜障害，炎症性メディエーター活性化

急性胆嚢炎の原因の 85 〜 95 ％は胆嚢結石であり（EO）[85〜88]，結石の嵌頓による胆嚢管閉塞と胆嚢内胆汁うっ滞に引き続き，胆嚢粘膜障害が起こり，炎症性メディエーターの活性化が引き起こされる（CPG）[89]。一方，急性無石胆嚢炎は急性胆嚢炎の 3.7 〜 14 ％を占め（CS）[90〜94]，その危険因子は，手術，外傷，長期の ICU 滞在，感染症，熱傷や経静脈栄養などである（CS）[95,96]。日台の共同研究では胆嚢結石 4,623 例（84.7 ％），無石胆嚢炎 488 例（10.3 ％）であったと報告されている（CS）[1]。

3）危険因子

急性胆管炎・胆嚢炎の発症と関連が示唆される因子

> 肥満：急性胆嚢炎
> 薬物：ホルモン置換療法---------胆嚢炎発症・胆嚢摘出術のリスク上昇
> 　　　スタチン-------------------胆嚢摘出術のリスク減少

① "4 F" や "5 F"

以前から，いわゆる 4 F（forty（40 歳代），female（女性），fatty（肥満），fair（白人））や，5 F（前述に加え fecund あるいは fertile（多産））は，胆嚢結石形成に関連する因子とされている（CPG）[89]。しかし，これらがすべて急性胆管炎・胆嚢炎の発症に関連するか定かではない。

a．年齢・性別

30 〜 59 歳の被験者を 10 年間追跡調査し，胆石症の危険因子を検討した Framingham Study によると，10 年以内に胆石症を発症するリスクは，55 〜 62 歳の年齢層で最も高く，大部分の患者が 50 歳代あるいは 60 歳代で胆石症の診断を受けていた（OS）[97]。また，女性における発生率は，どの年齢層でも男性の 2 倍以上であるが，年齢とともにこの比が小さくなる傾向がみられた（OS）[97]。

b．肥満

胆石症は，肥満の主要な随伴症である。前述の Framingham Study でも，胆石症患者は非胆石症患者と比較して肥満傾向にあった（OS）[97]。しかし，この傾向は女性において顕著であるものの，男性ではさほどではなかった，とする報告もある（CS）[98]。一方，肥満だけではなく，減量が胆石症のリスクと関係する。肥満者が急激に減量すると，胆石症のリスクが高じた（CS）[99]，（OS）[100,101]，（EO）[102]。肥満者（37 〜 60 歳での BMI（(体重 kg）/（身長 m）^{2}），女性 34 以上，男性 38 以上）は非肥満者と比較して，有意に胆石症および胆嚢炎の発生が高率であった（胆石症：5.8 ％ vs. 1.5 ％；オッズ比 OR=4.9，女性 6.4 ％ vs.22.6 ％；OR=4.7，胆嚢炎：0.8 ％ vs. 3.4 ％；OR=5.2，女性 4.0 ％ vs. 11.2 ％；OR=3.4）（OS）[103]。近年，肥満やメタボリックシンドロームが胆嚢壁の脂肪沈着を助長し，胆嚢壁の収縮能を低下させることにより発症する慢性無石胆嚢炎（steatocholecystitis）の存在が示唆されている（EO）[104]。

c.妊娠・多産

胆石の生成には血中エストロゲンやプロゲステロンの濃度が関与すると考えられている。女性における胆石症の発症リスクは，思春期の始まりとともに高くなり閉経後に減少する。また経口避妊薬の使用は，胆嚢疾患のリスクと相関するといわれている。前述のFramingham Studyでは，コホートにエントリーした時点で胆石を有した患者やその後10年以内に胆石症を発症した患者では，有意に妊娠回数が多かった（OS）[97]。

約130万人の中年女性（50～64歳）を対象としたイングランド・スコットランドの疫学調査では，胆嚢疾患による胆嚢摘出術のリスクは出産回数とともに増し，授乳期間に比例して減少した（CS）[105]。胆嚢炎は虫垂炎に次いで2番目に多い妊娠中の外科的疾患であり，1,600～1万件の妊娠あたり1例の割合で発生した。胆石症が妊娠中の胆嚢炎の原因として最も多く90％以上を占めた（CS）[106]。ルーチンの超音波検査で妊婦の3.5％に胆石がみられたが（CS）[106]，妊娠により胆嚢炎のリスクが高くなるかどうかは不明である。

妊婦における胆嚢摘出術の頻度は，非妊婦における頻度と比較して低いが，これは妊婦における胆嚢疾患の頻度が低いためではなく，医師が妊婦に対する手術を差し控えるためであると考えられる。

妊娠中の胆嚢摘出術に関する近年の症例集積研究では，腹腔鏡手術が母胎へのリスクを助長する結論には至っておらず（CS）[107]，週齢により腹腔鏡下胆嚢摘出術を安全に施行可能であったとする報告がある（CS）[108～110]。胆道疝痛・急性胆嚢炎を発症した妊婦54例の症例集積研究では，妊娠第2期（中央値24.6週）に腹腔鏡下胆嚢摘出術を施行し，母体・胎児とも死亡例がなかった。この論文では，第1期（初期）と第3期（後期）の妊婦には内科的治療・IVR治療を推奨し，第2期（中期，概ね13～33週）では腹腔鏡下胆嚢摘出術を推奨している（CS）[110]。

②薬剤（化学療法を含む）

薬剤と急性胆嚢炎の関連を検討したMichielsenらのレビューでは，急性胆嚢炎の90～95％は胆石症が原因であったため，胆石の生成を促進する薬剤が間接的に急性胆嚢炎のリスクと関連したと述べている（CS）[111]。このレビューにおける薬剤関連胆嚢疾患の発生機序を表5に示す。

経口避妊薬を服用している女性において胆嚢疾患のリスクが高くなることは古くから指摘されていたが，関

表5　薬剤に関連した胆嚢疾患の発生機序

発生機序	薬剤／治療
直接的な毒性	肝動注療法
胆汁の結石生成の促進	
ACAT活性の阻害	プロゲステロン，フィブレート
肝臓のリポプロテイン受容体の増加	エストロゲン
胆汁中のカルシウム塩沈澱の促進	セフォトリアキソン
溶血の促進	Dapsone
胆嚢の運動性の阻害	オクトレオチド
	麻薬
	抗コリン剤
胆嚢結石をもつ患者における急性胆嚢炎の誘発	サイアザイド（不確定）
免疫的機序	抗菌薬（エリスロマイシン・アンピシリン）
	免疫療法

ACAT：Acyl-CoA cholesterol acyltransferase

（文献111より引用改変）

連を認めなかったとする研究結果もある（OS）[112]。高脂血症治療剤で胆嚢疾患との関連を指摘されたのは，フィブラート（OS）[113]，（CS）[114]とスタチン（OS）[115〜118]である。フィブラートの内服は，胆石症の罹患率を上昇させるが（CS）[114]，スタチンは胆石症の罹患率を下げ（OS）[116,118]，胆石保有者の胆嚢摘出術の機会を減少させる（OS）[115〜117]。サイアザイドにより急性胆嚢炎，あるいは胆嚢疾患による胆嚢摘出術のリスクが上昇したという報告があるが（OS）[119〜121]，関連がなかった，とする報告もある（OS）[122]。

　第三世代のセファロスポリン系抗菌薬であるセフトリアキソンは，小児に大量投与した際は，胆汁排泄時にカルシウム塩を沈澱させ，25〜45％の患者において胆泥を生成した（CS）[114]。オクトレオチドの長期間投与は胆汁うっ滞を生じ，1年間服用すると50％の患者に胆嚢結石が発生した（CS）[111]。

　肝動注化学療法は，直接的な毒性による化学性胆嚢炎を引き起こす可能性が指摘されている（CS）[111,123]。エリスロマイシンやアンピシリンは，過敏性胆嚢炎の原因となるという報告がある（CS）[111]。ホルモン置換療法による胆嚢炎発症，あるいは胆嚢摘出術を要する相対リスクは約2倍であった（MA）[124]，（RCT）[125]。

③ AIDS（acquired immunodeficiency syndrome）

　AIDS患者の3分の2に肝腫大や肝機能異常がみられ，その一部が胆道系疾患を発症する。AIDS患者における代表的な胆道疾患は，AIDS cholangiopathyと急性無石胆嚢炎である（CS）[126]。前者はより高頻度で，胆汁うっ滞を呈すことから硬化性胆管炎に近似し，後者は比較的低頻度ながら，AIDS患者の開腹手術の原因疾患としては最も高頻度であった（CS）[127]。

　AIDS cholangiopathyはAIDS発症後1年以上経過した中年男性にみられ（平均罹患期間15±2.2ヵ月，平均年齢37歳，範囲21〜59歳），患者の90％は右上腹部痛を訴え，腹部画像検査で肝内／肝外胆管に拡張がみられた。また，81％の患者に腹部超音波検査で異常が，78％の患者にCT検査で異常が，また生化学検査では，著明なアルカリフォスファターゼの上昇が認められた（CS）[126]。Magnetic resonance imaging（MRI）やmagnetic resonance cholangiopancreatography（MRCP）の特徴的所見としては，肝内外胆管の狭窄と拡張（ビーズ様），胆管・胆嚢壁の肥厚と造影効果，肝腫大と肝実質の早期濃染，などであった（CS）[128]。AIDS患者における無石胆嚢炎の特徴は，①非AIDS患者と比較して若年，②通常は経口摂取が可能，③右上腹部痛を呈し，④著明なアルカリフォスファターゼの上昇と軽度の血清ビリルビン値の上昇がみられ，⑤サイトメガロウィルス感染あるいはクリプトスポリジウム感染を伴うこと，などであった（CS）[126]。

④回虫症

　本邦では，回虫症による胆管結石・急性胆管炎・無石胆嚢炎などが以前みられたが，罹患率の減少により現在はまれとなった（1955年の回虫症罹患率70〜80％に対して，1992年の罹患率は0.04％）（CS）[129]。回虫症の合併症として肝・胆・膵疾患は最も頻度が高く，胆道系合併症には，①虫体を核とした胆管結石，②無石胆嚢炎，③急性胆管炎，④急性膵炎，⑤肝膿瘍，がある（CS）[129]。

　回虫による胆道疾患は，十二指腸内の回虫が乳頭部から胆管・胆管へ迷入して閉塞を生じることにより起こる。胆道に迷入した回虫は，通常1週間以内に胆道から十二指腸へと移動するが，10日以上とどまる場合には死亡して胆石の核となる（CS）[129]。

　回虫に関連した胆道疾患は，女性に多く（男女比1：3），小児には比較的少ない。また妊婦は，非妊婦よりも胆道系合併症のリスクが高い（CS）[129]。一部の流行地帯として中国・東南アジアがあげられ，同地域における胆道系疾患の原因として，回虫症は胆石症と同じくらい頻度が高い（CS）[129]。

　近年の本邦における報告は極めて少なく，一部の症例報告（CS）[130,131]が散見されるのみである。同様に，

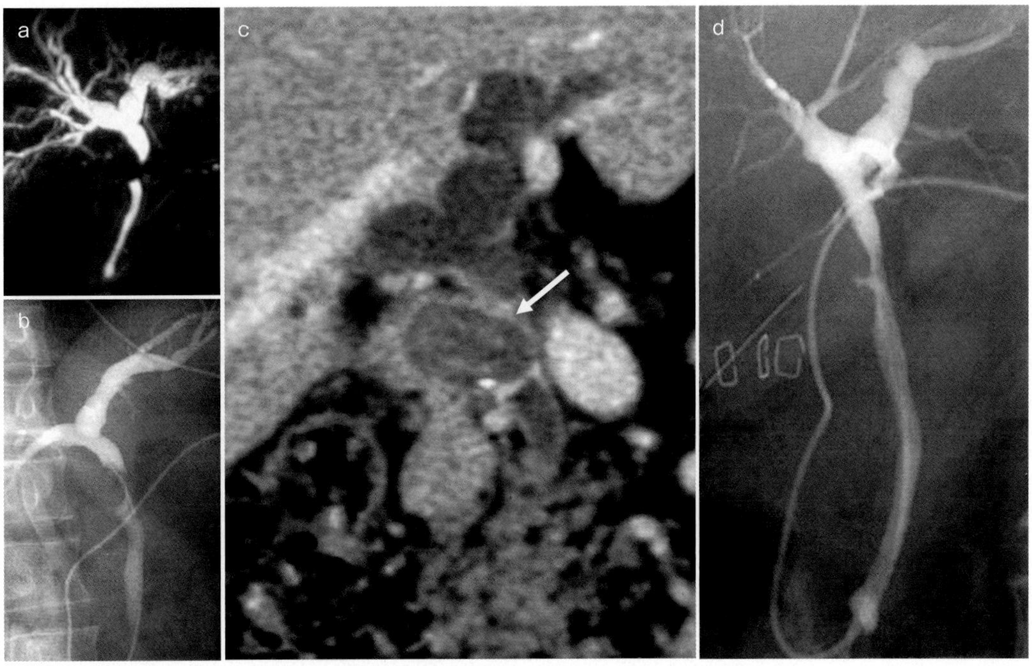

図4 Mirizzi syndrome（文献4より引用改変）
　a．MRCPでは，総肝管は閉塞し，胆嚢は描出されなかった。
　b．ENBDチューブによる胆管造影では，総肝管は狭窄し胆嚢は描出されなかった。
　c．造影CTのcoronal imageでは，胆嚢管に嵌頓した結石が総肝管を圧排し，狭窄させていることが明らかであった（矢印）。
　d．Laparoscopic subtotal-cholecystectomy後の術中胆管造影をENBDチューブから行い，総肝管の狭窄が解除されていることを確認した。

2000〜2007年（トルコ）の症例集積研究では，ERCPを施行した3,548例中，回虫症による胆道疾患は4例（0.1％）であった（CS）[132]。

⑤その他の留意すべき特殊な胆管炎

a．Mirizzi syndrome（図4）

胆嚢頸部や胆嚢管結石により機械的圧迫や炎症性変化によって総胆管に狭窄をきたした病態（CS）[133]。

TypeⅠ：胆嚢頸部または胆嚢管にある結石と胆管周囲の炎症性変化により胆管が右方より圧排された病態。

TypeⅡ：胆嚢管結石による胆管の圧迫壊死のため胆嚢胆管瘻（biliobiliary fistula）をきたした病態。

b．Lemmel syndrome（図5，6）

十二指腸傍乳頭部の憩室が胆管，あるいは膵管（の開口部）を圧排させ，胆道・膵管の通過障害をきたすことにより生じる胆汁うっ滞，黄疸，胆石，胆管炎，膵炎などの一連の病態（EO）[134]。

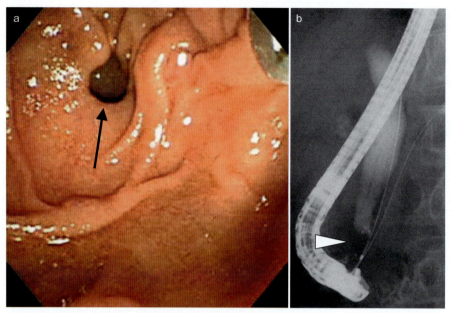

図5 Lemmel syndrome（文献4より引用）
　a. 上部消化管内視鏡では，Vater乳頭直上に憩室を認めた（矢印）（胆管と膵管にガイドワイヤーが入っている）。
　b. ERCPでは下部胆管に壁外性の圧排所見を認めた（矢頭）。

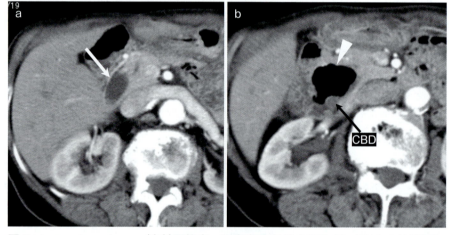

図6 Lemmel syndrome（急性胆管炎・胆嚢炎診療ガイドライン2013より引用）
　a. 造影CTでは，肝内胆管，肝外胆管の拡張を認める（矢印）。
　b. 大きな憩室（矢頭）が総胆管下部（CBD）を圧排している。

4. 予後

1）死亡率

急性胆管炎・胆嚢炎の死亡率

急性胆管炎：2.7～10％
急性胆嚢炎：1％未満

表6 急性胆管炎死亡率

報告者	期間	報告年	国	対象	症例数（人）	死亡率（％）
Andrew[136]	1957〜67	1970	米国	AOSC	17	64.71
Shimada[137]	1975〜81	1984	日本	重症例	42	57.10
Csendes[138]	1980〜88	1992	チリ		512	11.91
Himal[139]	1980〜89	1990	カナダ		61	18.03
Chijiiwa[140]	1980〜93	1995	日本	AOSC	27	11.11
Liu[152]	1982〜87	1990	台湾	ショック	47	27.66
Lai[153]	1984〜88	1990	香港	重症例	86	19.77
Thompson[79]	1984〜88	1990	米国		127	3.94
有馬[141]	1984〜92	1993	日本		163	2.45
国崎[142]	1984〜94	1997	日本		82	10.98
Tai[143]	1986〜87	1992	台湾		225	6.67
Thompson[144]	1986〜89	1994	米国		96	5.21
Sharma[135]	2000〜04	2005	インド		150	2.70
Lee[145]	2001〜02	2007	台湾	菌血症	112	13.40
Rahman[146]	記載なし	2005	英国		122	10.00
Pang[147]	2003〜04	2006	香港		171	6.40
Agarwal[148]	2001〜05	2006	インド		175	2.90
Tsujino[149]	1994〜05	2007	日本	ASC	38	5.30
Rosing[150]	1995〜05	2007	米国		117	8.00
Salek[82]	2000〜05	2009	米国		108	24.10
Yeom[151]	2005〜07	2010	韓国		181	0.50
				（ASC）	（44）	2.00
Murata[154]	2008	2011	日本		60,842	2.70

AOSC：acute obstructive suppurative cholangitis, ASC：acute suppurative cholangitis

（急性胆管炎・胆嚢炎診療ガイドライン2013より引用）

①急性胆管炎の死亡率（表6）

　急性胆管炎の死亡率は，これまで0.5〜65％と報告されている（RCT）[135]，（OS）[153,154]，（CS）[79,82,136〜151]，（EO）[152]。1980年以前では死亡率が50％以上（CS）[136,137]，1981年以後では10〜30％（OS）[153]，（CS）[79,82,138〜140]，（EO）[152]，特に2000年以降では，2.7〜24％と報告されている（RCT）[135]，（CS）[82,145〜151]，（OS）[154]。このような死亡率の差異は，集積された症例の重症度スペクトラムや，診断基準の相違に起因しているものと推測される。

　本邦のJapanese administrative database associated with the Diagnosis Procedure Combination system（DPC）データから抽出した急性胆管炎60,842例の死亡率は2.7％であった（OS）[154]。日台の共同研究では，急性胆管炎全体での死亡率は2.7％で，重症（Grade Ⅲ）5.1％（78/1,521），中等症（Grade Ⅱ）2.6％（53/2,019），軽症（Grade Ⅰ）1.2％（31/2,523）であった（OS）[2]。

②急性胆嚢炎の死亡率（表7）

　急性胆嚢炎の死亡率は0〜10％と報告されている（MA）[155〜159]，（RCT）[160]，（OS）[41,161]，（CS）[37,93,162〜183]，

表 7　急性胆嚢炎死亡率

研究種別	報告者	期間	報告年	国	対象	症例数（人）	死亡率（%）
メタ解析	Papi[155]		2004		開腹胆嚢摘出術	1,009	0.90
					腹腔鏡下胆嚢摘出術	246	0.00
	Giger[156]		2005				0.26〜0.6
	Gurusamy[157,159]		2006, 2010		早期手術	223	0.00
					待機手術	228	0.00
	Borzellino[158]		2008			1,408	0.00
無作為比較試験	Johansson[160]	2002〜2004	2005	スウェーデン	開腹胆嚢摘出術	35	0.00
					腹腔鏡下胆嚢摘出術	35	0.00
観察研究	Ransohoff[161]	1960〜1981	1987	米国	糖尿病患者	298	3.36
症例集積研究	Meyer[162]	1958〜1964	1967	米国		245	4.49
	Gagic[163]	1966〜1971	1975	米国		93	9.68
	Girald[164]	1970〜1986	1993	カナダ		1,691	0.65
	Addison[165]	1971〜1990	1988	英国		236	4.66
	河合[166]	1975〜1984	1992	日本		100	2.00
	柿田[183]	1982〜1991	1994	日本		81	0.00
	Bedirli[41]	1991〜1994	2001	トルコ		368	2.72
	Gharaibeh[167]	1994〜1999	2002	ヨルダン		204	0.00
	Russo[168]	2004	2004	米国	全米死亡統計	262,411	0.60
	Al Salamah[169]	1997〜2002	2005	サウジアラビア	腹腔鏡下胆嚢摘出術	311	0.00
	Lee[170]	2005〜2006	2008	米国		202	0.00
	Csikesz[171]	2000〜2005	2008	米国	開腹胆嚢摘出術	152,202	3.00
					腹腔鏡下胆嚢摘出術	859,747	0.40
	Lee[35]	2007〜2008	2009	台湾		235	1.70
	関本[172]	2004〜2005	2010	日本	全例（手術例）	738（512）	0.9（0.2）
		2006〜2007		日本	全例（手術例）	3,858（1,897）	1.9（0.4）
		2008〜2009		日本	全例（手術例）	8,026（5,158）	2.9（0.5）
	Hafif[173]	1952〜1967	1991	イスラエル	70歳以上	131	3.82
	Gingrich[174]	1976〜1985	1968	米国	外瘻術のみ	114	32.00
	Glenn[175]	1977〜1987	1981	米国	65歳以上	655	9.92
	Savoca[176]	1981〜1987	1990	米国	無石性のみ	47	6.38
	Kalliafas[177]	1981〜1987	1998	米国	無石性のみ	27	40.74
	Inoue[178]	1989〜1993	1988	日本	術後性のみ	494	23.08
	Wang[93]	1997〜2002	2003	台湾	無石性のみ	52	12.00
	Contini[179]	1997〜2006	2004	トルコ	壊疽性	53	15.00
	Bingener[180]	1998〜1999	2005	イタリア	壊疽性	27	4.00
	Girgin[181]	1992〜2002	2006	米国	壊疽性	139	0.00
	高田[182]	1981〜1992	1992	日本	65歳以上	44	4.55

（急性胆管炎・胆嚢炎診療ガイドライン 2013 より引用）

（EO）[30,184]。2000年以降の報告では，概ね1％未満で（MA）[155〜159]，（RCT）[160]，（CS）[35,168〜172]，時代や地域による顕著な差を認めない。最近のレビューによれば，急性胆嚢炎の死亡率は0.6％程度と記されている（EO）[30,184]。日台の共同研究では5,459例のうち，30日死亡は60例（1.1％），90日死亡は71例（1.3％）であったと報告されている（CS）[1]。

一方，術後の胆嚢炎や無石胆嚢炎患者では，死亡率が23〜40％と高い（CS）[176,177]。75歳以上の高齢者の死亡率は若年者に比して高い傾向が観察され（CS）[173,175,182]，また糖尿病の合併は死亡リスクを高める可能性が

ある（OS）[161]。

しかしながら，急性胆嚢炎の診断基準は報告によって一様ではなく，また，急性胆嚢炎の死亡率は，適用される治療手技の種類や質，患者の年齢や合併疾患の有無・程度，さらに，発症から治療までのタイミングや重症度，などの様々な要因に影響を受けるため，これらの因子を補正することなく単純に比較することは難しい。

TG 07発刊以降の報告をみると，急性胆嚢炎235例の重症度による死亡率は，Grade Ⅰ（軽症）0.6％，Grade Ⅱ（中等症）0％，Grade Ⅲ（重症）21.4％で，急性胆嚢炎全体としては1.7％であった（CS）[35]。TG 13＆18での重症度判定基準での日台共同研究の死亡率は，Grade Ⅰ（軽症）15例/1,324例（1.1％），Grade Ⅱ（中等症）13例/1,689例（0.8％），Grade Ⅲ（重症）37例/643例（5.4％）で，急性胆嚢炎全体としては1.3％であった（CS）[1]。

2）死因（Cause of death）

①急性胆管炎の死因

急性胆管炎による死亡原因は，大半が非可逆性のショックによる多臓器不全で，経年的な変化は認められない（OS）[153]，（CS）[79,136〜140]，（EO）[152]。急性期を生存した患者の死亡原因も同様に多臓器不全，心不全，肺炎などである（CS）[141]。

②急性胆嚢炎の死因

1980年以前の報告では，急性胆嚢炎に対する胆嚢摘出術後の死亡症例の死因の大半を上行性胆管炎，肝膿瘍，敗血症などの感染症が占めていた（CS）[162,163]のに対して，1980年代以降の報告では，術後早期の感染症による死亡は激減し，心筋梗塞，心不全，肺梗塞などの心血管障害や肝腎不全による死亡が相対的に増加した（CS）[164,165]。胆嚢摘出術を施行せずにドレナージのみ施行された症例では，1970年以前には大半が肺炎や敗血症で死亡していたのに対し（CS）[174]，近年では悪性腫瘍や呼吸不全・心不全などの多臓器不全による死亡が大半を占めた（EO）[184]，（CS）[185,186]。

3）再発

①急性胆嚢炎の再発率

急性胆嚢炎に対して保存的治療が施行された場合の再発率

保存的治療後，あるいは手術待機中の再発率：19〜36％
経皮的胆嚢ドレナージ後の胆嚢摘出術非施行例：22〜47％

急性胆嚢炎に対し胆嚢摘出術が行われれば，基本的にその再発はない。再発をきたす場合としては，①無治療で自然に治癒した急性胆嚢炎が再発する場合，②保存的治療（絶食・抗菌薬など）後の胆嚢摘出術待機中に急性胆嚢炎が再発する場合，③何らかの理由（手術リスクや患者選択など）により胆嚢摘出術が施行されなかった後に急性胆嚢炎が再発する場合（胆嚢ドレナージ術が施行される場合と施行されない場合），④胆嚢・胆管結石症（炎）に対し内視鏡的胆管切石術後に胆嚢（胆管）炎を発症する場合，がある。

a. 無治療で自然に治癒した急性胆嚢炎の再発

11,229人をスクリーニングし，USにて胆石を認めた856人（7.6％）を経過観察したイタリアの多施設コホート研究では，観察開始時に793人中の94人（11.8％）が軽症（休養を要さない腹痛），119人（15.1％）が重症（休養を要する腹痛）の胆石症を呈していたが，観察期間（中央値）8.7年で，それぞれの58％，52.1％が無症状化した（OS）[27]。また，急性胆嚢炎症例を抗菌薬にて治療した後に，無作為に待機的胆嚢摘出（n=31）と経過観察（n=33）に割り付けたRCTでは，観察期間（中央値）67ヵ月で，経過観察群の12例（36％）が，疼痛や胆石関連合併症（急性胆嚢炎，胆管結石，急性膵炎）による緊急入院を要し，10例（30％）が中央値14ヵ月で胆嚢摘出術を要した（RCT）[187,188]。同様に，保存的治療と胆嚢摘出術を比較したRCTでは，保存的治療に割り付けられた33例のうち8例（24％）が1.5～4年間の観察期間中に胆嚢摘出術を受けた（RCT）[189]。

b. 保存的治療後の胆嚢摘出術待機中における急性胆嚢炎の再発

保存的治療ののちに胆嚢摘出術を待機している期間の急性胆嚢炎の再発率は，2.5～22％である（RCT）[190]，（OS）[161]。先のRCT（急性胆嚢炎症例を抗菌薬にて治療した後に，無作為に待機的胆嚢摘出と経過観察へ割り付け）では，胆嚢摘出群（n=31）の6例（19％）が待機中に疼痛や胆石関連合併症（急性胆嚢炎，胆管結石，急性膵炎）による緊急入院を要した（RCT）[187,188]。急性有石胆嚢炎（n=311）の急性期に胆嚢摘出術を受けずに退院した25例では，手術待機中に1例（2.5％）が急性胆嚢炎を再発した（OS）[161]。急性胆嚢炎の急性期手術と待機的手術を比較したRCTでは，待機群（n=50）において，8～10週の待機期間内に11例（22％）が急性胆嚢炎を再発し，うち3例（6％）が胆嚢穿孔を呈した（RCT）[190]。

c. 何らかの理由により胆嚢摘出術が施行されなかった後の急性胆嚢炎の再発

急性胆嚢炎（n=81）の非手術9例（11％）では，3～28ヵ月間の経過で急性胆嚢炎の再発を認めなかった（CS）[182]。経皮的胆嚢ドレナージ後に胆嚢摘出術を施行することなく経過観察した急性胆嚢炎症例では，平均18ヵ月の観察期間中に，1回以上の急性胆嚢炎が47％（28/60例）に再発した（CS）[185]。同様に，平均観察期間37ヵ月で31％（11/36例）に急性胆嚢炎の再発がみられた（CS）[186]，6ヵ月～14年の経過観察で22％（5/23例）が急性胆嚢炎を再発したが61％（14/23）例は無症状で経過した（CS）[191]，とする報告がある。

②胆管結石治療後の再発率

胆管結石症に対する内視鏡的治療後に有石胆嚢を放置した場合の急性胆嚢炎発症率

有石胆嚢の急性胆嚢炎の発症率：5.6～22％

総胆管結石症に対する内視鏡的乳頭切開術（endoscopic sphincterotomy：EST）後の長期経過に関する症例集積研究では，5～15年の経過観察期間内に7～16％の症例が胆管結石・胆道疝痛・胆管炎などの胆道系合併症を再発した（OS）[192～195]，（CS）[196,197]。

a. 急性胆管炎・胆嚢炎の再発

内視鏡的胆管切石術後に，有石胆嚢を放置した場合の急性胆嚢炎の発症率（有症状化を含む）は5.6～22％（RCT）[198,199]，（OS）[192～195]，（CS）[197,200～202]，無石胆嚢を放置した場合の急性胆嚢炎の発症率は1％前後

(OS)[192~194], (CS)[197,200]と報告されている（表8）。

表8 胆管結石を内視鏡的に治療した後の急性胆嚢炎の発症率

報告者	報告年	有石胆囊	無石胆囊	観察期間（年）
Costamagna*[193]	2002	5.8 %（11 / 190）	—	6.8
Ando[194]	2003	7.6 %（34 / 448）	1.2 %（3 / 246）	7.5
Sugiyama[197]	2002	12 %（2 / 17）	0 %（0 / 15）	14.5
Tanaka[192]	1998	22 %（7 / 32）	1 %（1 / 88）	10.2
Lau[199]	2006	5.6 %（5 / 89）	—	5.0

＊母集団がすべて有石胆嚢かどうかは不明

（急性胆管炎・胆嚢炎診療ガイドライン2013より引用）

　ESTによる内視鏡的胆管結石治療後の有石胆嚢症例に腹腔鏡下胆嚢摘出術を行う群と経過を観察する群に分けたRCTでは，中央値30ヵ月の観察期間で経過観察59例中，胆道系合併症を27例（46％）に認め，7例（12％）が急性胆嚢炎をきたし，最終的に22人（37％）が胆嚢摘出術を受けた．一方，胆嚢摘出術群では胆道系合併症がなかった（RCT）[198]．同様に，胆管結石治療後の有石胆嚢178例を無作為に胆嚢摘出術群（89例）と経過観察群（89例）に割り付けたRCTでは，5年間で経過観察群の24％に胆道系合併症（胆管炎14.6％，膵炎0％，黄疸1.1％，胆嚢炎5.6％，肝胆道系酵素値の異常2.2％）を認め，15例（16.9％）が胆嚢摘出術を受け，胆嚢摘出術群の胆道系合併症は7％（胆管炎5.6％，腹痛1.2％）であった（RCT）[199]．

　EPBDによる内視鏡的胆管結石治療後のアウトカム解析では，観察期間4.4年で，胆道系合併症を，胆嚢摘出術後2.8％，有石胆嚢放置22.6％，無石胆嚢放置9.2％，胆嚢摘出術前13.5％に認め，急性胆嚢炎は有石胆嚢の4.5％に発生した．胆管結石再発の危険因子は有石胆嚢であった（CS）[203,204]．

引用文献

1) Yokoe M, Takada T, Hwang TL, Endo I, Akazawa K, Miura F, et al. Descriptive review of acute cholecystitis : Japan-Taiwan collaborative epidemiological study. J Hepatobiliary pancreat Sci 2017 ; 24 : 319-328.（CS）
2) Kiriyama S, Takada T, Hwang TL, Akazawa K, Miura F, Gomi K, et al. Clinical application and verification of the TG 13 diagnostic and severity grading criteria for acute cholangitis : an international multicenter observational study. J Hepatobiliary Pancreat Sci 2017 ; 24 : 329-337.（OS）
3) Yokoe M, Takada T, Hwang TL, Endo I, Akazawa K, Miura F, et al. Validation of TG 13 severity grading in acute cholecystitis : Japan-Taiwan collaborative study for acute cholecystitis. J Hepatobiliary Pancreat Sci 2017 ; 24 : 338-345.（OS）
4) Kimura Y, Takada T, Strasberg SM, Pitt HA, Gouma DJ, Garden OJ, et al. TG 13 current terminology, etiology, and epidemiology of acute cholangitis and cholecystitis. J Hepatobiliary Pancreat Sci 2013 ; 1 : 8-23.（CPG）
5) Ahrendt S, Pitt H. The biliary tract. In : Sabiston Textbook of Surgery, 17 th edn. Philadelphia : W. B. Saunders ; 2004. 1625.（EO）
6) 高田忠敬，安田秀喜，内山勝弘，長谷川弘，四方淳一．〔胆道系の急性炎症〕急性胆管炎の病態と治療　胆管炎の重症化因子に関する一考察．肝胆膵 1989 ; 18 : 91-97.（EO）
7) Charcot M. De la fievre hepatique symptomatique-Comparaison avec la fievre uroseptique. Lecons sur les maladies du foie, des voies biliares et des reins. Paris : Bourneville et Sevestre ; 1877. 176-185.（EO）
8) Reynolds BM, Dargan EL. Acute obstructive cholangitis-A distinct clinical syndrome-. Ann Surg 1959 ; 150 : 299-303.（CS）
9) Longmire WP. Suppurative cholangitis. In : Hardy JD. Editor. Critical surgical illness. New York : Saunders ; 1971. 397-424.（EO）
10) Solomkin JS, Mazuski JE, Bradley JS, Rodvold KA, Goldstein EJ, Baron EJ, et al. Diagnosis and management of complicated intra-abdominal infection in adults and children : guidelines by the Surgical Infection Society and

11) 竹末芳生.「成人,小児における腹腔内感染症の診断と治療:外科感染症学会とアメリカ感染症学会によるガイドライン 2010」の問題点と日本におけるガイドラインの必要性. 日外感染症会誌 2010;7:1-6.（EO）
12) 武藤良弘. 急性胆嚢炎治療の新しい動向 病態と病理. 胆と膵 1992;13:735-738.（EO）
13) 武藤良弘. 病理から見た急性胆嚢炎の病態. 腹部救急診療の進歩 1992;12:345-349.（EO）
14) Fitzgibbons RJ Jr, Tseng A, Wang H, Ryberg A, Nguyen N, Sims KL. Acute cholecystitis. Does the clinical diagnosis correlate with the pathological diagnosis? Surg Endosc 1996;10:1180-1184.（CS）
15) Yacoub WN, Petrosyan M, Sehgal I, Ma Y, Chandrasoma P, Mason RJ. Prediction of patients with acute cholecystitis requiring emergent cholecystectomy: a simple score. Gastroenterol Res Pract 2010; doi 10. 1155 / 2010 / 901739: Epub 2010 Jun 8.（CS）
16) Goodman ZD, Ishak KG. Xanthogranulomatous cholecystitis. Am J Surg Pathol 1981;5:653-659.（CS）
17) 渋谷宏行, 阿部章彦, 恩村雄太. Xanthogranulomatous cholecystitis — 41 例の臨床病理学的検討. 胆と膵 1984; 5:185-190.（CS）
18) Gross RE. Congenital anomalies of the gallbladder. Arch Surg 1936;32:131-162.（CS）
19) 谷村 弘, 石原扶美武, 小林展章, 土屋幸浩, 内山和久. 1997 年度胆石全国調査報告. 胆道 1998;12:276-293.（CS）
20) Tazuma S. Gallstone disease: Epidemiology, pathogenesis, and classification of biliary stones（common bile duct and intrahepatic）. Best Pract Res Clin Gastroenterol 2006;20:1075-1083.（EO）
21) 谷村 弘, 内山和久, 杉本恵洋. 胆石症— X 線 CT —. 胆と膵 1993;14:303-310.（EO）
22) 斉藤和好, 菅野千治, 大森英俊. 無症状胆石とその治療方針. 外科治療 1991;64:818-823.（EO）
23) 山口和哉, 谷村 弘, 石本喜和男, 内山和久. 剖検例からみた最近の胆石保有率と胆嚢癌合併率. 日臨外会誌 1997;58:1986-1992.（CS）
24) 梶山梧朗. 無症候性胆石症の自然史とそのマネージメント. Medicina 1992;29:278-279.（EO）
25) Friedman GD. Natural history of asymptomatic and symptomatic gallstones. Am J Surg 1993;165:399-404.（OS）
26) Persson GE. Expectant management of patients with gallbladder stones diagnosed at planned investigation. A prospective 5- to 7-year follow-up study of 153 patients. Scand J Gastroenterol 1996;31:191-199.（OS）
27) Festi D, Reggiani ML, Attili AF, Loria P, Pazzi P, Scaioli E, et al. Natural history of gallstone disease: Expectant management or active treatment? Results from a population-based cohort study. J Gastroenterol Hepatol 2010;25:719-724.（OS）
28) 竹内文康, 堀口祐爾, 今井英夫, 坂本宏司, 鈴木智博, 久保裕史, 他. 無症状胆石の取り扱いとその転帰. 胆と膵 1998;19:297-301.（CS）
29) Ransohoff DF, Gracie WA, Wolfenson LB, Neuhauser D. Prophylactic cholecystectomy or expectant management for silent gallstones. A decision analysis to assess survival. Ann Intern Med 1983;99:199-204.（EO）
30) Stinton LM, Myers RP, Shaffer EA. Epidemiology of gallstones. Gastroenterol Clin North Am 2010;39:157-169.（EO）
31) Portincasa P, Moschetta A, Palasciano G. Cholesterol gallstone disease. Lancet 2006;368:230-239.（EO）
32) Portincasa P, Moschetta A, Petruzzelli M, Palasciano G, Di Ciaula A, Pezzolla A. Gallstone disease: Symptoms and diagnosis of gallbladder stones. Best Pract Res Clin Gastroenterol 2006;20:1017-1029.（EO）
33) Glambek I, Arnesjø B, Søreide O. Correlation between gallstones and abdominal symptoms in a random population. Results from a screening study. Scand J Gastroenterol 1989;24:277-281.（OS）
34) Kiriyama S, Takada T, Strasberg SM, Solomkin JS, Mayumi T, Pitt HA, et al. New diagnostic criteria and severity assessment of acute cholangitis in revised Tokyo Guidelines. J Hepatobiliary Pancreat Sci 2012;19:548-556.（CS）
35) Lee SW, Yang SS, Chang CS, Yeh HJ. Impact of the Tokyo guidelines on the management of patients with acute calculous cholecystitis. J Gastroenterol Hepatol 2009;24:1857-1861.（CS）
36) Asai K, Watanabe M, Kusachi S, Tanaka H, Matsukiyo H, Osawa A, et al. Bacteriological analysis of bile in acute cholecystitis according to the Tokyo guidelines. J Hepatobiliary Pancreat Sci 2012;19:476-486.（CS）
37) Yokoe M, Takada T, Strasberg SM, Solomkin JS, Mayumi T, Gomi H, et al. New diagnostic criteria and severity assessment of acute cholecystitis in revised Tokyo Guidelines. J Hepatobiliary Pancreat Sci 2012;19:578-585.（CS）
38) Hunt DR, Chu FC. Gangrenous cholecystitis in the laparoscopic era. Aust N Z J Surg 2000;70:428-430.（CS）
39) Merriam LT, Kanaan SA, Dawes LG, Angelos P, Prystowsky JB, Rege RV, et al. Gangrenous cholecystitis: analysis of risk factors and experience with laparoscopic cholecystectomy. Surgery 1999;126:680-685.（CS）

40) Wilson AK, Kozol RA, Salwen WA, Manov LJ, Tennenberg SD. Gangrenous cholecystitis in an urban VA hospital. J Surg Res 1994 ; 56 : 402-404.（CS）
41) Bedirli A, Sakrak O, Sözüer EM, Kerek M, Güler I. Factors effecting the complications in the natural history of acute cholecystitis. Hepatogastroenterology 2001 ; 48 : 1275-1278.（OS）
42) Fagan SP, Awad SS, Rahwan K, Hira K, Aoki N, Itani KM, et al. Prognostic factors for the development of gangrenous cholecystitis. Am J Surg 2003 ; 186 : 481-485.（CS）
43) Aydin C, Altaca G, Berber I, Tekin K, Kara M, Titiz I. Prognostic parameters for the prediction of acute gangrenous cholecystitis. J Hepatobiliary Pancreat Surg 2006 ; 13 : 155-159.（OS）
44) Bennett GL, Rusinek H, Lisi V, Israel GM, Krinsky GA, Slywotzky CM, et al. CT findings in acute gangrenous cholecystitis. AJR Am J Roentgenol 2002 ; 178 : 275-281.（CS）
45) Smith EA, Dillman JR, Elsayes KM, Menias CO, Bude RO. Cross-sectional imaging of acute and chronic gallbladder inflammatory disease. AJR Am J Roentgenol 2009 ; 192 : 188-196.（EO）
46) Tokunaga Y, Nakayama N, Ishikawa Y, Nishitai R, Irie A, Kaganoi J, et al. Surgical risks of acute cholecystitis in elderly. Hepatogastroenterology 1997 ; 44 : 671-676.（CS）
47) Ergul E, Gozetlik EO. Perforation of gallbladder. Bratisl Lek Listy 2008 ; 109 : 210-214.（CS）
48) Derici H, Kara C, Bozdag AD, Nazli O, Tansug T, Akca E. Diagnosis and treatment of gallbladder perforation. World J Gastroenterol 2006 ; 12 : 7832-7836.（CS）
49) Shakespear JS, Shaaban AM, Rezvani M. CT findings of acute cholecystitis and its complications. AJR Am J Roentgenol 2010 ; 194 : 1523-1529.（CS）
50) Tsai MJ, Chen JD, Tiu CM, Chou YH, Hu SC, Chang CY. Can acute cholecystitis with gallbladder perforation be detected preoperatively by computed tomography in ED? Correlation with clinical data and computed tomography features. Am J Emerg Med 2009 ; 27 : 574-581.（CS）
51) Andriulli A, Loperfido S, Napolitano G, Niro G, Valvano MR, Spirito F, et al. Incidence rates of post-ERCP complications : a systematic survey of prospective studies. Am J Gastroenterol 2007 ; 102 : 1781-1788.（MA）
52) Vitte RL, Morfoisse JJ. Evaluation of endoscopic retrograde cholangiopancreatography procedures performed in general hospitals in France. Gastroenterol Clin Biol 2007 ; 31 : 740-749.（CS）
53) Williams EJ, Taylor S, Fairclough P, Hamlyn A, Logan RF, Martin D, et al. Are we meeting the standards set for endoscopy? Results of a large-scale prospective survey of endoscopic retrograde cholangio-pancreatograph practice. Gut 2007 ; 56 : 821-829.（OS）
54) Chong VH, Yim HB, Lim CC. Endoscopic retrograde cholangiopancreatography in the elderly : outcomes, safety and complications. Singapore Med J 2005 ; 46 : 621-626.（CS）
55) Ong TZ, Khor JL, Selamat DS, Yeoh KG, Ho KY. Complications of endoscopic retrograde cholangiography in the post-MRCP era : a tertiary center experience. World J Gastroenterol 2005 ; 11 : 5209-5212.（OS）
56) Thompson AM, Wright DJ, Murray W, Ritchie GL, Burton HD, Stonebridge PA. Analysis of 153 deaths after upper gastrointestinal endoscopy : room for improvement? Surg Endosc 2004 ; 18 : 22-25.（CS）
57) 金子榮藏, 原田英雄, 春日井達造, 小越和栄, 丹羽寛文. 消化器内視鏡関連の偶発症に関する第4回全国調査報告—1998年より2002年までの5年間. Gastroenterol Endosc 2004 ; 46 : 54-61.（CS）
58) Vandervoort J, Soetikno RM, Tham TC, Wong RC, Ferrari AP Jr, Montes H, et al. Risk factors for complications after performance of ERCP. Gastrointest Endosc 2002 ; 56 : 652-656.（CS）
59) 跡見 裕, 税所宏光, 早川哲夫, 明石隆吉, 熊田 卓, 白鳥敬子, 他. 内視鏡的乳頭処置に関する研究. 厚生労働省特定疾患対策研究事業 重症急性膵炎の救命率を改善するための研究班, 平成12年度研究報告書 2001 ; 67-72.（CS）
60) Freeman ML, Nelson DB, Sherman S, Haber GB, Herman ME, Dorsher PJ, et al. Complications of endoscopic biliary sphincterotomy. N Engl J Med 1996 ; 335 : 909-918.（OS）
61) Lenriot JP, Le Neel JC, Hay JM, Jaeck D, Millat B, Fagniez PL. Catheteisme retrograde et sphincterotomie endoscopique. Evaluation prospective en milieu chirurgical. Gastroenterol Clin Biol 1993 ; 17 : 244-250.（CS）
62) Benchimol D, Bernard JL, Mouroux J, Dumas R, Elkaim D, Chazal M, et al. Infectious complications of endoscopic retrograde cholangio-pancreatography managed in a surgical unit. Int Surg 1992 ; 77 : 270-273.（CS）
63) Cotton PB, Lehman G, Vennes JA, Geenen JE, Russell RCG, Meyers WC, et al. Endoscopic sphincterotomy complications and their management : an attempt at consensus. Gastrointest Endosc 1991 ; 37 : 383-393.（CS）
64) Reiertsen O, Skjøtø J, Jacobsen CD, Rosseland AR. Complications of fiberoptic gastrointestinal endoscopy ; five years' experience in a central hospital. Endoscopy 1987 ; 19 : 1-6.（CS）
65) Roszler MH, Campbell WL. Post-ERCP pancreatitis : association with urographic visualization during ERCP.

Radiology 1985 ; 157 : 595-598.（CS）
66) Escourrou J, Cordova JA, Lazorthes F, Frexinos J, Ribet A. Early and late complications after endoscopic sphincterotomy for biliary lithiasis with and without the gall bladder 'in situ'. Gut 1984 ; 25 : 598-602.（CS）
67) Bilbao MK, Dotter CT, Lee TG, Katon RM. Complications of endoscopic retrograde cholangiopancreatography (ERCP). A study of 10,000 cases. Gastroenterology 1976 ; 70 : 314-320.（CS）
68) Mumtaz K, Hamid S, Jafri W. Endoscopic retrograde cholangiopancreaticography with or without stenting in patients with pancreaticobiliary malignancy, prior to surgery. Cochrane Database Syst Rev 2007 ; 18 : CD 006001.（MA）
69) van der Gaag NA, Rauws EA, van Eijck CH, Bruno MJ, van der Harst E, Kubben FJ, et al. Preoperative biliary drainage for cancer of the head of the pancreas. N Engl J Med 2010 ; 362 : 129-137.（RCT）
70) Fumex F, Coumaros D, Napoleon B, Barthet M, Laugier R, Yzet T, et al. Similar performance but higher cholecystitis rate with covered biliary stents : results from a prospective multicenter evaluation. Endoscopy 2006 ; 38 : 787-792.（OS）
71) Lipsett PA, Pitt HA. Acute cholangitis. Surg Clin North Am 1990 ; 70 : 1297-1312.（CS）
72) Gigot JF, Leese T, Dereme T, Coutinho J, Castaing D, Bismuth H. Acute cholangitis : multivariate analysis of risk factors. Ann Surg 1989 ; 209 : 435-438.（CS）
73) Mosler P. Diagnosis and Management of Acute Cholangitis. Curr Gastroenterol Rep 2011 ; 13 : 166-172.（EO）
74) Edlund YA, Mollstedt BO, Ouchterlony O. Bacteriological investigation of the biliary system and liver in biliary tract disease correlated to clinical data and microstructure of the gallbladder and liver. Acta Chir Scand 1959 ; 116 : 461-476.（CS）
75) Keighley MR, Lister DM, Jacobs SI, Giles GR. Hazards of surgical treatment due to microorganisms in the bile. Surgery 1974 ; 75 : 578-583.（CS）
76) Sinanan MN. Acute cholangitis. Infect Dis Clin North Am 1992 ; 6 : 571-599.（CS）
77) Saharia PC, Cameron JL. Clinical management of acute cholangitis. Surg Gynecol Obstet 1976 ; 142 : 369-372.（CS）
78) Pitt HA, Couse NF. Biliary sepsis and toxic cholangitis. In : Moody FG, Carey LC. Editors. Surgical Treatment of Digestive Diseases. ed 2. Chicago : Year Book Medical Publishers ; 1990. 332.（CS）
79) Thompson JE Jr, Pitt HA, Doty JE, Coleman J, Irving C. Broad spectrum penicillin as an adequate therapy for acute cholangitis. Surg Gynecol Obstet 1990 ; 171 : 275-282.（CS）
80) Basoli A, Schietroma M, De Santis A, Colella A, Fiocca F, Speranza V. Acute cholangitis : diagnostic and therapeutic problems. Ital J Surg Sci 1986 ; 16 : 261-267.（CS）
81) 代田明朗, 三樹 勝, 吉岡正智, 森山雄吉. 外科的胆道疾患と細菌に関するアンケート集計成績. 日消外会誌 1980 ; 13 : 445-449.（CS）
82) Salek J, Livote E, Sideridis K, Bank S. Analysis of risk factors predictive of early mortality and urgent ERCP in acute cholangitis. J Clin Gastroenterol 2009 ; 43 : 171-175.（CS）
83) Sosna J, Kruskal JB, Copel L, Goldberg SN, Kane RA. US-guided percutaneous cholecystostomy : features predicting culture-positive bile and clinical outcome. Radiology 2004 ; 230 : 785-791.（CS）
84) Beardsley SL, Shlansky-Goldberg RD, Patel A, Freiman DB, Soulen MC, Stavropoulos SW, et al. Predicting infected bile among patients undergoing percutaneous cholecystostomy. Cardiovasc Intervent Radiol 2005 ; 28 : 319-325.（CS）
85) Gouma DJ, Obertop H. Acute calculous cholecystitis. What is new in diagnosis and therapy? HPB Surg 1992 ; 6 : 69-78.（EO）
86) Mack E. Role of surgery in the management of gallstones. Semin Liver Dis 1990 ; 10 : 222-231.（EO）
87) Hermann RE. Surgery for acute and chronic cholecystitis. Surg Clin North Am 1990 ; 70 : 1263-1275.（EO）
88) Sharp KW. Acute cholecystitis. Surg Clin North Am 1988 ; 68 : 269-279.（EO）
89) 日本消化器病学会編. 胆石症診療ガイドライン. 南江堂, 東京, 2009.（CPG）
90) Williamson RC. Acalculous disease of the gall bladder. Gut 1988 ; 29 : 860-872.（CS）
91) Barie PS, Fischer E. Acute acalculous cholecystitis. J Am Coll Surg 1995 ; 180 : 232-244.（CS）
92) Ryu JK, Ryu KH, Kim KH. Clinical features of acute acalculous cholecystitis. J Clin Gastroenterol 2003 ; 36 : 166-169.（CS）
93) Wang AJ, Wang TE, Lin CC, Lin SC, Shih SC. Clinical predictors of severe gallbladder complications in acute acalculous cholecystitis. World J Gastroenterol 2003 ; 9 : 2821-2823.（CS）
94) 松崎晋平, 真口宏介, 高橋邦幸, 潟沼朗生, 小山内学, 浦田孝広, 他. 無石胆嚢炎の臨床像―院内発症例と院外

発症例の比較を中心に―. 日消誌 2008；105：1749-1757.（CS）
95) Laurila J, Syrjälä H, Laurila PA, Saarnio J, Ala-Kokko TI. Acute acalculous cholecystitis in critically ill patients. Acta Anaesthesiol Scand 2004；48：986-991.（CS）
96) Theodorou P, Maurer CA, Spanholtz TA, Phan TQ, Amini P, Perbix W, et al. Acalculous cholecystitis in severely burned patients：incidence and predisposing factors. Burns 2009；35：405-411.（CS）
97) Friedman GD, Kannel WB, Dawber TR. The epidemiology of gallbladder disease：observations in the Framingham Study. J Chronic Dis 1966；19：273-292.（OS）
98) Erlinger S. Gallstones in obesity and weight loss. Eur J Gastroenterol Hepatol 2000；12：1347-1352.（CS）
99) Gutman H, Sternberg A, Deutsch AA, Haddad M, Reiss R. Age profiles of benign gallbladder disease in 2,000 patients. Int Surg 1987；72：30-33.（CS）
100) Liddle RA, Goldstein RB, Saxton J. Gallstone formation during weight-reduction dieting. Arch Intern Med 1989；149：1750-1753.（OS）
101) Everhart JE. Contributions of obesity and weight loss to gallstone disease. Ann Intern Med 1993；119：1029-1035.（OS）
102) Mun EC, Blackburn GL, Matthews JB. Current status of medical and surgical therapy for obesity Gastroenterology 2001；120：669-681.（EO）
103) Torgerson JS, Lindroos AK, Näslund I, Peltonen M. Gallstones, gallbladder disease, and pancreatitis：cross-sectional and 2-year data from the Swedish Obese Subjects (SOS) and SOS reference studies. Am J Gastroenterol 2003；98：1032-1041.（OS）
104) Tsai CJ. Steatocholecystitis and fatty gallbladder disease. Dig Dis Sci 2009；54：1857-1863.（EO）
105) Liu B, Beral V, Balkwill A；Million Women Study Collaborators. Childbearing, breastfeeding, other reproductive factors and the subsequent risk of hospitalization for gallbladder disease. Int J Epidemiol 2009；38：312-318.（CS）
106) Sharp HT. The acute abdomen during pregnancy. Clin Obstet Gynecol 2002；45：405-413.（CS）
107) Barone JE, Bears S, Chen S, Tsai J, Russell JC. Outcome study of cholecystectomy during pregnancy. Am J Surg 1999；177：232-236.（CS）
108) Patel SG, Veverka TJ. Laparoscopic cholecystectomy in pregnancy. Curr Surg 2002；59：74-78.（CS）
109) Lu EJ, Curet MJ, El-Sayed YY, Kirkwood KS. Medical versus surgical management of biliary tract disease in pregnancy. Am J Surg 2004；188：755-759.（CS）
110) Chiappetta Porras LT, Nápoli ED, Canullán CM, Quesada BM, Roff HE, Alvarez Rodríguez J, et al. Minimally invasive management of acute biliary tract disease during pregnancy. HPB Surg 2009；doi：10.1155/2009/829020；Epub 2009 Jul 12.（CS）
111) Michielsen PP, Fierens H, Van Maercke YM. Drug-induced gallbladder disease. Incidence, aetiology and management. Drug Saf 1992；7：32-45.（CS）
112) Royal College of General Practitioners' oral contraception study. Oral contraceptives and gallbladder disease. Lancet 1982；2：957-959.（OS）
113) Cooper J, Geizerova H, Oliver MF. Clofibrate and gallstones. Lancet 1975；1：1083.（OS）
114) Caroli-Bosc FX, Le Gall P, Pugliese P, Delabre B, Caroli-Bosc C, Demarquay JF, et al. Role of fibrates and HMG-CoA reductase inhibitors in gallstone formation：epidemiological study in an unselected population. Dig Dis Sci 2001；46：540-544.（CS）
115) Tsai CJ, Leitzmann MF, Willett WC, Giovannucci EL. Statin use and the risk of cholecystectomy in women. Gastroenterology 2009；136：1593-1600.（OS）
116) Bodmer M, Brauchli YB, Krähenbühl S, Jick SS, Meier CR. Statin use and risk of gallstone disease followed by cholecystectomy. JAMA 2009；302：2001-2007.（OS）
117) Merzon E, Weiss NS, Lustman AJ, Elhayani A, Dresner J, Vinker S. Statin administration and risk of cholecystectomy：a population-based case-control study. Expert Opin Drug Saf 2010；9：539-543.（OS）
118) Erichsen R, Frøslev T, Lash TL, Pedersen L, Sørensen HT. Long-term statin use and the risk of gallstone disease：A population-based case-control study. Am J Epidemiol 2011；173：162-170.（OS）
119) Rosenberg L, Shapiro S, Slone D, Kaufman DW, Miettinen OS, Stolley PD. Thiazides and acute cholecystitis. N Engl J Med 1980；303：546-548.（OS）
120) González-Pérez A, García Rodríguez LA. Gallbladder disease in the general population：association with cardiovascular morbidity and therapy. Pharmacoepidemiol Drug Saf 2007；16：524-531.（OS）
121) Leitzmann MF, Tsai CJ, Stampfer MJ, Willett WC, Giovannucci E. Thiazide diuretics and the risk of gallbladder

disease requiring surgery in women. Arch Intern Med 2005 ; 165 : 567-573.（OS）
122) Porter JB, Jick H, Dinan BJ. Acute cholecystitis and thiazides. N Engl J Med 1981 ; 304 : 954-955.（OS）
123) Wagnetz U, Jaskolka J, Yang P, Jhaveri KS. Acute ischemic cholecystitis after transarterial chemoembolization of hepatocellular carcinoma : incidence and clinical outcome. J Comput Assist Tomogr 2010 ; 34 : 348-353.（CS）
124) Nelson HD, Humphrey LL, Nygren P, Teutsch SM, Allan JD. Postmenopausal hormone replacement therapy : scientific review. JAMA 2002 ; 288 : 872-881.（MA）
125) Cirillo DJ, Wallace RB, Rodabough RJ, Greenland P, LaCroix AZ, Limacher MC, et al. Effect of estrogen therapy on gallbladder disease. JAMA 2005 ; 293 : 330-339.（RCT）
126) Cello JP. AIDS-Related biliary tract disease. Gastrointest Endosc Clin N Am 1998 ; 8 : 963.（CS）
127) LaRaja RD, Rothenberg RE, Odom JW, Mueller SC. The incidence of intra-abdominal surgery in acquired immunodeficiency syndrome : a statistical review of 904 patients. Surgery 1989 ; 105 : 175-179.（CS）
128) Bilgin M, Balci NC, Erdogan A, Momtahen AJ, Alkaade S, Rau WS. Hepatobiliary and pancreatic MRI and MRCP findings in patients with HIV infection. AJR Am J Roentgenol 2008 ; 191 : 228-232.（CS）
129) Khuroo MS. Ascariasis. Gastroenterol Clin North Am 1996 ; 25 : 553-577.（CS）
130) Kaji K, Yoshiji H, Yoshikawa M, Yamazaki M, Ikenaka Y, Noguchi R, et al. Eosinophilic cholecystitis along with pericarditis caused by Ascaris lumbricoides : a case report. World J Gastroenterol 2007 ; 13 : 3760-3762.（CS）
131) Mitoro A, Yoshikawa M, Yamao J, Yoshida M, Kojima K, Sawai M, et al. Endoscopic extraction of biliary ascariasis by using a wire-guided basket, without a sphincterotomy. Gastrointest Endosc 2007 ; 65 : 327.（CS）
132) Bektaş M, Dökmeci A, Cinar K, Halici I, Oztas E, Karayalcin S, et al. Endoscopic management of biliary parasitic diseases. Dig Dis Sci 2010 ; 55 : 1472-1478.（CS）
133) McSherry CK, Ferstenberg H, Virshup M. The Mirizzi syndrome : suggested classification and surgical therapy. Surg Gastroenterol 1982 ; 1 : 219-225.（CS）
134) Lemmel G. Die kliniscle Bedeutung der Duodenal Divertikel. Arch Venduungskrht 1934 ; 46 : 59-70.（EO）
135) Sharma BC, Kumar R, Agarwal N, Sarin SK. Endoscopic biliary drainage by nasobiliary drain or by stent placement in patients with acute cholangitis. Endoscopy 2005 ; 37 : 439-443.（RCT）
136) Andrew DJ, Johnson SE. Acute suppurative cholangitis, a medical and surgical emergency. A review of ten years experience emphasizing early recognition. Am J Gastroenterol 1970 ; 54 : 141-154.（CS）
137) Shimada H, Nakagawara G, Kobayashi M, Tsuchiya S, Kudo T, Morita S. Pathogenesis and clinical features of acute cholangitis accompanied by shock. Jpn J Surg 1984 ; 14 : 269-277.（CS）
138) Csendes A, Diaz JC, Burdiles P, Maluenda F, Morales E. Risk factors and classification of acute suppurative cholangitis. Br J Surg 1992 ; 79 : 655-658.（CS）
139) Himal HS, Lindsay T. Ascending cholangitis : surgery versus endoscopic or percutaneous drainage. Surgery 1990 ; 108 : 629-633.（CS）
140) Chijiiwa K, Kozaki N, Naito T, Kameoka N, Tanaka M. Treatment of choice for choledocholithiasis in patients with acute obstructive suppurative cholangitis and liver cirrhosis. Am J Surg 1995 ; 170 : 356-360.（CS）
141) 有馬範幸，内山敏行，菱川留王，斎藤雅文，松尾武文，栗栖 茂，他．高齢者胆管結石陥頓症例の病像の検討—特に重症度について緊急治療例を中心に．日老医会誌 1993 ; 30 : 964-968.（CS）
142) 国崎主税，小林俊介，城戸泰洋，今井伸介，原田博文，森脇義弘，他．急性化膿性胆管炎症例の検討—急性閉塞性化膿性胆管炎症例の予後規定因子について．日腹部救急医会誌 1997 ; 17 : 261-266.（CS）
143) Tai DI, Shen FH, Liaw YF. Abnormal pre-drainage serum creatinine as a prognostic indicator in acute cholangitis. Hepatogastroenterology 1992 ; 39 : 47-50.（CS）
144) Thompson J, Bennion RS, Pitt HA. An analysis of infectious failures in acute cholangitis. HPB Surg 1994 ; 8 : 139-145.（CS）
145) Lee CC, Chang IJ, Lai YC, Chen SY, Chen SC. Epidemiology and prognostic determinants of patients with bacteremic cholecystitis or cholangitis. Am J Gastroenterol 2007 ; 102 : 563-569.（CS）
146) Rahman SH, Larvin M, McMahon MJ, Thompson D. Clinical presentation and delayed treatment of cholangitis in older people. Dig Dis Sci 2005 ; 50 : 2207-2210.（CS）
147) Pang YY, Chun YA. Predictors for emergency biliary decompression in acute cholangitis. Eur J Gastroenterol Hepatol 2006 ; 18 : 727-731.（CS）
148) Agarwal N, Sharma BC, Sarin SK. Endoscopic management of acute cholangitis in elderly patients. World J Gastroenterol 2006 ; 12 : 6551-6555.（CS）
149) Tsujino T, Sugita R, Yoshida H, Yagioka H, Kogure H, Sasaki T, et al. Risk factors for acute suppurative cholangitis caused by bile duct stones. Eur J Gastroenterol Hepatol 2007 ; 19 : 585-588.（CS）

150) Rosing DK, De Virgilio C, Nguyen AT, El Masry M, Kaji AH, Stabile BE. Cholangitis : analysis of admission prognostic indicators and outcomes. Am Surg 2007 ; 73 : 949-954.（CS）

151) Yeom DH, Oh HJ, Son YW, Kim TH. What are the risk factors for acute suppurative cholangitis caused by common bile duct stones? Gut Liver 2010 ; 4 : 363-367.（CS）

152) Liu TJ. Acute biliary septic shock. HPB Surg 1990 ; 2 : 177-183.（EO）

153) Lai EC, Tam PC, Paterson IA, Ng MM, Fan ST, Choi TK, et al. Emergency surgery for severe acute cholangitis. The high-risk patients. Ann Surg 1990 ; 211 : 55-59.（OS）

154) Murata A, Matsuda S, Kuwabara K, Fujino Y, Kubo T, Fujimori K, et al. Evaluation of compliance with the Tokyo Guidelines for the management of acute cholangitis based on the Japanese administrative database associated with the Diagnosis Procedure Combination system. J Hepatobiliary Pancreat Sci 2011 ; 18 : 53-59.（OS）

155) Papi C, Catarci M, D'Ambrosio L, Gili L, Koch M, Grassi GB, et al. Timing of cholecystectomy for acute calculous cholecystitis : a meta-analysis. Am J Gastroenterol 2004 ; 99 : 147-155.（MA）

156) Giger U, Michel JM, Vonlanthen R, Becker K, Kocher T, Krähenbühl L. Laparoscopic cholecystectomy in acute cholecystitis : indication, technique, risk and outcome. Langenbecks Arch Surg 2005 ; 390 : 373-380.（MA）

157) Gurusamy KS, Samraj K. Early versus delayed laparoscopic cholecystectomy for acute cholecystitis. Cochrane Database Syst Rev 2006 ; 4 : CD 005440.（MA）

158) Borzellino G, Sauerland S, Minicozzi AM, Verlato G, Di Pietrantonj C, de Manzoni G, et al. Laparoscopic cholecystectomy for severe acute cholecystitis. A meta-analysis of results. Surg Endosc 2008 ; 22 : 8-15.（MA）

159) Gurusamy K, Samraj K, Gluud C, Wilson E, Davidson BR. Meta-analysis of randomized controlled trials on the safety and effectiveness of early versus delayed laparoscopic cholecystectomy for acute cholecystitis. Br J Surg 2010 ; 97 : 141-150.（MA）

160) Johansson M, Thune A, Nelvin L, Stiernstam M, Westman B, Lundell L. Randomized clinical trial of open versus laparoscopic cholecystectomy in the treatment of acute cholecystitis. Br J Surg 2005 ; 92 : 44-49.（RCT）

161) Ransohoff DF, Miller GL, Forsythe SB, Hermann RE. Outcome of acute cholecystitis in patients with diabetes mellitus. Ann Intern Med 1987 ; 106 : 829-832.（OS）

162) Meyer KA, Capos NJ, Mittelpunkt AI. Personal experiences with 1,261 cases of acute and chronic cholecystitis and cholelithiasis. Surgery 1967 ; 61 : 661-668.（CS）

163) Gagic N, Frey CF, Gainess R. Acute cholecystitis. Surg Gynecol Obstet 1975 ; 140 : 868-874.（CS）

164) Girard RM, Morin M. Open cholecystectomy : its morbidity and mortality as a reference standard. Can J Surg 1993 ; 36 : 75-80.（CS）

165) Addison NV, Finan PJ. Urgent and early cholecystectomy for acute gallbladder disease. Br J Surg 1988 ; 75 : 141-143.（CS）

166) 河合雅彦，田中千凱，伊藤隆夫，種村廣巳，大下裕夫．過去10年間の急性胆嚢炎を伴った胆石症の検討．岐阜市民病年報 1992 ; 12 : 31-36.（CS）

167) Gharaibeh KI, Qasaimeh GR, Al-Heiss H, Ammari F, Bani-Hani K, Al-Jaberi TM, et al. Effect of timing of surgery, type of inflammation, and sex on outcome of laparoscopic cholecystectomy for acute cholecystitis. J Laparoendosc Adv Surg Tech A 2002 ; 12 : 193-198.（CS）

168) Russo MW, Wei JT, Thiny MT, Gangarosa LM, Brown A, Ringel Y, et al. Digestive and liver diseases statistics, 2004. Gastroenterology 2004 ; 126 : 1448-1453.（CS）

169) Al Salamah SM. Outcome of laparoscopic cholecystectomy in acute cholecystitis. J Coll Physicians Surg Pak 2005 ; 15 : 400-403.（CS）

170) Lee AY, Carter JJ, Hochberg MS, Stone AM, Cohen SL, Pachter HL. The timing of surgery for cholecystitis : a review of 202 consecutive patients at a large municipal hospital. Am J Surg 2008 ; 195 : 467-470.（CS）

171) Csikesz N, Ricciardi R, Tseng JF, Shah SA. Current status of surgical management of acute cholecystitis in the United States. World J Surg 2008 ; 32 : 2230-2236.（CS）

172) 関本美穂，大隈和英，今中雄一，吉田雅博，平田公一，真弓俊彦，他．ガイドラインが診療に与える効果の検証について—2004年から2009年におけるわが国の急性胆嚢炎の診療パターンの変化—．日腹部救急医会誌 2010 ; 30 : 413-419.（CS）

173) Hafif A, Gutman M, Kaplan O, Winkler E, Rozin RR, Skornick Y. The management of acute cholecystitis in elderly patients. Am Surg 1991 ; 57 : 648-652.（CS）

174) Gingrich RA, Awe WC, Boyden AM, Peterson CG. Cholecystectomy in acute cholecystits. Factors influencing morbidity and mortality. Am J Surg 1968 ; 116 : 310-315.（CS）

175) Glenn F. Surgical management of acute cholecystitis in patients 65 years of age and older. Ann Surg 1981 ;

193 : 56-59.（CS）
176) Savoca PE, Longo WE, Zucker KA, McMillen MM, Modlin IM. The increasing prevalence of acalculous cholecystitis in outpatients. Results of a 7-year study. Ann Surg 1990 ; 211 : 433-437.（CS）
177) Kalliafas S, Ziegler DW, Flancbaum L, Choban PS. Acute acalculous cholecystitis : incidence, risk factors, diagnosis, and outcome. Am Surg 1998 ; 64 : 471-475.（CS）
178) Inoue T, Mishima Y. Postoperative acute cholecystitis : a collective review of 494 cases in Japan. Jpn J Surg 1988 ; 18 : 35-42.（CS）
179) Contini S, Corradi D, Busi N, Alessandri L, Pezzarossa A, Scarpignato C. Can gangrenous cholecystitis be prevented? : a plea against a "wait and see" attitude. J Clin Gastroenterol 2004 ; 38 : 710-716.（CS）
180) Bingener J, Stefanidis D, Richards ML, Schwesinger WH, Sirinek KR. Early conversion for gangrenous cholecystitis : impact on outcome. Surg Endosc 2005 ; 19 : 1139-1141.（CS）
181) Girgin S, Gedik E, Taçyildiz IH, Akgün Y, Baç B, Uysal E. Factors affecting morbidity and mortality in gangrenous cholecystitis. Acta Chir Belg 2006 ; 106 : 545-549.（CS）
182) 高田忠敬，内山勝弘．高齢者の肝胆膵疾患の特異性．救急病態への対応：急性胆嚢炎．肝胆膵 1992；25：481-488.（CS）
183) 柿田 章，吉田宗紀，松沢克典，島田 謙，古田一徳．消化器外科における今日の標準的治療．急性胆嚢炎．消外 1994；17：447-450.（CS）
184) Shaffer EA. Epidemiology and risk factors for gallstone disease : has the paradigm changed in the 21 st century? Curr Gastroenterol Rep 2005 ; 7 : 132-140.（EO）
185) Andrén-Sandberg A, Haugsvedt T, Larssen TB, Søndenaa K. Complications and late outcome following percutaneous drainage of the gallbladder in acute calculous cholecystitis. Dig Surg 2001 ; 18 : 393-398.（CS）
186) Granlund A, Karlson BM, Elvin A, Rasmussen I. Ultrasound-guided percutaneous cholecystectomy in high-risk surgical patients. Langenbecks Arch Surg 2001 ; 386 : 212-217.（CS）
187) Vetrhus M, Søreide O, Eide GE, Nesvik I, Søndenaa K. Quality of life and pain in patients with acute cholecystitis. Results of a randomized clinical trial. Scand J Surg 2005 ; 94 : 34-39.（RCT）
188) Vetrhus M, Søreide O, Nesvik I, Søndenaa K. Acute cholecystitis : delayed surgery or observation. A randomized clinical trial. Scand J Gastroenterol 2003 ; 38 : 985-990.（RCT）
189) Søndenaa K, Nesvik I, Solhaug JH, Søreide O. Randomization to surgery or observation in patients with symptomatic gallbladder stone disease. The problem of evidence-based medicine in clinical practice. Scand J Gastroenterol 1997 ; 32 : 611-616.（RCT）
190) Lahtinen J, Alhava EM, Aukee S. Acute cholecystitis treated by early and delayed surgery. A controlled clinical trial. Scand J Gastroenterol 1978 ; 13 : 673-678.（RCT）
191) McLoughlin RF, Patterson EJ, Mathieson JR, Cooperberg PL, MacFarlane JK. Radiologically guided percutaneous cholecystectomy for acute cholecystitis : long-term outcome in 50 patients. Can Assoc Radiol J 1994 ; 45 : 455-459.（CS）
192) Tanaka M, Takahata S, Konomi H, Matsunaga H, Yokohata K, Takeda T, et al. Long-term consequence of endoscopic sphincterotomy for bile duct stones. Gastrointest Endosc 1998 ; 48 : 465-469.（OS）
193) Costamagna G, Tringali A, Shah SK, Mutignani M, Zuccalà G, Perri V. Long-term follow-up of patients after endoscopic sphincterotomy for choledocholithiasis, and risk factors for recurrence. Endoscopy 2002 ; 34 : 273-279.（OS）
194) Ando T, Tsuyuguchi T, Okugawa T, Saito M, Ishihara T, Yamaguchi T, et al. Risk factors for recurrent bile duct stones after endoscopic papillotomy. Gut 2003 ; 52 : 116-121.（OS）
195) Schreurs WH, Vles WJ, Stuifbergen WH, Oostvogel HJ. Endoscopic management of common bile duct stones leaving the gallbladder in situ. A cohort study with long-term follow-up. Dig Surg 2004 ; 21 : 60-64.（OS）
196) Prat F, Malak NA, Pelletier G, Buffet C, Fritsch J, Choury AD, et al. Biliary symptoms and complications more than 8 years after endoscopic sphincterotomy for choledocholithiasis. Gastroenterology 1996 ; 110 : 894-899.（CS）
197) Sugiyama M, Atomi Y. Risk factors predictive of late complications after endoscopic sphincterotomy for bile duct stones : Long-term(more than 10 years)follow-up study. Am J Gastroenterol 2002 ; 97 : 2763-2767.（CS）
198) Boerma D, Rauws EA, Keulemans YC, Janssen IM, Bolwerk CJ, Timmer R, et al. Wait-and-see policy or laparoscopic cholecystectomy after endoscopic sphincterotomy for bile-duct stones : a randomised trial. Lancet 2002 ; 360 : 761-765.（RCT）
199) Lau JY, Leow CK, Fung TM, Suen BY, Yu LM, Lai PB, et al. Cholecystectomy or gallbladder in situ after endo-

scopic sphincterotomy and bile duct stone removal in Chinese patients. Gastroenterology 2006 ; 130 : 96-103.（RCT）
200）Kwon SK, Lee BS, Kim NJ, Lee HY, Chae HB, Youn SJ, et al. Is cholecystectomy necessary after ERCP for bile duct stones in patients with gallbladder in situ? Korean J Intern Med 2001 ; 16 : 254-259.（CS）
201）Lee JK, Ryu JK, Park JK, Yoon WJ, Lee SH, Lee KH, et al. Risk factors of acute cholecystitis after endoscopic common bile duct stone removal. World J Gastroenterol 2006 ; 12 : 956-960.（CS）
202）Lee KM, Paik CN, Chung WC, Kim JD, Lee CR, Yang JM. Risk factors for cholecystectomy in patients with gallbladder stones after endoscopic clearance of common bile duct stones. Surg Endosc 2009 ; 23 : 1713-1719.（CS）
203）Tsujino T, Kawabe T, Komatsu Y, Yoshida H, Isayama H, Sasaki T, et al. Endoscopic papillary balloon dilation for bile duct stone : immediate and long-term outcomes in 1000 patients. Clin Gastroenterol Hepatol 2007 ; 5 : 130-137.（CS）
204）Tsujino T, Kawabe T, Isayama H, Yashima Y, Yagioka H, Kogure H, et al. Management of late biliary complications in patients with gallbladder stones in situ after endoscopic papillary balloon dilation. Eur J Gastroenterol Hepatol 2009 ; 21 : 376-380.（CS）

第Ⅳ章
急性胆道炎の初期診療と急性胆管炎のフローチャート

急性胆道炎，特に急性胆管炎は，敗血症から急速に状態が悪化することがあるため，迅速かつ適切な対応が求められる。以前は明確な治療指針は存在しなかったが，われわれは，2007年に Tokyo Guidelines 2007（TG07）で初めて急性胆管炎と急性胆嚢炎の重症度別の治療指針であるフローチャートを提唱した（Clinical practice guidelines：以下 CPG）[1]。TG07 フローチャートは，2006年4月に東京で開催された International Consensus Meeting で得られたコンセンサスに基づいて作成された。TG07 フローチャートは多くの論文に引用され日常臨床と臨床研究に大きな影響を及ぼした（CPG）[2]。Tokyo Guidelines は，2013年に Tokyo Guidelines 2013（TG13）として改訂され（CPG）[2]，Tokyo Guidelines 2018（TG18）は第3版である。

TG18 においては，急性胆管炎診療フローチャートは中等症の一部で TG13 から若干の改訂がなされている。一方で急性胆嚢炎診療フローチャートについてみると，TG13 から大幅な改訂となっている。そのため，これまでの，TG07 および TG13 では急性胆管炎と急性胆嚢炎の診療フローチャートを1つの論文でまとめて報告したが，今回の TG18 では急性胆道炎に対する初期診療と急性胆管炎診療フローチャートを本稿で扱い，急性胆嚢炎診療フローチャートは他稿（CPG）[3]で報告されることになった。

1. 急性胆道炎に対する初期対応フローチャート（図1）

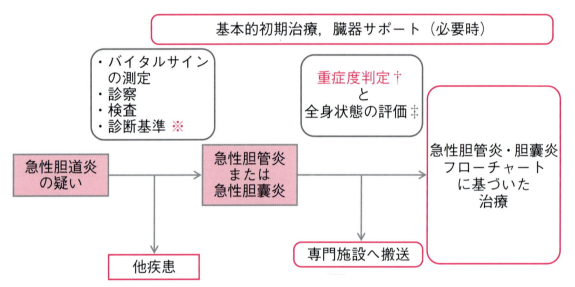

※ TG13/18 急性胆管炎診断基準（表1）と TG13/18 急性胆嚢炎診断基準（表2）を用いる。
† TG13/18 急性胆管炎重症度判定基準（表3）と TG13/18 急性胆嚢炎重症度判定基準（表4）を用いる。
‡ Charlson co-morbidity index（CCI）（文献10）と米国麻酔学会（ASA）術前状態分類（文献11）を参照する。

図1　急性胆道炎に対する初期対応フローチャート

急性胆道感染が疑われる患者の初期診療においては，まず，バイタルサイン測定による緊急性の有無の評価を行う。緊急性ありと判断された場合は診断確定を待たずに初期治療と必要に応じて呼吸・循環管理を直ちに開始するべきである。

次に詳細な診察（問診，理学的所見）に引き続き，血液検査と画像検査を行い，それらの結果を踏まえて急性胆管炎・胆嚢炎の診断基準（CS）[4,7]，（CPG）[5,6,8,9]を用いて診断を確定する。

診断が確定したら直ちに初期治療を開始するとともに急性胆管炎・胆嚢炎の重症度判定基準を用いて重症度判定を行うとともに全身状態の評価を行う。全身状態の評価には Charlson co-morbidity index（CCI）（Observational study：以下 OS）[10]（p. 182, 表2参照）や The American Society of Anesthesiologists（ASA）

Physical Status（PS）classification（Expert opinion：以下 EO）[11]（p. 181，表1参照）が有用である。重症度を判定したら急性胆管炎・胆嚢炎診療フローチャートに基づいて治療方針を決定し迅速に遂行する。

①急性胆道炎が疑われる全身症状・所見

急性胆道炎を疑うべき症状としては，発熱，悪寒，腹痛，黄疸，悪心，嘔吐，意識障害がある。これらの症状を1つでも認める場合は急性胆道炎を疑って，診断を進める必要がある（CPG）[12]。

②急性胆道炎が疑われる患者に対する診察

バイタルサインには，血圧，脈拍数，呼吸数，体温，尿量，動脈血酸素飽和度，意識レベルなどが含まれる。問診では，症状の出現時期と性状について詳細な聴取を行う。既往歴，常用薬についても詳細に聞き取りを行う。理学的所見では，意識状態の評価とバイタルサインの測定は言うに及ばず，眼球結膜の黄染の有無，圧痛の部位と程度，腹膜刺激症状の有無を必ず確認する。急性胆嚢炎に特徴的な所見である Murphy's sign（右季肋下部を圧迫することで深吸気時に痛みのために呼吸が止まる徴候）の有無も必ず確認する。

③急性胆道炎の診断に必要な検査

表1 急性胆管炎診断基準

急性胆管炎診断基準
A．全身の炎症所見
A-1．発熱（悪寒戦慄を伴うこともある） 　　A-2．血液検査：炎症反応所見
B．胆汁うっ滞所見
B-1．黄疸 　　B-2．血液検査：肝機能検査異常
C．胆管病変の画像所見
C-1．胆管拡張 　　C-2．胆管炎の成因：胆管狭窄，胆管結石，ステント，など
確　診：Aのいずれか＋Bのいずれか＋Cのいずれかを認めるもの 　疑　診：AのいずれかとBもしくはCのいずれかを認めるもの

（文献4より引用）

→ p.58（第Ⅴ章 急性胆管炎の診断基準と重症度判定基準，1．診断基準）を参照。

表2 急性胆嚢炎診断基準

急性胆嚢炎診断基準
A．局所の臨床徴候
A-1．Murphy's sign 　　A-2．右上腹部の腫瘤触知・自発痛・圧痛
B．全身の炎症所見
B-1．発熱 　　B-2．CRP値の上昇 　　B-3．白血球数の上昇
C．急性胆嚢炎の特徴的画像検査所見
確　診：Aのいずれか＋Bのいずれか＋Cのいずれかを認めるもの 　　疑　診：Aのいずれか＋Bのいずれかを認めるもの

（文献7より引用）

→ p.86（第Ⅵ章 急性胆嚢炎の診断基準と重症度判定基準，1．診断基準）を参照。

　血液検査は，診断と重症度判定のために，白血球数，血小板数，CRP，アルブミン，ALP，γ-GTP，AST，ALT，ビリルビン，BUN，クレアチニン，プロトロンビン時間（PT），PT-INRなどを測定し，血液ガス分析も行う（CPG）[12]。高熱を認める場合はこの時点で血液培養を施行することが望ましい。

　画像検査では，腹部超音波検査とCTは急性胆道炎の診断に有用で，少なくともどちらかを行うべきである。特に腹部超音波検査は，術者の技量や患者の状態に左右されやすいなどの短所があるものの，低侵襲性，普及度，簡便性，経済性から急性胆道炎が疑われる患者に対して最初に行うべき画像検査である（CPG）[6]。

　急性胆管炎については画像検査では炎症の有無についての評価は困難だが，胆管拡張，胆管閉塞・狭窄や胆管結石など胆汁うっ滞の有無とその成因の評価が可能である（CPG）[12]。

　急性胆嚢炎に特徴的な画像所見は，胆嚢腫大，胆嚢壁肥厚，胆嚢結石，胆嚢周囲液体貯留，胆嚢周囲膿瘍と，腹部超音波検査での胆嚢内のsludge・debris像とsonographic Murphy's sign（プローブで胆嚢を圧迫すると痛みを訴える）などである（CPG）[12]。

④急性胆道炎の診断基準

　上記で得られた診断に必要な所見を踏まえて，TG13/18急性胆管炎診断基準（表1）（CS）[4]，（CPG）[5,6]とTG13/18急性胆嚢炎診断基準（表2）（CPG）[8,9]を用いて診断を行う。

1）初期治療

　急性胆管炎または急性胆嚢炎の診断が確定したら，血圧，脈拍，尿量の厳重なモニタリングの上で，すぐに十分な輸液，抗菌薬投与，鎮痛薬投与などの初期治療を開始する。ショック状態にある場合は診断確定を待たずに初期治療を開始するべきなのは言うまでもない。急性胆管炎・急性胆嚢炎における絶食の是非に関する質の高いエビデンスはないが，緊急ドレナージに即応できるように絶食を原則とする（CPG）[12]。鎮痛薬投与は，理学的所見がマスクされ診断を誤ることが懸念されるが，腹痛を主訴に救急外来を受診した患者に対する塩酸モルヒネ静注とプラセボ静注による無作為化比較試験（RCT）では両者で診断率に差がなかったとされ（Randomized controlled trial：以下RCT）[13,14]，早期から積極的に行うべきである。なお，塩酸モルヒネに代

表される麻薬性鎮痛薬とその類似薬（非麻薬性鎮痛薬，pentazocine など）は，Oddi 括約筋の収縮作用のため胆道内圧が上昇する可能性があるので，慎重な投与を要する。

重症化，すなわち，ショック（血圧低下），意識障害，急性呼吸障害，急性腎障害，肝障害，DIC（血小板数減少）のいずれかを認める場合は，適切な臓器サポートや呼吸循環管理（人工呼吸管理，気管挿管，昇圧剤の使用など）とともに緊急に胆道ドレナージを考慮する必要がある（CPG）[12]。

抗菌薬投与[15]については，「第Ⅶ章（p. 127～）」を参照のこと。

2）重症度判定と全身状態の評価

初期治療と並行して TG13/18 急性胆管炎重症度判定基準（表 3）（CS）[4]，（CPG）[5,6] または TG13/18 急性胆囊炎重症度判定基準（表 4）（CPG）[8,9] を用いて重症度判定を行うとともに，CCI（p. 182，表 2 参照）と ASA-PS classification（p. 181，表 1 参照）で全身状態の評価を行う。初期治療に対する反応に応じて，頻回に重症度の再評価を行うべきである。

対応が困難な場合は，緊急手術・IVR・内視鏡などの対応可能な専門施設への搬送を考慮する。

表3　急性胆管炎重症度判定基準

急性胆管炎重症度判定基準
重症急性胆管炎（Grade Ⅲ）
急性胆管炎のうち，以下のいずれかを伴う場合は「重症」である。 ・循環障害（ドーパミン≧5μg/kg/min，もしくはノルアドレナリンの使用） ・中枢神経障害（意識障害） ・呼吸機能障害（PaO_2/FiO_2 比＜300） ・腎機能障害（乏尿，もしくは Cr＞2.0 mg/dL） ・肝機能障害（PT-INR＞1.5） ・血液凝固異常（血小板＜10 万 /mm^3）
中等症急性胆管炎（Grade Ⅱ）
初診時に，以下の 5 項目のうち 2 つ該当するものがある場合には「中等症」とする。 ・WBC＞12,000，or ＜4,000/mm^3 ・発熱（体温≧39℃） ・年齢（75 歳以上） ・黄疸（総ビリルビン≧5 mg/dL） ・アルブミン（＜健常値下限×0.73 g/dL） 上記の項目に該当しないが，初期治療に反応しなかった急性胆管炎も「中等症」とする。
軽症急性胆管炎（Grade Ⅰ）
急性胆管炎のうち，「中等症」，「重症」の基準を満たさないものを「軽症」とする。

（文献 4 より引用）

→ p. 74「第Ⅴ章　急性胆管炎の診断基準と重症度判定基準，6. 重症度判定基準」を参照。

表4 急性胆嚢炎重症度判定基準

急性胆嚢炎重症度判定基準
重症急性胆嚢炎（Grade Ⅲ）
急性胆嚢炎のうち，以下のいずれかを伴う場合は「重症」である。 ・循環障害（ドーパミン≧5μg/kg/min，もしくはノルアドレナリンの使用） ・中枢神経障害（意識障害） ・呼吸機能障害（PaO_2/FiO_2比＜300） ・腎機能障害（乏尿，もしくはCr＞2.0 mg/dL） ・肝機能障害（PT-INR＞1.5） ・血液凝固異常（血小板＜10万/mm^3）
中等症急性胆嚢炎（Grade Ⅱ）
急性胆嚢炎のうち，以下のいずれかを伴う場合は「中等症」である。 ・白血球数＞18,000/mm^3 ・右季肋部の有痛性腫瘤触知 ・症状出現後72時間以上の症状の持続 ・顕著な局所炎症所見（壊疽性胆嚢炎，胆嚢周囲膿瘍，肝膿瘍，胆汁性腹膜炎，気腫性胆嚢炎などを示唆する所見）
軽症急性胆嚢炎（Grade Ⅰ）
急性胆嚢炎のうち，「中等症」，「重症」の基準を満たさないものを「軽症」とする。

（文献7より引用）

→ p.112「第Ⅵ章 急性胆嚢炎の診断基準と重症度判定基準，6．重症度判定基準」を参照。

Q1．TG13急性胆管炎フローチャートの評価は？［Background Question］

一部改訂が必要なことが示された。（レベルD）

フローチャートそのものを評価した文献はなかったが，フローチャートで示された胆管炎に対する治療指針の部分的な検証が行われた文献についてレビューを行った。

重症度別の胆管ドレナージのタイミングについては2件の観察研究があった。日本と台湾で行われた多施設共同研究の結果，中等症においては24時間以内にドレナージが行われた944例の死亡率は，24時間以降のドレナージまたはドレナージが行われなかった1,081例よりも有意に低かった（1.7% vs. 3.4%，$P=0.0172$）が，軽症と重症では差がなかった（CS）[16]。もう1件の観察研究では，軽・中等症で24時間以内にドレナージを行った130例と24時間以降にドレナージを行った82例を比較し，死亡率はともに0%で差がなかったが，平均在院日数は24時間以内ドレナージ施行例で有意に短かった（6.8日 vs. 9.2日，$P<0.001$）（CS）[17]。

TG13フローチャートでは，成因に対する治療は中等症では早期胆管ドレナージ後に待機的に行うことが提唱され，総胆管結石による軽症例では胆管ドレナージと同時に成因に対する治療（内視鏡的乳頭切開術［endoscopic sphincterotomy：EST］と結石除去術）を行ってもよい，とされていた[12]。3編の観察研究（1編は重症度分類なし）（CS）[17～19]と1編のRCT（RCT）[20]で，総胆管結石による軽・中等症の急性胆管炎における一期的結石除去術が安全に施行可能であることが示された。ただしRCTでは，ERCP（endoscopic retrograde cholangiopancreatography）後合併症発生率が二期的結石除去に対して有意に高く（6/35＝17.1%，0/33＝0%，$P=0.025$）（RCT）[20]，注意が必要である。

総胆管結石による中等症以下の急性胆管炎に対する早期腹腔鏡下総胆管切石術と待機的腹腔鏡下総胆管切石術を比較した報告が2件ある（CS）[21,22]。早期腹腔鏡下総胆管切石術は安全に施行でき，合併症発生率に差はなかったとされているが，両報告が同一施設からの報告で，対象例が72例（CS）[21]，73例（CS）[22]と少数で除外症例が多数あり，中等症急性胆管炎に対する一期的な腹腔鏡下総胆管切石術の安全性を保証するものではない。

現時点ではTG13急性胆管炎フローチャート全体の有用性は明らかではないが，その骨子となっている軽症に対する保存的治療と中等症に対する早期胆管ドレナージの有用性が大規模研究で示された意義は大きく，フローチャートの有用性がある程度示されたと考えられる。一方中等症における成因に対する一期的治療（総胆管結石に対するESTとそれに引き続く結石除去術）については，十分なエビデンスはないが臨床現場での実態も加味して，TG18急性胆管炎フローチャートでは可とする変更を加えた。

Q2. 抗菌薬と胆管ドレナージ以外に重症胆管炎に対して有効な治療は何か？
[Future Research Question]

> DICを併発した重症胆管炎に対してrecombinant human soluble thrombomodulin（rTM）の投与を考慮してもよい。（レベルD）

重症胆管炎は敗血症性DIC（disseminated intravascular coagulation）を伴うことが多い。敗血症性DICに対する治療としてはヘパリン，アンチトロンビンⅢ，蛋白分解酵素阻害薬などの抗凝固薬が用いられている。これらの抗凝固薬についてはRCTを含めて多くの報告があるが，胆管炎症例数が不明またはごく少数で，重症胆管炎における有用性は明らかでない。Recombinant human soluble thrombomodulin（rTM）については，急性胆管炎によるDICに対しての有用性を示した報告が2編ある（CS）[23,24]。Suetaniらは，TG13診断基準で診断されたDICを伴う急性胆管炎症例66例を，rTMが投与された30例と投与されなかった36例に分けて比較し，投与例でDIC離脱率が有意に良好だった（83.3% vs. 52.8%，$P<0.01$）が，死亡率には差がなかった（13.3% vs. 27.8%，$P=0.26$），と報告した（CS）[23]。NakaharaらのDICを伴う急性胆管炎症例13例についての研究によると，rTMが投与された7例はアンチトロンビンⅢのみが投与された6例に対して有意にDICスコアが低下した（CS）[24]。2編とも症例集積研究で症例数も十分ではなくエビデンスレベルは低いが，重篤な副作用はないのでDICを併発した重症胆管炎への投与を考慮してもよいとした。

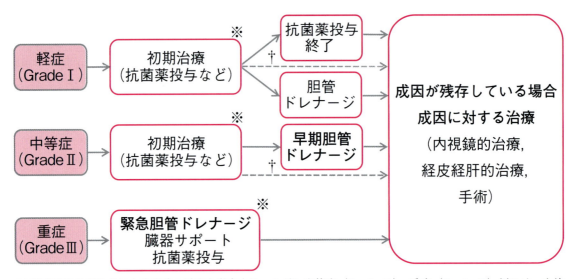

※ 抗菌薬投与開始前に血液培養の採取を考慮する．ただし中等症（Grade Ⅱ）・重症（Grade Ⅲ）例には，血液培養は必須である．なお，胆管ドレナージの際には胆汁培養を行うべきである．
† 急性胆管炎の治療の原則は抗菌薬投与，胆管ドレナージ，成因に対する治療であるが，総胆管結石による軽・中等症例に対しては，胆管ドレナージと同時に成因に対する治療を行ってもよい．

図 2．急性胆管炎に対する診療フローチャート

2．急性胆管炎診療フローチャート（図 2）

　重症度判定と全身状態の評価後に急性胆管炎・胆嚢炎フローチャートに従い治療方針を決定し，迅速に治療を進める．

　TG18 急性胆管炎診療フローチャートは，中等症の一部を除き TG13（CPG）[12] から大きな変更はない．急性胆管炎の治療は重症度に応じて行うべきである．胆管ドレナージと抗菌薬投与は急性胆管炎の治療において重要な二本柱である．急性胆管炎には時に急性胆嚢炎が併存するが，そのような場合は，両者の重症度と患者の全身状態を考慮して治療方針を決定するべきである（CPG）[12]．

　抗菌薬投与開始前に血液培養を考慮する．中等症（Grade Ⅱ）・重症（Grade Ⅲ）例には血液培養は必ず行う．胆管ドレナージを施行した場合は必ず胆汁培養を行うべきである．

　急性胆嚢炎診療フローチャートについては，TG18：Flowchart for the management of acute cholecystitis（CPG）[3] および第Ⅹ章（p. 179 ～）を参照のこと．

①急性胆管炎の診療フローチャート

Grade Ⅰ（軽症急性胆管炎）

　軽症急性胆管炎は，TG18 重症度判定基準で下記の中等症と重症の基準を満たさない胆管炎である（CPG）[9]．抗菌薬投与を含む初期治療で十分なことが多く，ほとんどの症例で胆管ドレナージは必要ではない．しかしながら，初期治療に反応しない場合は胆管ドレナージを考慮するべきである．総胆管結石に対する EST とそれに引き続く結石除去術は，胆管ドレナージを兼ねて行ってもよい．術後の胆管炎は，抗菌薬投与のみで軽快することが多く，胆管ドレナージが必要でないことが多い（CPG）[12]．

Grade Ⅱ（中等症急性胆管炎）

　中等症は，重症には至らないが早期の胆管ドレナージが必要な胆管炎である．TG18 重症度判定基準では，

白血球数 12,000 以上または 4,000 未満，体温 39℃ 以上，年齢 75 歳以上，総ビリルビン 5mg/dL 以上，アルブミン健常値下限 × 0.73g/dL 未満の 5 項目のうち 2 項目以上該当する場合中等症と判定される（CPG）[9]。

早期の内視鏡的または経皮経肝的胆管ドレナージの適応である．成因に対する治療が必要な場合は全身状態が改善してから行う（CPG）[12] が，総胆管結石に対する EST とそれに引き続く結石除去術は，胆管ドレナージを兼ねて行ってもよい．

Grade Ⅲ（重症急性胆管炎）

重症急性胆管炎は敗血症による臓器障害を伴う胆管炎である．TG18 重症度判定基準では，循環障害（ドーパミン≧5μg/kg/min，もしくはノルアドレナリンの使用），中枢神経障害（意識障害），呼吸機能障害（PaO_2/FiO_2 比 < 300），腎機能障害（乏尿，もしくは Cr > 2.0 mg/dL），肝機能障害（PT-INR > 1.5），血液凝固異常（血小板 < 10 万 /mm^3）のいずれかを伴う場合重症と判定される（CPG）[9]。

急速に状態が悪化する可能性があるため迅速な対応が不可欠で，適切な呼吸・循環管理（気管挿管の上での人工呼吸管理や昇圧剤投与）が必要となる．初期治療と呼吸・循環管理である程度全身状態を改善させてから，できるだけ早く内視鏡的または経皮経肝的胆管ドレナージを行う．成因に対する治療が必要な場合は，全身状態が改善してから行う（CPG）[12]。

②搬送基準

表 5 に急性胆管炎の搬送基準を示す．中等症・重症患者に対して内視鏡的胆管ドレナージと集中治療が必要にもかかわらず実施できない場合，それらが可能な施設へ患者を搬送することが望ましい（CPG）[25]。

表 5 急性胆管炎搬送基準

急性胆管炎搬送基準
重症急性胆管炎（Grade Ⅲ）
重症患者の管理とともに緊急胆道ドレナージが必要であり，それらの対応が可能な施設に速やかに搬送する．
中等症急性胆管炎（Grade Ⅱ）
胆道ドレナージ・全身管理などの対応が可能な施設において治療する．胆道ドレナージが不備の施設では，それらの対応が可能な施設に搬送する．
軽症急性胆管炎（Grade Ⅰ）
総胆管結石が存在する場合や初期治療（24 時間以内）に反応しない場合には，中等症と同様に対応することを考慮する．

引用文献

1) Miura F, Takada T, Kawarada Y, Nimura Y, Wada K, Hirota M, et al. Flowcharts for the diagnosis and treatment of acute cholangitis and cholecystitis: Tokyo Guidelines. J Hepatobiliary Pancreat Surg 2007 ; 14 : 27-34.（CPG）
2) Takada T, Strasberg SM, Solomkin JS, Pitt HA, Gomi H, Yoshida M, et al. TG13: Updated Tokyo Guidelines for the management of acute cholangitis and cholecystitis. J Hepatobiliary Pancreat Sci 2013 ; 20 : 1-7.（CPG）
3) Okamoto K, Suzuki K, Takada T, Strasberg SM, Asbun HJ, Endo I, et al. Tokyo Guidellines 2018: flowchart for the management of acute cholecystitis. J Hepatobiliary Pancreat Sci 2018 ; 25 : 55-72.（CPG）
4) Kiriyama S, Takada T, Strasberg SM, Solomkin JS, Mayumi T, Pitt HA, et al. New diagnostic criteria and severity assessment of acute cholangitis in revised Tokyo Guidelines. J Hepatobiliary Pancreat Sci 2012 ; 19 : 548-

556. (CS)
5) Kiriyama S, Takada T, Strasberg SM, Solomkin JS, Mayumi T, Pitt HA, et al. TG13 guidelines for diagnosis and severity grading of acute cholangitis (with videos). J Hepatobiliary Pancreat Sci 2013;20:24-34. (CPG)
6) Kiriyama S, Kozaka K, Takada T, Strasberg SM, Pitt HA, Gabata T, et al. Tokyo Guidelines 2018: diagnostic criteria and severity grading of acute cholangitis (with videos). J Hepatobiliary Pancreat Sci 2018;25:17-30. (CPG)
7) Yokoe M, Takada T, Strasberg SM, Solomkin JS, Mayumi T, Gomi H, et al. New diagnostic criteria and severity assessment of acute cholecystitis in revised Tokyo Guidelines. J Hepatobiliary Pancreat Sci 2012;19:578-585. (CS)
8) Yokoe M, Takada T, Strasberg SM, Solomkin JS, Mayumi T, Gomi H, et al. TG13 diagnostic criteria and severity grading of acute cholecystitis (with videos). J Hepatobiliary Pancreat Sci 2013;20:35-46. (CPG)
9) Yokoe H. TG18 Diagnostic criteria and severity grading of acute cholecystitis. J Hepatobiliary Pancreat Sci 2018;25:41-54. (CPG)
10) Charlson ME, Pompei P, Ales KL, MacKenzie CR. A new method of classifying prognostic comorbidity in longitudinal studies: development and validation. J Chronic Dis 1987;40:373-383. (OS)
11) ASA Physical Status Classification System. Last approved by the ASA House of Delegates on October 15, 2014. https://www.asahq.org/resources/clinical-information/asa-physical-status-classification-system (EO)
12) Miura F, Takada T, Strasberg SM, Solomkin JS, Pitt HA, Gouma DJ, et al. TG13 flowchart for the management of acute cholangitis and cholecystitis. J Hepatobiliary Pancreat Sci 2013;20:47-54. (CPG)
13) Thomas SH, Silen W, Cheema F, Reisner A, Aman S, Goldstein JN, et al. Effects of morphine analgesia on diagnostic accuracy in Emergency Department patients with abdominal pain: a prospective, randomized trial. J Am Coll Surg 2003;196:18-31. (RCT)
14) Gallagher EJ, Esses D, Lee C, Lahn M, Bijur PE. Randomized clinical trial of morphine in acute abdominal pain. Ann Emerg Med 2006;48:150-160. e4 (RCT)
15) Gomi H, Solomkin JS, Schlossberg D, Okamoto K, Takada T, Strasberg SM, et al. Tokyo Guidelines 2018: antimicrobial therapy for acute cholangitis and cholecystitis. J Hepatobiliary Pancreat Sci 2018;25:3-16. (CPG)
16) Kiriyama S, Takada T, Miura F, Gomi H, Itoi T, Yokoe M. Clinical application and verification of TG 13 diagnostic criteria and severity assessment among patients with acute cholangitis: An international multi center observational study. J Hepatobiliary Pancreatic Sci 2017;24:329-337. (CS)
17) Jang SE, Park SW, Lee BS, Shin CM, Lee SH, Kim JW, et al. Management for CBD stone-related mild to moderate acute cholangitis: urgent versus elective ERCP. Dig Dis Sci 2013;58:2082-2087. (CS)
18) Eto K, Kawakami H, Haba S, Yamato H, Okuda T, Yane K, et al. Single-stage endoscopic treatment for mild to moderate acute cholangitis associated with choledocholithiasis: a multicenter, non-randomized, open-label and exploratory clinical trial. J Hepatobiliary Pancreat Sci 2015;22:825-830. (CS)
19) Ito T, Sai JK, Okubo H, Saito H, Ishii S, Kanazawa R, et al. Safety of immediate endoscopic sphincterotomy in acute suppurative cholangitis caused by choledocholithiasis. World J Gastrointest Endosc 2016;8:180-185. (CS)
20) Lee JC, Moon JH, Choi HJ, Kim DC, Choi MH, Lee TH, et al. Delayed endoscopic papillary large balloon dilation after sphincterotomy for removing large bile duct stones in patients with acute cholangitis. Dig Dis Sci 2014;59:1302-1306. (RCT)
21) Zhu B, Wang Y, Gong K, Lu Y, Ren Y, Hou X, et al. Comparison of emergent versus elective laparoscopic common bile duct exploration for patients with or without nonsevere acute cholangitis complicated with common bile duct stones. J Surg Res 2014;187:72-76. (CS)
22) Zhu B, Li D, Ren Y, Li Y, Wang Y, Li K, et al. Early versus delayed laparoscopic common bile duct exploration for common bile duct stone-related nonsevere acute cholangitis. Sci Rep 2015;5:11748. (CS)
23) Suetani K, Okuse C, Nakahara K, Michikawa Y, Noguchi Y, Suzuki M, et al. Thrombomodulin in the management of acute cholangitis-induced disseminated intravascular coagulation. World J Gastroenterol 2015;21:533-540. (CS)
24) Nakahara K, Okuse C, Adachi S, Suetani K, Kitagawa S, Okano M, et al. Use of antithrombin and thrombomodulin in the management of disseminated intravascular coagulation in patients with acute cholangitis. Gut Liver 2013;7:363-370. (CS)
25) 急性胆管炎・胆嚢炎診療ガイドライン改訂出版委員会編．―TG13新基準掲載―急性胆管炎・胆嚢炎診療ガイドライン2013．医学図書出版．東京．2013．(CPG)

第Ⅴ章
急性胆管炎の診断基準と重症度判定基準

1. 診断基準

TG 18 / TG 13 急性胆管炎診断基準

急性胆管炎診断基準
A. 全身の炎症所見
A-1. 発熱（悪寒戦慄を伴うこともある） A-2. 血液検査：炎症反応所見
B. 胆汁うっ滞所見
B-1. 黄疸 B-2. 血液検査：肝機能検査異常
C. 胆管病変の画像所見
C-1. 胆管拡張 C-2. 胆管炎の成因：胆管狭窄，胆管結石，ステント，など
疑　診：Aのいずれか，ならびにBもしくはCのいずれか 確　診：Aのいずれか＋Bのいずれか＋Cのいずれか

注：A-2：白血球数の異常，血清 CRP 値の上昇，他の炎症を示唆する所見
　　B-2：血清 ALP，γ-GTP（GGT），AST, and ALT 値の上昇
　　　　ALP：Alkaline Phosphatase，γ-GTP（GGT）：γ-glutamyltransferase,
　　　　AST：Aspartate aminotransferase，ALT：Alanine aminotransferase
他に，急性胆管炎の診断に有用となる所見として，腹痛（右上腹部（RUQ）痛もしくは上腹部痛）と胆道疾患の既往（胆嚢結石の保有，胆道の手術歴，胆道ステント留置など）が，あげられる。
一般的に急性肝炎では，高度の全身炎症所見がみられることはまれである。急性肝炎との鑑別が困難な場合にはウイルス学的，血清学的検査が必要である。

閾値：				
	A-1	発熱		BT > 38 ℃
	A-2	炎症反応所見	WBC（×1,000/μL）	< 4, or > 10
			CRP（mg/dL）	≧ 1
	B-1	黄疸		T-Bil ≧ 2（mg/dL）
	B-2	肝機能検査異常	ALP（IU）	> 1.5×STD*
			γ-GTP（IU）	> 1.5×STD*
			AST（IU）	> 1.5×STD*
			ALT（IU）	> 1.5×STD*

*STD：各施設での正常上限値　　　　　　　　　　　　　　　　　　　　　　　　　　　　（文献 1 より和訳引用）

　急性胆管炎の診療には，迅速かつ的確に診断が可能となる診断基準が求められる。そして，現在，急性胆管炎を簡便に一定の客観的な基準に基づいて診断することを目的に，世界共通の急性胆管炎診断基準である TG 13 診断基準（Clinical practice guidelines：以下 CPG）[2] が提示されている。

　今回，TG 13 から TG 18 への改訂にむけて，まず日本・台湾共同研究で得られた急性胆管炎 7,294 例中，欠損値のために 1,106 例と，診断と重症度判定に併存疾患の影響を排除するために他病死 125 例の計 1,231 例をのぞき，検討に耐えうる 6,063 例を基に TG 13 診断基準の検証（Case series：以下 CS）[3] が行われた。さらに文献の systematic review を経て，TG 18 においても TG 13 急性胆管炎診断基準が採用されることになった

(CPG)[1]。今回提示している急性胆管炎診断基準は，国際版診療ガイドラインであるTG 18で提示されているTG 18/TG 13急性胆管炎診断基準に準拠したものである。

1）急性胆管炎・診断基準のプロセスと，TG 18（Tokyo Guidelines 2018）基準

　Charcotが1877年に肝臓熱として報告した症例が急性胆管炎を示す症例として初めての報告（CS）[4]とされている。急性胆管炎は，何らかの原因で胆道の通過障害をきたして胆汁がうっ滞して細菌が異常増殖，さらにこの感染胆汁が胆管内圧の上昇によって胆管から静脈へ逆流（cholangiovenous reflux）して全身の炎症をきたした病態である。急性胆管炎の本態といえる感染胆汁に対する特異的な血清マーカーはなく，画像上も胆管閉塞をとらえることはできても胆汁感染の有無を評価することは困難といえる。このため，急性胆管炎の診断には臨床徴候の比重が高くなり，長らくCharcot 3徴が慣用的に急性胆管炎の診断基準として広く用いられてきた。しかし，実際にはCharcot 3徴をきたさない急性胆管炎が多く経験され，感度が低いという限界があった。

　そこで，2005年に「科学的根拠に基づく急性胆管炎・胆嚢炎の診療ガイドライン」の刊行にあたり，Charcot 3徴の限界を検査所見で補うというコンセプトのもとに急性胆管炎の診断基準（表1）が作成された（CPG）[5]。さらに国際的に共通の診断基準を作成することとなったが，急性胆管炎の診断に関するevidenceは極めて少ないことが明確になった。そこで，Prof. TakadaとProf. Steven Strasbergの数回にわたる会談で，evidenceが少ないときには，専門家によるコンセンサスで補うことが決まり，この分野の専門家（国内外で54名）が参集してInternational Consensus Meeting Tokyo, 2006が行われた。この国際コンセンサス会議を経て2007年にはTokyo Guidelines for Management of Acute Cholangitis and Cholecystitis（以下TG 07）が，Journal of Hepato-Biliary-Pancreatic Surgery（JHBPS）から世界に発信され，ここで世界共通の新しい診断基準（表1）が示された（CPG）[6]。TG 07診断基準は，Charcot 3徴の限界を検査所見で補うという基本は同じだが，胆道疾患の手術歴，胆石の保有，胆道ステントの留置などを含めた「胆道疾患の既往」の重要性が強調され診断基準に追加された。TG 07出版の結果，世界中からTG 07診断基準に基づく多くの急性胆管炎の研究論文が輩出されてきた。

表1　これまでの急性胆管炎診断基準

旧国内版診療ガイドライン急性胆管炎診断基準（2005年出版）　　　　　　　　　（文献5より引用）	TG 07急性胆管炎診断基準（2007年出版）　　　　　　　　　　　　（文献6より和訳引用）
A. 　1．発　熱（悪寒戦慄を伴う場合もある） 　2．黄　疸 　3．腹　痛（右季肋部または上腹部） B. 　4．ALP，γ-GTP，AST，ALTの上昇，等 　5．白血球数，CRPの上昇 　6．画像所見（胆管拡張，狭窄，結石）	A．患者背景ならびに臨床徴候 　1．胆道疾患の既往 　2．発　熱（悪寒戦慄を伴う場合もある） 　3．黄　疸 　4．腹　痛（右季肋部または上腹部） B．血液検査所見 　5．炎症所見（白血球数の異常，CRPの上昇，等） 　6．肝機能異常（ALP，γ-GTP，AST，ALTの上昇） C．画像所見 　7．胆管拡張 　　成因となる所見（狭窄，結石，ステント，等）
確診(1)　Aのすべてを満たすもの（Charcot 3徴） 　　(2)　Aのどれか，Bのすべてを満たすもの	確診(1)　Charcot 3徴（2＋3＋4） 確診(2)　Aのうち2項目以上を満たし，Bの両項目ならびにCを満たすもの
疑診　Aのいずれか＋Bの2項目以上を満たすもの	疑診　Aのうち2項目以上を満たすもの

しかし，その後の実地臨床からの検証によって，TG 07 診断基準も life-threatening となる危険がある疾患の診断基準としては十分な感度がないことが示された（Observational study：以下 OS）[7,8]。その結果，TG 07 改訂委員会が組織され，まず急性胆管炎の Gold Standard を設定して多施設症例集積研究が行われ，さらに文献の systematic review，度重なる国際コンセンサス会議を行い，2013 年には新しく TG 13 による急性胆管炎診断基準に改訂された（CPG）[2]。

一方，診療ガイドラインは実地臨床での実施と評価により見直されるべきと考えられている（CPG）[9]が，TG 13 診断基準もまた改訂されるべきか否かについての議論が続いた。そこで，文献の systematic review に加えて日本ならびに台湾の多施設による大規模な急性胆管炎の症例集積研究に基づく実地臨床による検証が行われた。その結果，TG 13 急性胆管炎診断基準は変更の必要性が認められず，2017 年 6 月に開催された公聴会において，全員から同意を得た。TG 18 においても TG 18 /TG 13 急性胆管炎診断基準として用いることが採用された（CPG）[1]。

2）TG 18 /TG 13 急性胆管炎診断基準の評価

Q 3. TG 18 /TG 13 急性胆管炎診断基準の評価は？
［Foreground Question（Clinical Question）］

TG 18 /TG 13 急性胆管炎診断基準は，国際的な標準の診断基準として，より多くの急性胆管炎と考えられる患者を急性胆管炎と診断することが可能と報告されていることから，急性胆管炎の診断に用いるべきである。（推奨度 1，レベル D）

TG 18 /TG 13 診断基準として採用された TG 13 急性胆管炎診断基準は，近年，日本ならびに台湾において大規模な多施設による急性胆管炎の症例集積研究が行われて検証された（CS）[3]。この研究では，TG 13 発刊以前の 2011 年から 2 年間に臨床的に急性胆管炎として入院治療されていた患者を対象に，TG 13 診断基準を当てはめると，6,063 例中 5,454 例（90.0 %）で確診もしくは疑診であった。しかし，軽症特に全身の炎症反応所見が乏しい症例，ならびに画像所見が得にくい成因の同定が困難な症例の診断率は低かった。一方，TG 07 急性胆管炎診断基準の診断率は 4,815 例（79.4 %）であり，TG 13 によって急性胆管炎の診断能が改善されていることが確認された（表 2）。なお，TG 13 と TG 07 の診断率は，ほぼ同等であったという報告（CS）[10]があるが，この研究では診療ガイドラインが対象とする急性胆管炎と異なって，膿性胆汁が確認されたという限られた急性胆管炎を対象として確診のみで検討されていた。このため，Charcot 3 徴を基本にした TG 07 診断基準で高い診断率となったと考えられる。

TG 13 急性胆管炎診断基準を評価した研究は極めて少なく，症例集積研究 2 編のみであった。大規模な多施設の症例集積研究も各医療施設の判断で急性胆管炎の治療がされた症例が対象であり，施設間で不均一の可能性がある。また，診断率のみの評価で，特異度に関して評価されていない。

迅速に診断して的確な治療を行わないと life-threatening となる危険性のある本症の診断基準には，特異度よりも良好な感度であることが最も求められる。TG 13 急性胆管炎診断基準は，約 90 % と高い診断率であり，現在，TG 13 急性胆管炎診断基準以外に，提唱されている急性胆管炎の診断基準はない。しかも，TG 13 急性胆管炎診断基準は，臨床徴候，迅速に施行が可能で結果が得られるルーチンの血液検査と画像診断によって診断が可能であり，患者への侵襲も小さく，コストも高くない。

したがって，TG 13 急性胆管炎診断基準は，実地臨床において標準的に使用されることが強く推奨され，

TG 18においてもTG 13急性胆管炎診断基準がTG 18/TG 13急性胆管炎診断基準として提示された（CPG）[1]。

表2 日本，台湾の多施設による大規模な共同研究によるTG 13とTG 07診断基準の診断能の比較

Diagnostic status	症例数（%）		P値
	TG 13	TG 07	
確診	4,430（73.1 %）	3,977（65.6 %）	
疑診	1,024（16.9 %）	838（13.8 %）	
胆管炎（確診+疑診）	5,454（90.0 %）	4,815（79.4 %）	<0.0001
非胆管炎	609（10.0 %）	1,248（20.6 %）	

（文献3より和訳引用）

3）TG 18/TG 13急性胆管炎診断基準のコンセプト

　当初，TG 07急性胆管炎診断基準は，Charcot 3徴を基本として，その限界を検査所見で補うというコンセプトに基づいていたが，TG 18/TG 13急性胆管炎診断基準は，このTG 07診断基準の診断基準項目の組み合わせをより適切なものとなるように改訂されたTG 13急性胆管炎診断基準（CPG）[2]に基づいている。TG 18/TG 13急性胆管炎診断基準は，3つの病態すなわち発熱（and/or悪寒戦慄）もしくは血液検査の炎症反応所見によって「炎症」，黄疸もしくは肝機能検査異常によって「胆汁うっ滞」，そして画像所見（胆管拡張，胆管炎の成因）によって「胆管病変」を証明することによって急性胆管炎を診断するとしている。さらに，確診には至らぬが急性胆管炎が示唆されて，それに準じた治療を早期に開始する必要がある病態として，炎症所見を必須とする"疑診"が設定されている。

　なお，TG 07診断基準に含まれていたCharcot 3徴の1つである「腹痛」は，「胆道疾患の既往」とともに「胆管病変」としては特異的ではなく，急性胆嚢炎ならびに急性肝炎との鑑別ができない懸念が指摘され，多施設共同症例集積研究によって特異度が低くなることが示されて除外された（表3）（OS）[8]。この結果，長らくTG 07診断基準までは基本的に急性胆管炎はCharcot 3徴によって診断するというコンセプトに基づいていたが，TG 13によって初めて全く新しいコンセプトによって急性胆管炎の診断をすることとなった。

　実際の診断基準の運用にあたり各項目の閾値が必要であり，特に肝機能検査の閾値は急性胆嚢炎との鑑別に重要であると考えられた。しかし，肝機能検査の正常値は施設ごとに異なり一定の値を設定することは実際的ではなく，症例集積研究の結果により施設の正常値上限の1.5倍を閾値と設定された（OS）[8]。

表3 多施設共同研究（TG 07改訂委員会）によるCharcot 3徴，TG 07，TG 13の急性胆管炎診断能に関する比較検討

	Charcot 3徴	TG 07	最初の改訂案 （項目：腹痛，胆道疾患の既往を含む）	TG 13
感　度	26.4 %	82.6 %	95.1 %	91.8 %
特異度	95.9 %	79.8 %	66.3 %	77.7 %
急性胆嚢炎での陽性率	11.9 %	15.5 %	38.8 %	5.9 %

（文献8より和訳引用）

2. 臨床徴候

1）急性胆管炎の臨床徴候と疾患概念，用語に関する歴史

　歴史的には，急性胆管炎は1877年にCharcotによって肝臓熱として初めて記載され（CS）[4]，この中で取り上げられた悪寒を伴う間歇的発熱，右上腹部痛，黄疸がのちにCharcot 3徴と呼称されるようになった。急性胆管炎発症のkey stepである胆汁の感染，胆管内圧上昇による感染胆汁の体循環への流入を証明する特異的な血清マーカーや画像診断の所見はなく，長らくこのCharcot 3徴をきたしたものが急性胆管炎として診断されてきた。

　1959年にReynoldsとDarganは，胆道閉塞によってもたらされた発熱，黄疸，腹痛に加えて意識障害（lethargy or mental confusion）とショックをきたした症候群を急性閉塞性胆管炎として報告し，緊急の外科的な胆道減圧術のみが唯一の有効な治療法であるとした（CS）[11]。この5症状がのちにReynolds 5徴と呼ばれるようになり，重症胆管炎の重要な臨床徴候とされてきた。なお，急性閉塞性化膿性胆管炎の名称が用いられるようになったのは，Longmireによる胆管炎の分類によるところが大きいとされている。Longmireは，急性化膿性胆管炎を，悪寒戦慄を伴う間歇的発熱，右上腹部痛そして黄疸の3徴のみのものと，これに嗜眠または精神錯乱とショックをきたしたもの，すなわちReynoldsらが急性閉塞性胆管炎として報告した病態に相当するものに分類して，後者を急性閉塞性化膿性胆管炎と呼称した（Expert opinion：以下EO）[12]。そして，急性の細菌性の胆管炎として，急性胆嚢炎の波及による急性胆管炎，急性非化膿性胆管炎，急性化膿性胆管炎，急性閉塞性化膿性胆管炎そして肝膿瘍を伴った急性化膿性胆管炎に分類した。この中で急性閉塞性化膿性胆管炎（acute obstructive suppurative cholangitis：AOSC）の用語は，Reynolds 5徴をきたした重症胆管炎や概念的に迅速な胆道減圧を行わないと救命できないという最重症の胆管炎に対して慣用的に用いられてきた。しかし，その定義が曖昧で混乱がみられ現在は使用されていない。

2）急性胆管炎の臨床徴候

Q 4. 急性胆管炎は，どのような症状をきたすのか？ ［Background Question］

> 典型的な症状としては，発熱，黄疸，右上腹部痛があげられる。（レベルD）

　急性胆管炎の典型的な臨床徴候としては，従来から重要視されてきたCharcot 3徴として知られている右上腹部痛，発熱，そして黄疸があげられる。急性胆管炎の症例全体を対象にすると，発熱や腹痛は80％以上にみられるのに対して，黄疸は60～70％に認める程度という報告が多い（OS）[13,15]，（CS）[16,18,20~22,24]，（CPG）[23]（表4）。

表4 急性胆管炎における臨床徴候の出現頻度

	名称	N=	Charcot 3徴（%）	発熱（%）	黄疸（%）	腹痛（%）	Reynolds 5徴（%）	Shock（%）	意識障害（%）	胆道疾患の既往
Csendes[13]	ASC	512	22	38.7	65.4	92.2		7	7.2	
Welch[14]	ASC	5	50	80	60			0	20	100
	AOSC	15	50	88	67			33	27	46.7
Chijiiwa[15]	AOSC	27		63.0	70.3	96.3		25.9	22.2	37
Thompson[16]	AC	66	About 60	100	66	59		7	9	66
Gigot[17]	AC	412	72				3.5	7.8	7	61
Boey[18]	AC	99	69.7	93.9	78.8	87.9	5.1	16.2	16.2	75
	SC	14					7	57	28	
	Non SC	72					4	8	12	
O'Connor[19]	AC	65	60				7.7	32	14	21.5
	SC	19	53				5	47	11	
	Non SC	46	63				9	26	15	
Lai[20]	Severe AC	86	56	66	93	90		64		27.9
Haupert[21]	ASC	13	15.4	100	61.5	100	7.7	23.1	7.7	53.8
Saharia[22]	AC	78		100	61.5	100		5.1		65.4
TG 07 改訂委員会[23]	AC	794	26.4	71.3	69.6	54.8	0.1	2.3	2.1	49.7
Gomi[24]	AC	6,433		70.5	51.8	62.9		4.0	4.8	59.4

AC：acute cholangitis　SC：suppurative cholangitis　AOSC：acute obstructive suppurative cholangitis

（文献2より和訳引用改変）

Q 5. 急性胆管炎の診断基準としてのCharcot 3徴の位置づけは？　[Background Question]

Charcot 3徴は，非常に高い特異度を示し，これを認めた場合には急性胆管炎が強く示唆されるが，感度は低く急性胆管炎の拾い上げは困難である。（レベルD）

　急性胆管炎に特異的な血清マーカーや画像診断の所見はないため，その診断には臨床徴候の比重が大きくなり，長らくCharcot 3徴が慣用的に急性胆管炎の診断として用いられてきた。Charcot 3徴がそろえば，胆管炎以外の疾患であったのは，わずか9％に過ぎなかったと報告され，その特異度は高いとされている（OS)[13]。しかし，Charcot 3徴すべてを呈した症例は，過去の多くの報告で20％から70％程度と報告されている（OS)[13,14]，(CS)[16〜21]，(CPG)[23]。特に近年行われた多施設共同研究では，感度は26.4％（OS)[8]，21.2％（CS)[3]と低かった。したがって，Charcot 3徴を急性胆管炎の診断基準として用いるには，特異度が高いものの感度が低いため適切とはいえない。

Q 6. Reynolds 5 徴を認める急性胆管炎は？ ［Background Question］

重症胆管炎の重要な臨床徴候とされている Reynolds 5 徴を認める急性胆管炎は極めてまれである。（レベル D）

　Reynolds 5 徴，すなわち Charcot 3 徴に加えて，ショックや意識障害を呈している症例の頻度は，より重篤な胆管炎を定義していると思われる報告例では高い傾向がみられるが，その出現頻度は低く，特に意識障害に関しては最も出現頻度の高い報告でも約 3 割程度である（OS）[13〜15]，（CS）[16〜19,21]。したがって，以前から重症の急性胆管炎，急性閉塞性化膿性胆管炎の臨床徴候として知られている Reynolds 5 徴すべてがそろうことは極めてまれであり，多くの報告で 10 ％未満に過ぎない（CS）[17〜19,21]。TG 07 改訂委員会による多施設共同研究では，わずかに 0.1 ％であった（表 4）（CPG）[23]。

Q 7. 急性胆管炎の臨床徴候は膿性胆汁の有無により反映されるか？ ［Background Question］

膿性胆汁の有無は，急性胆管炎の臨床徴候には反映しない。（レベル C）

　胆汁の性状から膿性胆汁の有無に分けて臨床徴候を比較すると，ショックや精神症状などをきたした重症例は化膿性胆管炎に多く死亡率も高かった（OS）[13] が，非化膿性胆管炎にも重篤な症例はみられ臨床像に明確な差はみられなかった。さらに Charcot 3 徴や Reynolds 5 徴を呈する場合と膿性胆汁の有無とには有意な関連は認められていない（CS）[17]。さらに化膿性胆管炎において胆管の完全閉塞の有無に関して比較しても，重症例は完全閉塞例に多いといえるが，Charcot 3 徴の頻度には関連はみられていない（CS）[19]。

3）胆道疾患の既往

　多くの急性胆管炎の症例では，胆道疾患の既往が報告され（表 4）（OS）[14,15]，（CS）[16〜22,24]，（CPG）[23]，特に胆石に対する胆嚢摘出術と考えられる「胆道系疾患の手術歴」として報告されている（OS）[15]，（CS）[16〜20,22]。前述の国際コンセンサス会議においても急性胆管炎の診断における「胆道疾患の既往」の重要性が指摘されたが，単に胆道疾患の手術歴のみならず胆石の保有，胆道ステントの留置なども含めた「胆道疾患の既往」としての重要性が指摘された。

3. 血液検査

1）一般血液検査

Q 8. 急性胆管炎の診断に必要な血液検査は？ ［Background Question］

急性胆管炎の診断には炎症反応（末梢血白血球数，CRP），肝機能検査（AST，ALT，ビリルビン，γ-GTP，ALP）の測定が必要である。（レベル D）

　急性胆管炎に特異的な生化学マーカーはなく，血液検査では感染による急性炎症所見と胆汁うっ滞の所見を認める。

急性胆管炎では，炎症反応の増強（白血球増多，CRP高値），高ビリルビン血症，胆道系酵素であるALP，γ-GTP，LAP値の上昇がみられる。また，肝障害をきたすと肝酵素であるトランスアミナーゼ（AST，ALT）値の上昇がみられる。

白血球増多は82％に認められるが1/4の症例では，白血球数は10,000/mm^{3}以下で核の左方推移のみを呈することがある（CS）[16]。重症胆管炎の場合は，白血球数が減少することがある。なお，高齢者や免疫不全のある患者では，白血球数やCRPが上昇しない場合もあるので注意する必要がある。

多くの場合，中程度の高ビリルビン血症（直接型優位）を呈する。肝・胆道系酵素の血中濃度はしばしば上昇し，すべてが正常であるのはまれである。プロトロンビン時間も19％程度延長することがある（CS）[16]。

急性胆管炎における各種血液検査の陽性率の報告を表5に示す。

表5 各種血液検査の急性胆管炎における陽性率

項目	陽性率	症例数	報告者	備考
白血球数＞10,000/mm^3	79％	449	Gigot JF[17]	
	63％	78	Saharia PC[22]	
	82％	71	Boey JH[18]	
白血球数＞12,000/mm^3	31％	512	Csendes A[13]	有結石症例
好中球核の左方推移	36％	512	Csendes A[13]	有結石症例
リンパ球＜1,000/mm^3	40％	512	Csendes A[13]	有結石症例
Hb＜14 g/dL	54％	512	Csendes A[13]	有結石症例
総ビリルビン↑	91％	78	Saharia PC[22]	
総ビリルビン＞2 mg/dL	65％	512	Csendes A[13]	有結石症例
	78％	74	Boey JH[18]	
総ビリルビン＞4 mg/dL	68％	449	Gigot JF[17]	
総ビリルビン＞5 mg/dL	53％	78	Saharia PC[22]	
ALP↑	29％	512	Csendes A[13]	有結石症例
	93％	449	Gigot JF[17]	
	92％	72	Saharia PC[22]	
ALP＞健常値上限の2倍	74％	74	Boey JH[18]	
AST↑	93％	45	Saharia PC[22]	
ALT↑	97％	35	Saharia PC[22]	
AST or ALT↑	72％	512	Csendes A[13]	有結石症例
	57％	74	Boey JH[18]	
プロトロンビン時間延長	44％	512	Csendes A[13]	有結石症例
	26％	74	Boey JH[18]	
アミラーゼ↑	7％	74	Boey JH[18]	
	35％	54	Saharia PC[22]	
BUN＞7.5 mmol/L	22％	512	Csendes A[13]	有結石症例
クレアチニン≧1.5 mg/dL	16％	125	Tai DI[25]	
BUN＞80 mg/dL or クレアチニン＞2 mg/dL	29％	449	Gigot JF[17]	
グルコース↑	18％	512	Csendes A[13]	有結石症例
CA 19-9↑	28％	25	Ker CG[26]	
	100％	7	Albert MB[27]	
エンドトキシン↑	29％	55	平田[34]	
	36％	11	Kanazawa A[28]	

（文献5より引用）

Q 9. 急性胆管炎の診療における血中膵酵素測定の意義は？ ［Background Question］

> 急性膵炎の合併に注意する必要があり，血中膵酵素（リパーゼ，アミラーゼなど）の測定は有用である。（レベル D）

血中アミラーゼ濃度は約1/3の症例で上昇する（CS）[29]。血中アミラーゼ濃度の上昇は膵障害を意味し，胆管炎の原因が胆道結石であることを示唆する。さらに，急性胆管炎に胆石性急性膵炎が併発しているかの鑑別が重要である。その診断に血中アミラーゼ濃度の測定は意義があるが，現在急性膵炎の診断にはリパーゼの測定が有用であり推奨されている。

2）その他の血中マーカー

①腫瘍マーカー

腫瘍マーカーである CA 19-9，および CA 125 の血中濃度も急性胆管炎で上昇することがある（CS）[26,27]。原因疾患の良悪性の鑑別には胆道ドレナージなどによる胆管炎の治療後の値が参考になり，良性疾患では，通常，速やかに正常値となる。

②サイトカイン，エンドトキシン

急性胆管炎では，他の炎症病態と同様に炎症性サイトカインが産生され，TNF，可溶性 TNF レセプター，IL-6，IL-8，IL-10，IL-1ra の血中濃度が高値を呈する（CS）[27,30]。その他，LPS 結合蛋白，可溶性 CD 14 も高値を呈することがある（CS）[30]。胆汁中にもサイトカイン（IL-6，TNFα）やエンドトキシンが分泌され（CS）[27]，急性胆管炎では胆汁中のサイトカイン（IL-6，TNFα）濃度が非急性胆管炎例に比して有意に高値を呈する（CS）[31]。

重症胆管炎ではエンドトキシン血症や補体価の低下をきたすことも多いが（CS）[25]，（EO）[32]，エンドトキシン値の高値は，疾患の重症度や予後とは必ずしも相関しない（CS）[33]。また，重症胆管炎では，軽症の胆管炎に比べ有意に血中サイトカイン（IL-6，IL-1ra）濃度が高いことから（CS）[27]，その病態にはサイトカインによる炎症反応の関与が示唆されている。

血漿フィブロネクチン値の低下（CS）[25]，末梢血単核球の NF-κB 活性の上昇（OS）[35]，血中ビリルビン値の低下速度（減黄率 b 値）の不良（CS）[36] は，胆管炎の予後不良を意味する。

③胆汁酸

閉塞性黄疸を呈して胆道ドレナージを受けた症例のうち，胆管炎を合併していた症例では，非胆管炎合併群よりも胆汁中の胆汁酸濃度，および C/CDC ratio（コール酸とケノデオキシコール酸の比）は低値である（CS）[37]。また，総胆管結石症においても，急性胆管炎合併例では非合併例に比して，血中のグリシン抱合ケノデオキシコール酸濃度が上昇し，胆汁中のグリシン抱合コール酸とグリシン抱合ウルソデオキシコール酸の濃度が低下している（CS）[38]。肝障害に伴うグリシン抱合型一次胆汁酸の排泄障害，および肝ウルソデオキシコール酸合成の抑制が示唆されている。

4. 画像診断

　画像診断機器や画像診断法の発達は目覚ましく（EO）[39〜41]，日々新たな技術や知見が蓄積されていく中で，いまだ急性胆管炎を画像所見により直接的に診断する方法は確立されていないのが現状である。画像診断の役割は，急性胆管炎の成因となった胆道狭窄／閉塞を直接的に，もしくはその間接所見である胆管拡張を描出することと位置づけられている（CPG）[2]。これらの画像所見の拾い上げに有用な modality としては腹部超音波検査，CT 検査，MRI/MRCP 検査があげられ（CPG）[2]，（EO）[42]，単純 X 線写真は診断には適さない。ERCP は治療（ドレナージ）目的に施行されるが，診断目的の第一選択にはなり得ない。

Q 10. 急性胆管炎に有用な画像検査法は何か？ ［Background Question］

急性胆管炎の成因検索，胆道狭窄の証明に対して US，CT のどれかを行う。（レベル D）

　急性胆管炎は胆管内に急性炎症が発生した病態であり，胆管内の著明に増加した細菌の存在および胆管内圧の上昇の2因子が不可欠である。そのため，急性胆管炎診療の画像検査における役割は，胆管内圧上昇を反映した胆管拡張所見の検出と，その原因の検索が中心となる。実際，腹部超音波検査による急性胆管炎そのものの診断に関する報告はなく，成因となっている胆管狭窄／閉塞の診断能に関する報告が認められるのみであった。腹部超音波検査ではドプラ超音波を適宜使用しながら，門脈に伴走する胆管の異常拡張を容易に捉えることができ，またそのような場合，原因検索を同時に行うことができる。胆道結石は acoustic shadow を伴う結節状の高エコーを呈し，また胆管の悪性狭窄では狭窄した胆管周囲の腫瘤が通常低エコー域として描出可能である（図1a，b，図3a）。Abboud らの meta-analysis によると腹部超音波検査における胆管拡張および総胆管結石の診断能（間接所見）の感度・特異度はそれぞれ42％（95％CI：28-56％）・96％（95％CI：94-98％），38％（95％CI：27-49％）・100％（95％CI：99-100％）と報告され，特異度は高いものの十分な感度が得られていない（EO）[43]。一方，閉塞性黄疸症例に対する腹部超音波検査による成因診断のうち，胆管結石の診断感度・特異度は100％・89％，胆管癌の感度・特異度は98.78％・83.33％と報告されている（OS）[44]。腹部超音波の検査精度は CT 検査と比べ術者の技量や患者の状態（息止めや安静を保てない，腸管ガスが著明，胆道気腫症併存など）に左右されやすい（OS）[45]などの弱点があるものの，低侵襲性，普及度，簡便性，経済性から急性胆管炎が疑われる患者に対するまず行うべき画像検査といえる。

　CT 検査は，腹部超音波検査と比べ客観性に優れている（図2a，b）。しかし，結石の吸収値は結石内のカルシウム濃度（リン化カルシウム，炭酸カルシウム）に依存するため（OS）[46]，CT での胆道結石の検出感度は25％〜90％に留まる（EO）[47]（図2a，図3b）。造影 CT では肝実質が染影されることで胆汁を容れる拡張した胆管は鮮明な低吸収構造として描出できる。また胆道狭窄の原因診断（胆道癌，膵癌，硬化性胆管炎など）の向上に大きく貢献する（図4）。また，造影 CT は局所合併症（肝膿瘍，門脈血栓などの局所合併症）の診断にも有用である（EO）[47]，（OS）[48,50]，（CS）[49]（図5，6）。さらにダイナミック CT では直接的に胆管の炎症を反映した一過性早期濃染（transient hepatic attenuation difference：THAD）により，急性胆管炎の診断に寄与する可能性がある（図4b，c）（CQ 12. Future Research Question 参照）。

　MRCP は非侵襲的に胆管を描出することができ，閉塞の成因となる胆管結石や悪性疾患の描出は良好である（EO）[51]（図2f，図3d）。

　臨床的には急性腹症を示すその他の疾患の除外も必要であるため，広範囲に撮影できる CT が腹部超音波に先んじて施行される場合も多い。したがって急性胆管炎を疑う場合は腹部超音波検査あるいは CT 検査を行う

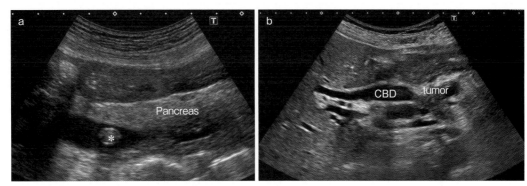

図1 腹部超音波検査による急性胆管炎の成因検索（文献1より引用）
　a：腹部超音波検査
　急性胆管炎症例にみられた総胆管結石
　膵内胆管に結石を認める。
　b：胆管炎の原因としての膵頭部癌
　胆管拡張がみられ，胆管は膵頭部腫瘍により急峻に途絶，閉塞している。

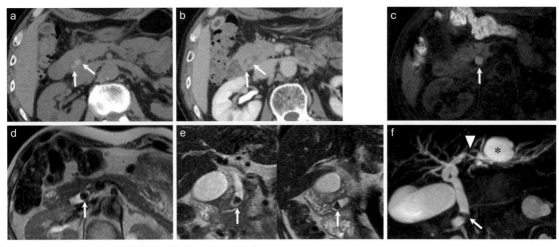

図2 総胆管結石，非嵌頓例（文献1より引用）
単純CT（a），造影CT（b），MRI T1強調像（c），MRI SSFSE T2強調像（d），MRI SSFSE T2強調像冠状断（e），3D MRCP（f）
　a：単純CTで総胆管内に高吸収結節を2つ認め，総胆管結石と診断できる（矢印）。
　b：造影CTでは総胆管結石は周囲の臓器の造影効果により見えにくくなっている（矢印）。
　c：MRI T1強調像では結石は明瞭な高信号を示す（矢印）。
　d：T2強調像では結石はsignal voidを呈するため，高信号を示す胆汁を容れた胆管内において良好なコントラストを示す（矢印）。
　e：SSFSE T2強調像冠状断では2つの総胆管結石が明瞭に同定できる（矢印）。
　f：MRCP（heavily T2強調画像）では結石はsignal voidを示す（矢印）。本例は左肝管が右肝管より右側にまず分岐し，次いで右肝管を腹側に跨いで分岐している。左肝管にも結石（矢頭）があり，外側区胆管末梢に拡張を認める（＊：肝嚢胞）。

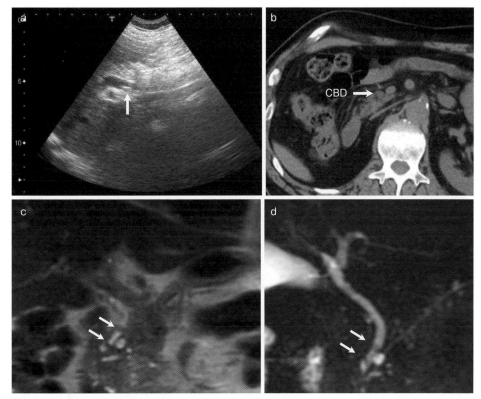

図3 総胆管結石，非嵌頓例（文献1より引用）
腹部超音波（a），単純CT（b），MRI T2強調像冠状断（c），MRCP（d）
a：Bモード超音波では総胆管内に高エコー構造を認める。アコースティックエコーは弱い。総胆管結石と考えられる。
b：単純CTでは総胆管に明らかな異常は指摘できない。
c：MRI T2強調像冠状断では総胆管内に2つの低信号結節を認める。
d：MRCPでも同様に総胆管結石が同定可能である。上流側の胆管の拡張はみられない。

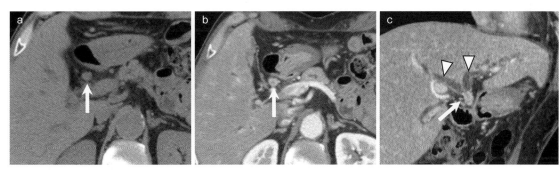

図4 肝外胆管癌（文献1より引用）
単純CT（a），ダイナミック造影CT早期相（b），ダイナミック造影CT早期相冠状断像（c）
a：単純CTでは上部胆管の全周性壁肥厚を認める（矢印）。
b：造影CTでは上部胆管壁の全周性壁肥厚に造影効果が明瞭である（矢印）。
c：造影CT冠状断像では上部胆管の壁肥厚が明瞭にみられる（矢印）。また上流側の胆管拡張も明瞭に認められる（矢頭）。
なお，b，cでは肝実質に不均一な造影効果を認め，胆管炎が併発していると考えられる。

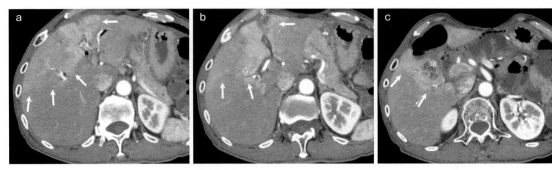

図 5　急性胆管炎，肝膿瘍（十二指腸癌術後例）（文献 1 より引用）
ダイナミック CT 早期相（a，b，c から順に頭側→尾側）
肝実質の不整な早期濃染を認める（矢印）。胆管内には胆管空腸吻合術後の pneumobilia を認める。
b, c：asterisk で示すように S3，S5 に多房性囊胞を認め，壁の造影効果を伴っている。膿瘍と考えられる。

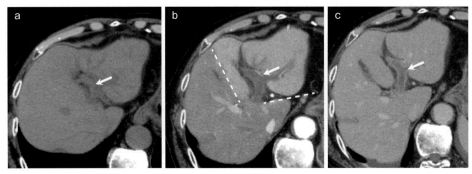

図 6　急性胆管炎，門脈血栓（文献 1 より引用）
ダイナミック CT（a：単純，b：早期，c：平衡相）
単純 CT では門脈臍部が淡い高吸収を示すが，不明瞭である（a, 矢印）。門脈左枝に造影効果はなく，門脈血栓と考えられる（b, c 矢印）。早期相で左葉に区域性の早期濃染を示すが（b, 破線），平衡相では不明瞭となる。門脈血流低下に伴う代償性動脈血増加の所見である。

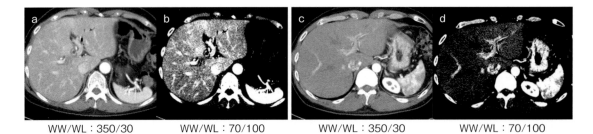

図 7　急性胆管炎症例（a, b）と正常例（c, d）（文献 1 より引用）
それぞれダイナミック造影 CT 早期相を 2 種類の表示条件で示した。
a：通常の条件では肝のびまん性不均一早期濃染は不明瞭である。
b：Window level を上げ，window width を狭く設定することで肝のびまん性不均一早期濃染が明瞭となる。
本例のびまん性不均一早期濃染は後期相で消失した（THAD）。
c：a と比べ，早期相において肝の濃染は弱い。正常肝の早期相画像所見である。
d：b と同一条件の Window width/level においても肝に異常濃染は指摘できない。
THAD なしと判断できる。
WW：window width，WL：window level，THAD：transient hepatic attenuation difference

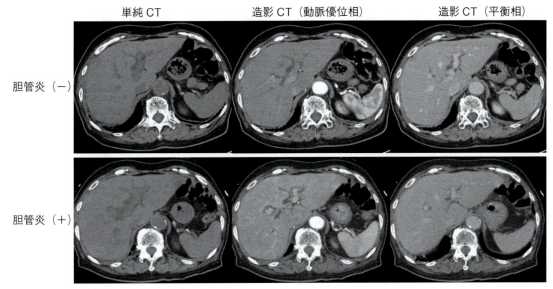

図8　総胆管結石（文献1より引用）
急性胆管炎発症前（上段），発症後（下段）。
単純・造影CTいずれにおいても胆管拡張が同定できる。ダイナミック造影CT早期相では急性胆管炎発症前（上段 中央）と比べて発症後の肝の不均一濃染を認める（下段 中央）。後期相では濃染は消失しており，THAD（transient hepatic attenuation difference）である。（動画参照）
動画 URL【http://www.igakutosho.co.jp/movie/movie05.html】（ユーザー名：igakutosho，パスワード：19641212）

ことを推奨する。MRI/MRCP検査は十分な診断能を有する客観性のある検査ではあるものの，普及度および簡便性の観点から通常第一選択的検査にはなり得ない。

Q 11. 急性胆管炎において，MRI/MRCP検査を推奨するか？
　　　　［Foreground Question（Clinical Question）］

MRI/MRCPは急性胆管炎の成因診断，炎症の評価に有用であり，検査を推奨する。（推奨度2，レベルC）

　一般的にMRI/MRCPはaccessibilityに制限があるため，画像検査の中では通常の超音波検査やCTで診断が困難あるいは確証が得られない場合に，行われる検査である。MRCPは造影剤を用いることなく，狭窄部より末梢側を含めた全胆道を明瞭に描出できる。またMRIは優れたコントラスト分解能を有し，任意の断面を撮像できる特徴があり，その有用性に異論の余地はない（EO）[51]。急性胆管炎の画像所見としてT2強調像で胆管周囲の信号上昇，膿瘍の併発，門脈血栓，不均一な胆管壁濃染があげられており，急性胆管炎の診断および合併症の診断の有用性が示されている（OS）[52]。閉塞性黄疸の成因について，MRI/MRCP，CT，腹部超音波検査を比較した研究では，MRI/MRCP・CT・腹部超音波検査の良性疾患/悪性疾患における診断精度はそれぞれ98/98％・82.86/91.43％・88/88％（OS）[53]であり，MRCPは最も高い診断能を有することが報告されている（図2，3）。したがって，腹部超音波検査やCTで確診が得られない場合，MRI/MRCPを行うことを推奨する。

Q 12. ダイナミック CT，ダイナミック MRI は急性胆管炎の診断に有用か？ [Future Research Question]

> ダイナミック CT，ダイナミック MRI は急性胆管炎の診断に有用な検査法であることが示唆される。（レベル D）

急性胆管炎の直接的な画像所見は確立されていないが，ダイナミック CT やダイナミック MRI の早期相において，肝実質の一過性早期濃染（THAD）が急性胆管炎の特徴的画像所見として報告され（CS）[54]，また近年，THAD は重症度判定にも役立つとの報告もみられる（OS）[50,55,56]。

THAD は炎症に伴う動脈血流の増加が原因と考えられており（CS）[49]，正常例ではほとんど THAD がみられない（有所見率 1.78～5％）のに対し，急性胆管炎症例の 67.9～85％で THAD が認められる（CS）[54]，（OS）[57]（図 4 b，c，図 5 a，b，図 7，図 8，and supplement video）。ダイナミック MRI でも THAD と同様の肝の一過性早期濃染が急性胆管炎で高頻度にみられると報告されている（OS）[52]。さらに THAD の広がりの程度，胆管径，閉塞性病変の有無でスコア化をすることで急性胆管炎の良好な診断能を示した報告（OS）[57]や THAD の広がりの程度と腹痛や発熱などの臨床症状および白血球数，CRP との相関を認めたという報告（OS）[58]，THAD は急性化膿性胆管炎と急性非化膿性胆管炎の分離に有用であるとの報告（OS）[50]や急性胆管炎 93 例を総胆管拡張の有無で 2 群に分けて THAD の有無を評価した検討では，総胆管拡張がある群における THAD はない群と比べより広い範囲でみられたと報告（OS）[56]があり，THAD は急性胆管炎の診断のみならず，重症度の予測因子として有用である可能性が示唆されている。しかしながら，胆管ドレナージ施行前の 123 例について急性胆管炎の有無で 2 群間に分けた画像解析の研究では THAD の程度と重症度に関係はみられなかったとの報告（OS）[59]もあり，重症度判定に関わる有用性は一致していない。さらに THAD は急性膵炎や腎盂腎炎，肺炎など，そのほかの疾患でも幅広くみられる所見であるため，特異度は高くないことが予想される。以上のように THAD は急性胆管炎の診断に有用である可能性が示唆されるが，十分なエビデンスがあるとはいえず，その有用性（急性胆管炎の診断能および重症度判定）に関しては今後さらなる臨床研究が必要である。

5. 鑑別診断

急性胆道炎，すなわち急性胆管炎ならびに急性胆嚢炎は，急性腹症にあげられる疾患であり，主に右上腹部痛をきたすことが多く，このような症例には常に鑑別が必要となる。さらに，急性胆管炎の鑑別診断においては，その成因として最も多い胆管結石と，悪性腫瘍など，他の成因による急性胆管炎との成因の鑑別も大切である。

Q 13. 急性胆管炎の診断時に鑑別を要する疾患は？ [Background Question]

> 急性胆管炎の鑑別疾患には上部消化管疾患，急性肝炎，急性膵炎や急性胆嚢炎などの消化器疾患があげられる。さらに，胸部疾患や泌尿器疾患など他領域の疾患も念頭に置く必要がある。

急性胆管炎の鑑別疾患としては，特に上部消化管疾患，急性胆嚢炎や急性膵炎などの上腹部痛をきたすこと

が多い疾患，急性肝炎などの肝胆道系酵素の上昇をきたす疾患があげられる．さらに消化器疾患に限らず胸部疾患や泌尿器疾患など他領域の疾患もあげられている（表6），（EO）[60,61]．なお，急性胆嚢炎や急性膵炎などは急性胆管炎を合併している可能性がある．

表6　急性胆管炎の鑑別疾患（文献60，61より引用改変）

Hanau[60]	Sinanan[61]
急性胆嚢炎	急性胆嚢炎
肝膿瘍	肝膿瘍
ウイルス性肝炎	肝炎
薬剤性肝炎	
膵炎	膵炎
十二指腸潰瘍穿孔	消化性潰瘍
腎盂腎炎（右）	
急性虫垂炎	右側結腸および虫垂炎症性疾患
右下葉肺炎	
肺梗塞	
敗血症による胆汁うっ滞	
	visceral ischemia

　急性胆管炎と最も鑑別が難しい疾患は急性胆嚢炎である．臨床徴候では両者とも，発熱，腹痛が認められるが，急性胆嚢炎に伴う腹痛のほうが，腹膜刺激と関連してより強固であることが多い．一般に臨床徴候や血液検査だけでは，急性胆嚢炎と急性胆管炎の鑑別が困難な場合が多く，胆道系の画像検査が鑑別診断に有用であると報告されている（EO）[60]．

　敗血症による胆汁うっ滞との鑑別には，腹痛がないことや胆道系以外に明らかな重症感染症の原因となる病巣を見出すことが大切である（EO）[61]．また，肝移植術後では急性胆管炎と拒絶反応の鑑別が難しい．

6. 重症度判定基準

TG 18 /TG 13 急性胆管炎重症度判定基準

急性胆管炎の重症度判定基準
重症急性胆管炎（Grade Ⅲ）
急性胆管炎のうち，以下のいずれかを伴う場合は「重症」である。 ・循環障害（ドーパミン≧5μg/kg/min，もしくはノルアドレナリンの使用） ・中枢神経障害（意識障害） ・呼吸機能障害（PaO_2 / FiO_2 比＜300） ・腎機能障害（乏尿，もしくはCr＞2.0 mg/dL） ・肝機能障害（PT-INR＞1.5） ・血液凝固異常（血小板＜10万/mm^3）
中等症急性胆管炎（Grade Ⅱ）
初診時に，以下の5項目のうち2つ該当するものがある場合には「中等症」とする。 ・WBC＞12,000, or＜4,000/mm^3 ・発熱（体温≧39℃） ・年齢（75歳以上） ・黄疸（総ビリルビン≧5 mg/dL） ・アルブミン（＜標準値×0.73 g/dL） 上記の項目に該当しないが，初期治療に反応しなかった急性胆管炎も「中等症」とする。
軽症急性胆管炎（Grade Ⅰ）
急性胆管炎のうち，「中等症」，「重症」の基準を満たさないものを「軽症」とする。
注1) 肝硬変，慢性腎不全，抗凝固療法中の患者については別途参照。 注2) 急性胆管炎と診断後，診断から24時間以内，および24～48時間のそれぞれの時間帯で，重症度判定基準を用いて重症度を繰り返し評価する。(*Cholangitis Bundle* # 3)

（文献1より和訳引用）

　急性胆管炎は，胆道閉塞が一過性であればself-limitedな疾患となるが，胆道閉塞が遷延すれば敗血症による臓器不全に陥ってlife-threateningとなる。このような症例には，抗菌薬投与だけでなく迅速に胆管ドレナージを行う必要がある。急性胆管炎の診療には，胆管ドレナージを行う必要のある症例を抽出する必要があり，簡便で迅速に用いることができる重症度判定基準が求められる。

　急性胆管炎重症度判定基準も，診断基準と同様に日本・台湾共同研究で得られたBig dataを基にTG 13重症度判定基準の検証（CS）[3] が行われ，さらに文献のsystematic reviewを経て，TG 18においてもTG 13急性胆管炎重症度判定基準が採用されることになった（CPG）[1]。今回提示している急性胆管炎重症度判定基準は，国際版診療ガイドラインであるTG 18で提示されているTG 18 /TG 13急性胆管炎重症度判定基準に準拠したものである。

1) 急性胆管炎重症度判定基準の沿革

　従来，いわゆるReynolds 5徴を伴う急性胆管炎が，「重症」の急性胆管炎とされていたが，実際にこのような急性胆管炎は非常にまれ（CS）[17～19,21]，（CPG）[23] である。また，最重症の急性胆管炎として概念的に用いられてきた急性閉塞性化膿性胆管炎（AOSC）という用語は，その定義や診断根拠が曖昧で混乱がみられた。

重症急性胆管炎については，保存的治療に抵抗性，臓器障害（腎機能障害，ショック，DIC，意識障害）を伴う，早急に胆道ドレナージを要する，の3つの病態が注目されてきたが，重症急性胆管炎を明確に規定する一定の概念はなく，また重症度を客観的に判定する一定の基準もなかった。そこで，2005年に「科学的根拠に基づく急性胆管炎・胆嚢炎の診療ガイドライン」が刊行されるにあたり（CPG)[5]，重症，中等症ならびに軽症胆管炎が以下のように定義され，急性胆管炎に関する重症度判定基準が初めて作成された（表7）。しかし，実際の臨床で用いると，黄疸（総ビリルビン値2.0 mg以上）1項目のみで中等症と判定されるため，中等症と判定される症例が軽症に比べて著明に多くなると報告され（CS)[62〜64]，さらに緊急胆道ドレナージを行う必要があるとされる重症の判定項目に結果判明までに時間を要する菌血症が含まれているなどの問題点がみられた。

表7　これまでの急性胆管炎重症度判定基準

旧国内版診療ガイドライン急性胆管炎重症度判定基準 （2005年出版）　　　　　　　　（文献5より引用）	TG 07急性胆管炎重症度判定基準（2007年出版） 　　　　　　　　　　（文献6より和訳引用）
重症急性胆管炎	Grade III（重症）急性胆管炎
急性胆管炎のうち，以下のいずれかを伴う場合は「重症」である。 ① ショック ② 菌血症 ③ 意識障害 ④ 急性腎不全	以下の臓器不全のいずれかを合併した急性胆管炎。 ① 血管系　　ドーパミン$\geq 5\mu g/kg/min$， 　　　　　　もしくはドブタミンの使用が必要 ② 神経系　　意識障害 ③ 呼吸系　　PaO_2/FiO_2比< 300 ④ 腎機能　　血清クレアチニン> 2.0 mg/dL ⑤ 肝機能　　PT-INR > 1.5 ⑥ 血液凝固系　血小板< 10万$/mm^3$
中等症急性胆管炎	Grade II（中等症）急性胆管炎
急性胆管炎のうち，以下のいずれかを伴う場合は「中等症」である。 ① 黄疸（ビリルビン> 2.0 mg/dL） ② 低アルブミン血症（アルブミン< 3.0 g/dL） ③ 腎機能障害 　（クレアチニン> 1.5 mg/dL，BUN > 20 mg/dL） ④ 血小板数減少（< 12万$/mm^3$） ⑤ 39℃以上の高熱	臓器不全は合併しないが，初期治療に反応しなかった急性胆管炎。
軽症急性胆管炎	Grade I（軽症）急性胆管炎
急性胆管炎のうち，「中等症」，「重症」の基準を満たさないもの。	初期治療に反応した急性胆管炎。

その後，2006年4月に東京で開催された国際コンセンサス会議を経て2007年には国際版診療ガイドラインであるTokyo Guidelines for Management of Acute Cholangitis and Cholecystitis（以下TG 07）が出版され新しい重症度判定基準が示された（CPG)[6]（表7）。しかし，早期に胆道ドレナージを行う必要があるGrade II（中等症）の判定基準を，初期治療に反応しない急性胆管炎とされ，すなわち一定の治療経過をみて初期治療に対する反応の有無で判定することになり，急性胆管炎の診断と同時にはGrade II（中等症）とGrade I（軽症）は判定できないという大きな問題点があった。

2010年には，海外の研究者も加えたTG 07改訂作業委員会が組織されて，多施設共同による症例集積研究によるTG 07の検証が行われた。その結果，特に中等症に関する見直しが行われて，2013年に新しいTG 13急性胆管炎重症度判定基準に改訂された（CPG)[2]。

TG 13 重症度判定基準もまた実地臨床での実施と評価により見直されて改訂されることとなり，文献の systematic review に加えて日本ならびに台湾の多施設による大規模な急性胆管炎の症例集積研究に基づく実地臨床による検証が行われた。その結果，TG 13 重症度判定基準は有用で変更の必要性が認められず，TG 18 においても TG 18/TG 13 重症度判定基準として採用された。

2）TG 18/TG 13 急性胆管炎重症度判定基準の評価

Q 14. TG 18/TG 13 急性胆管炎重症度判定基準の評価は？
[Foreground Question（Clinical Question）]

> TG 18/TG 13 急性胆管炎重症度判定基準は，予後予測とともに早期に胆管ドレナージを施行することによって予後の改善が期待できる患者を同定することが可能であり，治療方針の決定に有用な指標として用いることが可能である。（推奨度 1，レベル D）

急性胆管炎重症度判定基準には，予後の予測とともに治療方針の決定，特に早期の胆管ドレナージが必要な患者を抽出するという意義がある。

TG 18/TG 13 重症度判定基準として採用された TG 13 重症度判定基準の予後予測因子に言及した報告は，症例集積研究 3 編であった。日本ならびに台湾における大規模な多施設による急性胆管炎の症例集積研究では，TG 13 重症度判定基準を当てはめると Grade Ⅲ 1,521 例（25.1 %），Grade Ⅱ 2,019 例（33.3 %），Grade Ⅰ 2,523 例（41.6 %）であった。重症度が増すとともに 30-day mortality は有意に高くなっていた。しかし，成因が悪性腫瘍関連の急性胆管炎では，重症度と 30-day mortality は相関しなかった（CS）[3]。一方，TG 13 重症度判定基準の問題として，Grade Ⅲ の各予後因子が同じ重みづけであることが指摘され，単変量解析の結果から意識障害が最も重要であると報告されている（CS）[65]。なお，日本・台湾における多施設共同研究では，Grade Ⅲ の各予後因子は，多変量解析の結果 hepatic dysfunction 以外は予後予測に有意な因子でほぼ同等の重みづけであった。また，Grade Ⅱ の予後因子では，白血球数異常と低アルブミン血症が有意であった（CS）[3]。予後予測因子としては，単変量解析から腎不全，hepatic dysfunction，肝内胆管の狭窄，悪性疾患の成因，低アルブミン血症が 30-day mortality に有意であったが，多変量解析では肝内胆管の狭窄と低アルブミン血症が有意な因子であったと報告されている（CS）[10]。したがって，予後予測因子としての各因子の有意性，重みづけに関して結果は異なり，一定の見解は得られていない。

一方，TG 13 重症度判定基準の胆管ドレナージの indicator としての評価に言及した報告は，症例集積研究 2 編のみであった。日本ならびに台湾における多施設の症例集積研究では，緊急ならびに早期の胆管ドレナージが施行された患者群とそれ以外の患者群の 30-day mortality が比較された。Grade Ⅰ と Grade Ⅲ の患者群では差がなく，Grade Ⅱ の患者群で早期胆管ドレナージが施行された患者群が有意に 30-day mortality が低かった（表8）[3]。すなわち，TG 13 急性胆管炎重症度判定基準は，胆管ドレナージを施行することによって予後を改善することが可能な症例を，Grade Ⅱ として同定することが可能であると考えられた。一方，緊急，早期胆管ドレナージが必要な症例の一部が Grade Ⅰ として過小評価されているという報告もある（CS）[66]。しかし，どのような症例で過小評価されたかは不明で，小規模な症例集積研究であった。

TG 13 重症度判定基準を用いた予後予測に関して，成因が悪性疾患関連の急性胆管炎では問題があるものの，重症度と死亡率に相関がみられ有用と考えられる。一方，各予後因子の重みづけ，hepatic dysfunction の妥当性など，研究により結果は異なり，今後の課題として残されている。一方，胆管ドレナージの indica-

表8　胆管ドレナージの施行の有無，タイミングによる重症度（TG 13 重症度判定基準による）と予後の関係

重症度	胆管ドレナージの施行の有無，タイミングと死亡率（第30病日）					
	緊急胆管ドレナージ			緊急 or 早期胆管ドレナージ		
	24 時間以内 (n = 2,709)	24 時間後以降 or 未施行 (n = 3,354)	P 値	48 時間以内 (n = 3,730)	48 時間後以降 or 未施行 (n = 2,333)	P 値
Grade Ⅲ (n = 1,521)	5.4 % (42 / 781)	4.9 % (36 / 740)	0.727	4.9 % (50 / 1,017)	5.6 % (28 / 504)	0.622
Grade Ⅱ (n = 2,019)	1.7 % (16 / 939)	3.4 % (37 / 1,080)	< 0.05	2.0 % (25 / 1,272)	3.7 % (28 / 747)	< 0.05
Grade Ⅰ (n = 2,523)	1.3 % (13 / 989)	1.2 % (18 / 1,534)	0.853	1.1 % (16 / 1,441)	1.4 % (15 / 1,082)	0.586
Total (n = 6,063)	2.6 % (71 / 2,709)	2.7 % (91 / 3,354)	0.873	2.4 % (91 / 3,730)	3.0 % (71 / 2,333)	0.164

緊急胆管ドレナージ：入院当日（24 時間以内）に施行
早期胆管ドレナージ：入院翌日（24 〜 48 時間）に施行

（文献 3 より和訳引用）

tor としても，早期の胆管ドレナージが必要な症例を Grade Ⅱ として同定することが可能であり有用であると考えられる．臓器不全になっていないがその危険があるため，早期の胆管ドレナージが必要な胆管炎とされた Grade Ⅱ の判定基準が，TG 07 から TG 13 への改訂の際の最重要課題であった．実地臨床において，急性胆管炎患者の予後の改善には，予後予測よりも胆管ドレナージの indicator としての意義が重要と考えられる．さらに，TG 13 重症度判定基準は，臨床徴候と迅速に施行が可能で結果が得られるルーチンの血液検査によって判定が可能であり，患者への侵襲も小さく，コストも高くない．

　以上から，TG 13 急性胆管炎重症度判定基準は，実地臨床において標準的に使用されることが強く推奨され，TG 13 急性胆管炎重症度判定基準は TG 18 においても TG 18 /TG 13 急性胆管炎重症度判定基準として用いることが採用された．

3）TG 18 /TG 13 急性胆管炎重症度判定基準改訂のコンセプト

Q 15. 急性胆管炎の重症度判定において，重症とはどんな病態を示すのか？
[Background Question]

重症とは急性胆管炎により臓器障害をきたし，呼吸・循環管理などの集中治療を要する状態である．
原則として，緊急胆道ドレナージを施行しなければ生命に危機を及ぼす急性胆管炎である．

　急性胆管炎の重症化は，胆汁内の細菌やエンドトキシンが，胆道内圧上昇により細胆管から血中・リンパ流中へ移行し（cholangiovenous and cholangiolymphatic reflux），敗血症や DIC など全身の臓器障害をきたすことである．重症急性胆管炎とは，敗血症に起因するショックや DIC などの全身の臓器障害に陥った状態といえる．

　すなわち，臓器障害（循環不全，中枢神経障害，呼吸機能障害，腎機能障害，肝機能障害，血液凝固異常）を伴うものを重症とする．

＜重症の判定因子ならびにその基準値に関して＞

循環障害，中枢神経障害（意識障害），呼吸機能障害，腎機能障害，血液凝固異常は，SOFA（sequential organ failure assessment）スコアの一部を採用し，各判定項目における基準値（2点以上）を陽性とした。

SOFAスコアは，呼吸，凝固，肝，循環，中枢神経，腎の6項目で，各0～4までの5段階に障害程度をポイント化し臓器ごとの点数の総和で重症度を表記するものである（OS）[67,68]。各臓器の重症度がベッドサイドのルーチンワークでかつ客観的に評価できるため，今回の急性胆管炎・胆嚢炎の重症度評価でもSOFAスコアの各2点以上の基準を参考に「重症」を定義した。しかし，急性胆管炎では黄疸を伴うことが多く，肝機能障害の指標として，SOFAスコア（肝機能障害2点＝総ビリルビン 2.0～5.9 mg/dL）は適切でない。代替する肝機能障害の指標をPT-INR（＞1.5）としたが，これは急性肝不全（acute liver failure）の診断基準（OS）[69]を参照した。

Q 16. 急性胆管炎の重症度判定において，中等症とはどんな病態を示すのか？ [Background Question]

中等症は臓器障害には陥っていないが，その危険性があり，緊急～早期の胆道ドレナージを必要とする胆管炎の状態である。

＜中等症の判定因子に関して＞

急性胆管炎に関する予後不良因子や緊急胆道ドレナージの必要性を予測する因子として報告されている急性胆管炎の予後不良因子（表9）のうち，重症（Grade Ⅲ）に採用されている因子，初期診断時には判定できないエンドトキシン血症や菌血症，原因が悪性腫瘍などの因子は除外され，さらに早期の胆道ドレナージを行う上で内視鏡医が参考とする検査所見なども考慮された。その結果，中等症の判定因子として高度の黄疸，高熱，白血球数異常，高齢者，低アルブミンの5因子が抽出され，これら5項目のうち2つが陽性となる場合を中等症（Grade Ⅱ）とした（OS）[8]。

Q 17. 急性胆管炎の重症度判定において，軽症とはどんな病態を示すのか？ [Background Question]

軽症は，保存的治療が可能で，待機的に成因検索とその治療（内視鏡的処置，手術）を行いうる胆管炎の状態である。

Q 18. Charcot 3徴を満たした急性胆管炎は，重症か？ [Background Question]

Charcot 3徴を満たしても重症とはいえない。Charcot 3徴の有無は，重症度を反映しない。（レベルD）

Charcot 3徴を満たした急性胆管炎110例をTG 13重症度判定基準にて検証すると，Grade Ⅲ（重症）は13例（11.8 %），Grade Ⅱ（中等症）は52例（47.3 %）で，Charcot 3徴を満たさない急性胆管炎と差がなかった。したがって，Charcot 3徴を満たしても決して重症とはいえない。さらに，TG 13重症度判定基準におけるGrade Ⅲの約8割（72例中59例）は，Charcot 3徴を満たしていなかった。TG 07改訂委員会による多施設共同研究では，Charcot 3徴の有無は，重症度を反映しなかった（OS）[8]。

表9 急性胆管炎の予後不良因子

予後規定因子	基準・基準値	文献
ビリルビン高値	＞2 mg/dL	13
	＞2.2 mg/dL	70
	＞2.93 mg/dL	71
	＞4 mg/dL	17, 18
	＞5.26 mg/dL	20
	＞5.56 mg/dL	72
	＞8.1 mg/dL, ＞9.2 mg/dL	25
	＞9.1 mg/dL	73
	＞10 mg/dL	74
アルブミン低値	＜3.0 g/dL	71, 20, 60
急性腎不全	BUN（＞20～＞64 mg/dL）	75
	Creatinin（＞1.5～＞2.0 mg/dL）	13, 70, 17, 76
ショック		13, 18, 20, 75
血小板減少	＜100,000～＜150,000 /mm^3	20, 60, 76
エンドトキシン血症/菌血症		70, 71, 72, 76
高熱	＞38℃	13
	＞39℃	18
	＞40℃	73
併存疾患あり		13, 17, 20, 60, 75
高齢	≧50 yo	17
	≧60 yo	13
	≧70 yo	75, 77
	≧75 yo	78
原疾患が悪性腫瘍		70, 17, 72
PT時間延長	14 sec ≦	71, 78
	15 sec ≦	13
白血球数	12,000 ≦	13
	20,000 ≦	73, 74
現在の喫煙	Yes	77, 78

（文献8より和訳引用）

Q 19. 血清プロカルシトニンの測定は，急性胆管炎の診断，重症度判定に有用か？ [Future Research Question]

血清プロカルシトニン値は，急性胆管炎の重症度判定に有用なパラメーターとなる可能性が示唆される。（レベルD）

急性胆管炎は，胆管閉塞に伴う急激な胆管内圧の上昇によって感染胆汁が胆管から体循環に流入して全身の炎症反応をきたすことにより発症し，この状態が持続すれば敗血症となる。重症急性胆管炎は，敗血症による

臓器障害をきたした病態であり，近年，敗血症の血清マーカーである血清プロカルシトニンの測定がより簡便かつ迅速に急性胆管炎の重症度判定を行える可能性が報告されている。

　血清プロカルシトニン値と急性胆管炎の重症度との関連に関して，症例集積研究3編が報告されている。血清プロカルシトニン値は，TG 07重症度判定基準の重症度に従って有意に高値であった（CS）[79]と報告され，さらにTG 13重症度判定基準によって重症と判定された症例は軽症よりも有意に高値（CS）[80]，そして重症度に従って有意に高値であった（CS）[81]と報告されている。したがって，血清プロカルシトニン値は急性胆管炎の重症度判定に有用であることが示唆される。しかし，まだエビデンスは少なく単施設の小規模な症例集積研究のみであり，その有用性に関しては今後さらなる臨床研究が必要である。

引用文献

1) Kiriyama S, Kozaka K, Takada T, Strasberg SM, Pitt HA, Gabata T, et al. Tokyo Guidelines 2018：diagnostic criteria and severity grading of acute cholangitis（with videos）. J Hepatobiliary Pancreat Sci 2018；25：17-30.（CPG）
2) Kiriyama S, Takada T, Strasberg SM, Solomkin JS, Mayumi T, Pitt HA, et al. TG13 guidelines for diagnosis and severity grading of acute cholangitis（with videos）. J Hepatobiliary Pancreat Sci 2013；20：24-34.（CPG）
3) Kiriyama S, Takada T, Hwang TL, Akazawa K, Miura F, Gomi H, et al. Clinical application and verification of the TG13 diagnostic and severity grading criteria for acute cholangitis：an international multicenter observational study. J Hepatobiliary Pancreat Sci 2017；24：329-337.（CS）
4) Charcot M.（1877）De la fievre hepatique symptomatique-Comparaison avec la fievre uroseptique. Lecons sur les maladies du foie des voies biliares et des reins, 176-185, Bourneville et Sevestre, Paris.（CS）
5) 急性胆道炎の診療ガイドライン作成出版委員会編：科学的根拠に基づく急性胆管炎・胆嚢炎の診療ガイドライン．医学図書出版，東京，2005．（CPG）
6) Wada K, Takada T, Kawarada Y, Nimura Y, Miura F, Yoshida M, et al. Diagnostic criteria and severity assessment of acute cholangitis：Tokyo Guidelines. J Hepatobiliary Pancreat Surg 2007；14：52-58.（CPG）
7) Yokoe M, Takada T, Mayumi T, Yoshida M, Hasegawa H, Norimizu S, et al. Accuracy of the Tokyo Guidelines for the diagnosis of acute cholangitis and cholecystitis taking into consideration the clinical practice pattern in Japan. J Hepatobiliary Pancreat Sci 2011；18：250-257.（OS）
8) Kiriyama S, Takada T, Strasberg SM, Solomkin JS, Mayumi T, Pitt HA, et al. New diagnostic criteria and severity assessment of acute cholangitis in revised Tokyo Guidelines. J Hepatobiliary Pancreat Sci 2012；19：548-556.（OS）
9) Takada T, Strasberg SM, Solomkin JS, Pitt HA, Gomi H, Yoshida M, et al. TG13：Updated Tokyo Guidelines for the management of acute cholangitis and cholecystitis. J Hepatobiliary Pancreat Sci 2013：20：1-7.（CPG）
10) Sun G, Han L, Yang Y, Linghu E, Li W, Cai F, et al. Comparison of two editions of Tokyo guidelines for the management of acute cholangitis. J Hepatobiliary Pancreat Sci 2014；21：113-119.（CS）
11) Reynolds BM, Dargan EL. Acute obstructive cholangitis -A distinct clinical syndrome-. Ann Surg 1959；150：299-303.（CS）
12) Longmire WP. Suppurative cholangitis. Critical surgical illness,（Hardy JD），1971；397-424, Saunders, New York（EO）
13) Csendes A, Diaz JC, Burdiles P, Maluenda F, Morales E. Risk factors and classification of acute suppurative cholangitis. Br J Surg 1992；79：655-658.（OS）
14) Welch JP, Donaldson GA. The urgency of diagnosis and surgical treatment of acute suppurative cholangitis. Am J Surg 1976；131：527-532.（OS）
15) Chijiiwa K, Kozaki N, Naito T, Kameoka N, Tanaka M. Treatment of choice for choledocholithiasis in patients with acute obstructive suppurative cholangitis and liver cirrhosis. Am J Surg 1995；170：356-360.（OS）
16) Thompson JE Jr, Tompkins RK, Longmire WP Jr. Factors in management of acute cholangitis. Ann Surg 1982；195：137-145.（CS）
17) Gigot JF, Leese T, Dereme T, Coutinho J, Castaing D, Bismuth H. Acute cholangitis. Multivariate analysis of risk factors. Ann Surg 1989；209：435-438.（CS）
18) Boey JH, Way LW. Acute cholangitis. Ann Surg 1980；191：264-270.（CS）
19) O'Connor MJ, Schwartz ML, McQuarrie DG, Sumer HW. Acute bacterial cholangitis：an analysis of clinical

manifestation. Arch Surg 1982 ; 117 : 437-441.（CS）
20）Lai EC, Tam PC, Paterson IA, Ng MM, Fan ST, Choi TK, et al. Emergency surgery for severe acute cholangitis. The high-risk patients. Ann Surg 1990 ; 211 : 55-59.（CS）
21）Haupert AP, Carey LC, Evans WE, Ellison EH. Acute suppurative cholangitis. Experience with 15 consecutive cases. Arch Surg 1967 ; 94 : 460-468.（CS）
22）Saharia PC, Cameron JL. Clinical management of acute cholangitis. Surg Gynecol Obstet 1976 ; 142 : 369-372.（CS）
23）急性胆管炎・胆嚢炎診療ガイドライン改訂出版委員会編：急性胆管炎・胆嚢炎診療ガイドライン 2013．医学図書出版，東京，2013．（CPG）
24）Gomi H, Takada T, Hwang TL, Akazawa K, Mori R, Endo I, et al. Updated comprehensive epidemiology, microbiology, and outcomes among patients with acute cholangitis. J Hepatobiliary Pancreat Sci 2017 ; 24 : 310-318.（CS）
25）Tai DI, Shen FH, Liaw YF. Abnormal pre-drainage serum creatinine as a prognostic indicator in acute cholangitis. Hepatogastroenterology 1992 ; 39 : 47-50.（CS）
26）Ker CG, Chen JS, Lee KT, Sheen PC, Wu CC. Assessment of serum and bile levels of CA19-9 and CA125 in cholangitis and bile duct carcinoma. J Gastroenterol Hepatol 1991 ; 6 : 505-508.（CS）
27）Albert MB, Steinberg WM, Henry JP. Elevated serum levels of tumor marker CA19-9 in acute cholangitis. Dig Dis Sci 1988 ; 33 : 1223-1225.（CS）
28）Kanazawa A, Kinoshita H, Hirohashi K, Kubo S, Tsukamoto T, Hamba H, et al. Concentrations of bile and serum endotoxin and serum cytokines after biliary drainage for acute cholangitis. Osaka City Med J 1997 ; 43 : 15-27.（CS）
29）Neoptolemos JP, Carr-Locke DL, Leese T, James D. Acute cholangitis in association with acute pancreatitis : incidence, clinical features and outcome in relation to ERCP and endoscopic sphincterotomy. Br J Surg 1987 ; 74 : 1103-1106.（CS）
30）Kimmings AN, van Deventer SJ, Rauws EAJ, Huibregtse K, Gouma DJ. Systemic inflammatory response in acute cholangitis and after subsequent treatment. Eur J Surg 2000 ; 166 : 700-705.（CS）
31）Rosen HR, Winkle PJ, Kendall BJ, Diehl DL. Biliary interleukin-6 and tumor necrosis factor-α in patients undergoing encoscopic retrograde cholangiopancreatography. Dig Dis Sci 1997 ; 42 : 1290-1294.（CS）
32）井上　健，大内田次郎，大塚隆生，田中雅夫．急性閉塞性胆管炎の成因と治療戦略．日腹部救急医会誌 2002 ; 22 : 771-776．（EO）
33）矢島義昭，宮崎　敦，西岡可奈，北川　靖，枝　幸基，渋谷大助，他．急性閉塞性化膿性胆管炎におけるエンドトキシン血症の推移―エンドトキシン特異的定量法を用いての検討―．薬理と治療 1998 ; 26 : S417-S422．（CS）
34）平田公一，向谷充宏，佐々木一晃，大村東生，江副英理．急性閉塞性化膿性胆管炎．救急医 1994 ; 18 : 1073-1081．（EO）
35）Gong JP, Liu CA, Wu CX, Li SW, Shi YJ, Li XH. Nuclear factor κ B activity in patients with acute severe cholangitis. World J Gastroenterol 2002 ; 8 : 346-349.（OS）
36）清水武昭，土屋嘉昭，吉田奎介．閉塞性胆管炎による MOF 症例の減黄率 b 値による検討．腹部救急診療の進歩 1987 ; 7 : 309-314．（CS）
37）佐藤　攻．閉塞性黄疸における鬱滞胆汁の胆汁酸分析：特に閉塞性胆管炎との関連について．新潟医会誌 1992 ; 106 : 67-75．（CS）
38）花井拓美，由良二郎，品川長夫，三宅　孝，宮池英夫．胆石症における血中および胆管内胆汁中の胆汁酸について―特に胆道系炎症と胆汁酸に関する研究―．日消外会誌 1984 ; 17 : 2012-2018．（CS）
39）Badea R, Zaro R, Tantău M, Chiorean L. Ultrasonography of the biliary tract – up to date. The importance of correlation between imaging methods and patients' signs and symptoms. Med Ultrason 2015 ; 17 : 383-391.（EO）
40）Tamm EP, Balachandran A, Bhosale P, Szklaruk J. Update on 3D and multiplanar MDCT in the assessment of biliary and pancreatic pathology. Abdom Imaging 2009 ; 34 : 64-74.（EO）
41）Arrivé L, Hodoul M, Arbache A, Slavikova-Boucher L, Menu Y, El Mouhadi S. Magnetic resonance cholangiography : Current and future perspectives. Clin Res Hepatol Gastroenterol 2015 ; 39 : 659-664.（EO）
42）Williams EJ, Green J, Beckingham I, Parks R, Martin D, Lombard M, et al. Guidelines on the management of common bile duct stones（CBDS）. Gut 2008 ; 57 : 1004-1021.（CPG）
43）Abboud P-AC, Malet PF, Berlin JA, Staroscik R, Cabana MD, Clarke JR, et al. Predictors of common bile duct stones prior to cholecystectomy : a meta-analysis. Gastrointest Endosc 1996 ; 44 : 450-457.（EO）

44) Karki S, Joshi K, Regmi S, Gurung R, Malla B. Role of ultrasound as compared with ERCP in patient with obstructive jaundice. Kathmandu Univ Med J 2013；11：237-240.（OS）
45) Rickes S, Treiber G, Mönkemüller K, Peitz U, Csepregi A, Kahl S, et al. Impact of the operator's experience on value of high-resolution transabdominal ultrasound in the diagnosis of choledocholithiasis：a prospective comparison using endoscopic retrograde cholangiography as the gold standard. Scand J Gastroenterol 2006；41：838-843.（OS）
46) Lee JK, Kim TK, Byun JH, Kim AY, Ha HK, Kim PN, et al. Diagnosis of intrahepatic and common duct stones：combined unenhanced and contrast-enhanced helical CT in 1090 patients. Abdom Imaging 2006；31：425-432.（OS）
47) Patel NB, Oto A, Thomas S. Multidetector CT of emergent biliary pathologic conditions. Radiographics 2013；33：1867-1888.（EO）
48) Yoon KH, Ha HK, Lee JS, Suh JH, Kim MH, Kim PN, et al. Inflammatory Pseudotumor of the Liver in Patients with Recurrent Pyogenic Cholangitis：CT-Histopathologic Correlation. Radiology 1999；211：373-379.（OS）
49) Gabata T, Kadoya M, Matsui O, Kobayashi T, Kawamori Y, Sanada J, et al. Dynamic CT of hepatic abscesses：significance of transient segmental enhancement. AJR Am J Roentgenol 2001；176：675-679.（CS）
50) Lee NK, Kim S, Lee JW, Kim CW, Kim GH, Kang DH, et al. Discrimination of suppurative cholangitis from non-suppurative cholangitis with computed tomography（CT）. Eur J Radiol 2009；69：528-535.（OS）
51) Watanabe Y, Nagayama M, Okumura A, Amoh Y, Katsube T, Suga T, et al. MR Imaging of Acute Biliary Disorders. Radiographics 2007；27：477-495.（EO）
52) Eun HW, Kim JH, Hong SS, Kim YJ. Assessment of acute cholangitis by MR imaging. Eur J Radiol 2012；81：2476-2480.（OS）
53) Singh A, Mann HS, Thukral CL, Singh NR. Diagnostic Accuracy of MRCP as Compared to Ultrasound/CT in Patients with Obstructive Jaundice. J Clin Diagn Res 2014；8：103-107.（OS）
54) Arai K, Kawai K, Kohda W, Tatsu H, Matsui O, Nakahama T. Dynamic CT of acute cholangitis：early inhomogeneous enhancement of the liver. AJR Am J Roentgenol 2003；181：115-118.（CS）
55) Kim SW, Shin HC, Kim HC, Hong MJ, Kim IY. Diagnostic performance of multidetector CT for acute cholangitis：evaluation of a CT scoring method. Br J Radiol 2012；85：770-777.（OS）
56) Hong MJ, Kim SW, Kim HC, Yang DM. Comparison of the clinical characteristics and imaging findings of acute cholangitis with and without biliary dilatation. Br J Radiol 2012；85：e1219-e1225.（OS）
57) Pradella S, Centi N, La Villa G, Mazza E, Colagrande S. Transient hepatic attenuation difference（THAD）in biliary duct disease. Abdom Imaging 2009；34：626-633.（OS）
58) Kim SW, Shin HC, Kim IY. Transient arterial enhancement of the hepatic parenchyma in patients with acute cholangitis. J Comput Assist Tomogr 2009；33：398-404.（OS）
59) Sugishita T, Higuchi R, Morita S, Ota T, Yamamoto M. Diagnostic accuracy of transient hepatic attenuation differences on computed tomography scans for acute cholangitis in patients with malignant disease. J Hepatobiliary Pancreat Sci 2014；21：669-675.（OS）
60) Hanau LH, Steigbigel NH. Acute（ascending）cholangitis. Infect Dis Clin North Am 2000；14：521-546.（EO）
61) Sinanan MN. Acute cholangitis. Infect Dis Clin North Am 1992；6：571-599.（EO）
62) 横江正道，白子隆志，真弓俊彦．診断基準と重症度判定を用いた急性胆管炎・胆嚢炎の治療戦略．日腹部救急医会誌 2008；28：469-474.（CS）
63) 貝田将郷，財部紗基子，市川仁志，岸川　浩，西田次郎，森下鉄夫．国内版急性胆管炎診療ガイドライン重症度判定基準の臨床評価．胆道 2010；24：683-688.（CS）
64) 桐山勢生，熊田　卓，谷川　誠，久永康宏，豊田秀徳，金森　明，他．実地医科からみた「急性胆管炎・胆嚢炎の診療ガイドライン」の検証─診断，重症度判定を中心に─．日腹部救急医会誌 2011；31：475-482.（CS）
65) Schneider J, Hapfelmeier A, Thöres S, Obermeier A, Schulz C, Pförringer D, et al. Mortality Risk for Acute Cholangitis（MAC）：a risk prediction model for in-hospital mortality in patients with acute cholangitis. BMC Gastroenterol 2016：16：15.（CS）
66) Nishino T, Hamano T, Mitsunaga Y, Shirato I, Shirato M, Tagata T, et al. Clinical evaluation of the Tokyo Guidelines 2013 for severity assessment of acute cholangitis. J Hepatobiliary Pancreat Sci 2014；21：841-849.（CS）
67) Vincent JL, Moreno R, Takala J, Willatts S, De Mendonça A, Bruining H, et al. The SOFA（Sepsis-related Organ Failure Assessment）score to describe organ dysfunction/failure. On behalf of the Working Group on Sepsis-Related Problems of the European Society of Intensive Care Medicine. Intensive Care Med 1996；22：707-

710.（OS）
68) Vincent JL, de Mendonça A, Cantraine F, Moreno R, Takala J, Suter PM, et al. Use of the SOFA score to assess the incidence of organ dysfunction/failure in intensive care units : results of a multicenter, prospective study. Working group on "sepsis-related problems" of the European Society of Intensive Care Medicine. Crit Care Med 1998 ; 26 : 1793-1800.（OS）
69) Ostapowicz G, Fontana R, Schiødt FV, Larson A, Davern TJ, Han SH, et al. Results of a prospective study of acute liver failure at 17 tertiary care centers in the United States. Ann Intern Med 2002 ; 137 : 947-954.（OS）
70) Thompson J, Bennion RS, Pitt HA. An analysis of infectious failures in acute cholangitis. HPB Surg 1994 ; 8 : 139-144.（CS）
71) Hui CK, Lai KC, Yuen MF, Ng M, Lai CL, Lam SK. Acute cholangitis-predictive factors for emergency ERCP. Aliment Pharmacol Ther 2001 ; 15 : 1633-1637.（CS）
72) Lee CC, Chang IJ, Lai YC, Chen SY, Chen SC. Epidemiology and prognostic determinants of patients with bacteremic cholecystitis or cholangitis. Am J Gastroenterol 2007 ; 102 : 563-569.（CS）
73) Andrew DJ, Johnson SE. Acute suppurative cholangitis, a medical and surgical emergency. A review of ten years experience emphasizing early recognition. Am J Gastroenterol 1970 ; 54 : 141-154.（CS）
74) Rosing DK, De Virgilio C, Nguyen AT, El Masry M, Kaji AH, Stabile BE. Cholangitis : analysis of admission prognostic indicators and outcomes. Am Surg 2007 ; 73 : 949-954.（CS）
75) Tsujino T, Sugita R, Yoshida H, Yagioka H, Kogure H, Sasaki T, et al. Risk factors for acute suppurative cholangitis caused by bile duct stones. Eur J Gastroenterol Hepatol 2007 ; 19 : 585-588.（CS）
76) Shimada H, Nakagawara G, Kobayashi M, Tsuchiya S, Kudo T, Morita S. Pathogenesis and clinical features of acute cholangitis accompanied by shock. Jpn J Surg 1984 ; 14 : 269-277.（CS）
77) Yeom DH, Oh HJ, Son YW, Kim TH. What are the risk factors for acute suppurative cholangitis caused by common bile duct stones? Gut Liver 2010 ; 4 : 363-367.（CS）
78) Pang YY, Chun YA. Predictors for emergency biliary decompression in acute cholangitis. Eur J Gastroenterol Hepatol 2006 ; 18 : 727-731.（CS）
79) Hamano K, Noguchi O, Matsumoto Y, Watabe T, Numata M, Yosioka A, et al. Usefulness of procalcitonin for severity assessment in patients with acute cholangitis. Clin Lab 2013 ; 59 : 177-183.（CS）
80) Shinya S, Sasaki T, Yamashita Y, Kato D, Yamashita K, Nakashima R, et al. Procalcitonin as a useful biomarker for determining the need to perform emergency biliary drainage in cases of acute cholangitis. J Hepatobiliary Pancreat Sci 2014 ; 21 : 777-785.（CS）
81) Umefune G, Kogure H, Hamada T, Isayama H, Ishigaki K, Takagi K, et al. Procalcitonin is a useful biomarker to predict severe acute cholangitis : a single-center prospective study. J Gastroenterol 2017 ; 52 : 734-745.（CS）

第Ⅵ章
急性胆嚢炎の診断基準と重症度判定基準

1. 診断基準

TG 18／TG 13 急性胆嚢炎診断基準
A　局所の臨床徴候 　　(1) Murphy's sign*1，(2) 右上腹部の腫瘤触知・自発痛・圧痛 B　全身の炎症所見 　　(1) 発熱，(2) CRP 値の上昇，(3) 白血球数の上昇 C　急性胆嚢炎の特徴的画像検査所見*2
疑診：A のいずれか＋B のいずれかを認めるもの 確診：A のいずれか＋B のいずれか＋C のいずれかを認めるもの
注）ただし，急性肝炎や他の急性腹症，慢性胆嚢炎が除外できるものとする。
*1 Murphy's sign：炎症のある胆嚢を検者の手で触知すると，痛みを訴えて呼吸を完全に行えない状態。 *2 急性胆嚢炎の画像所見： ・超音波検査（US）：胆嚢腫大（長軸径＞8 cm，短軸径＞4 cm），胆嚢壁肥厚（＞4 mm），嵌頓胆嚢結石，デブリエコー，sonographic Murphy's sign（超音波プローブによる胆嚢圧迫による疼痛），胆嚢周囲浸出液貯留，胆嚢壁 sonolucent layer（hypoechoic layer），不整な多層構造を呈する低エコー帯，ドプラシグナル。 ・CT：胆嚢壁肥厚，胆嚢周囲浸出液貯留，胆嚢腫大，胆嚢周囲脂肪織内の線状高吸収域。 ・MRI：胆嚢結石，pericholecystic high signal，胆嚢腫大，胆嚢壁肥厚。

（文献 1 より和訳引用）

1）急性胆嚢炎診断基準・重症度判定基準の改訂のポイント

　TG 13 急性胆嚢炎の診断基準と重症度判定基準（Clinical practice guidelines：以下 CPG）[2]は，近年，世界中に普及し，日常に臨床に用いられることのみならず，多くの急性胆嚢炎に関する研究にも用いられている。この急性胆嚢炎の診断基準と重症度判定基準は，2006 年 4 月に東京で開催された International Consensus Meeting（Tokyo Consensus Meeting）において，世界中のエキスパートにより討議されて得られたコンセンサスを元に作成されたガイドラインであり，初版は TG 07 として発表された（CPG）[3]。ガイドラインの寿命はおよそ 5 年である（Observational study：以下 OS）[4]という報告をもとに，Tokyo Guidelines 改訂委員会は，2007 年に発表された TG 07 を 2013 年に改訂した。

　TG 07 急性胆嚢炎の診断基準と重症度判定基準に関しての検証では，特に診断基準において，確診が 2 種類設定されていることが臨床的に不明瞭であることや，疑診の設定がないことが問題となった（Case series：以下 CS）[5]。この論文では，TG 07 の確定診断の感度・特異度が 84.9 %，50.0 %であり，Murphy's sign の感度・特異度は 20.5 %，87.5 %であったことを報告している。結果として，TG 07 の診断基準のほうが Murphy's sign よりも統計学的に有意に正診率が高い（$P=1.31\times10^{-10}$）ことがわかった。しかし，確定診断の診断基準としてはさらなる特異度の改善が必要であると指摘した。そこで，新たな診断基準の設定を検討した結果，判定因子を変更するのではなく，local sign of inflammation と，systemic signs of inflammation を認めるものが疑診，それに加えて，imaging findings を認めるものを確診とする変更を加え，多施設共同研究で検証を行った（OS）[1]。451 例の急性胆嚢炎の検討を新たな診断基準で検証した結果，感度・特異度は確定診断において 91.2 %，96.9 %と改善することができた。この結果をもとに TG 13 の診断基準は新しい設定に改訂された。しかし，Takada は，TG 13 発刊の準備が完了した時点で，なお，エビデンスが少ないことを痛感した（CPG）[6]。

そこで，2012年9月から，日本と台湾の国際共同研究プロジェクトとして，acute biliary infection を課題として，大規模な疫学調査を始めた。その結果，7,000例を超える Big data が集積できた。この国際共同研究における急性胆嚢炎の5,000例を超えるデータから，実臨床における患者背景や，診療の状況，そして，TG 13 の診断基準や重症度判定基準の運用状況を descriptive study として報告された（CS）[7]。その結果をもとに，TG 13 の急性胆嚢炎の重症度判定基準に関する検証も行われ（CS）[8]，今回の改訂におけるエビデンスとなっている。

また，Tokyo Guidelines 改訂委員会では，TG 13 以降のエビデンスを検索し，急性胆嚢炎の診断基準，重症度判定基準に関しては，19件の RCT を含む，216編の論文を抽出した。そして，改訂活動を2016年からスタートした。それらの文献をもとに，TG 13 急性胆嚢炎の診断基準・重症度判定基準に関する検証報告などの収集した新しいエビデンスの検討を進める中で，診断基準に関するエビデンスはそれほど多くなく，むしろ，重症度判定基準に関する検証報告が多く報告されていることがわかった（CS）[9〜13]。その結果を考慮して診断基準の改訂をすべきかどうか検討した。

Q 20. 急性胆嚢炎診断基準（TG 13 診断基準）の評価は？［Background Question］

> 急性胆嚢炎診断基準（TG 13 診断基準）は，高い感度と特異度を有し良好な診断能を有する。（レベル B）

急性胆嚢炎診断基準2013（TG 13 診断基準）を多施設共同研究によって評価したところ，感度は91.2％，特異度は96.9％であり，良好な診断能を有する（OS）[1]。しかし，TG 13 診断基準は，その限界として全身の炎症所見を認めない急性胆嚢炎が診断できない（Expert opinion：以下 EO）[14] ことが指摘されている TG 07 のものと変更がない。さらに壊疽性胆嚢炎で16％，非壊疽性胆嚢炎で28％が，発熱と白血球数増加の両方がなかったという報告がある（CS）[15]。2項目のみ陽性で，胆嚢炎が疑われる場合には繰り返し診断を行うことが重要である。

Q 21. TG 13 急性胆嚢炎診断基準を TG 18 に用いることを推奨するか？　［Foreground Question（Clinical Question）］

> TG 13 急性胆嚢炎診断基準は，高い感度と特異度を有し，良好な診断能があることから，有用な指標として TG 18 急性胆嚢炎の診断基準として推奨する。（推奨度 1，レベル C）

今回の改訂の段階で，急性胆嚢炎の診断基準と呼ばれるものは TG 13 以外には確立されていない（CPG）[2]。ただし，TG 13 の診断基準の診断能に関する報告は限られている（OS）[1,16]（CPG）[17]。

正診率に関する報告は，同じ病理標本を gold standard としながらも94.0％（OS）[1]，60.4％（OS）[16] とする報告がある。前者の研究では急性胆嚢炎の診断基準における確診の感度・特異度は91.2％，96.9％であったが，後者では83.1％，37.5％であった。

ただし，後者の論文において多変量解析を行った結果，有意差を認めた急性胆嚢炎の independent predictor は neutrophil count のみであったと報告している（OS）[16]。好中球数のみで急性胆嚢炎の診断を確定することは現実的ではない。胆嚢炎の原因を結石性に限定した WSES の急性結石性胆嚢炎ガイドラインでは，診断にあたっては clinical, laboratory, imaging の組み合わせを推奨されているが，新たな診断基準の設定は行われていない（CPG）[17]。TG 13 急性胆嚢炎診断基準はまさにこの組み合わせとなっており，診断基準の設定に

関する考え方は同じであると考えた。在院日数や医療費と診断基準を検討した日本からの報告では，確診と疑診との間には有意差を認めており（CS）[18]，診断基準の効果も示されている。また，臨床診断による急性胆嚢炎65例の国内での検討でも，TG 13診断基準は感度86％という報告もある（CS）[19]。

こうした検証の結果を考慮して，TG 13急性胆嚢炎の診断基準には大きな問題点がなく，TG 18でもそのまま用いることを推奨する。

よって，新しい診断基準は国際版診療ガイドラインであるTG 18／TG 13急性胆嚢炎診断基準に準拠するものとした（CPG）[20]。

急性胆嚢炎の診断基準は，臨床徴候と血液検査から急性胆嚢炎を疑い，画像所見により確定診断を行うというものである。すなわち，Murphy's signや右上腹部痛，圧痛などの胆嚢局所の炎症所見と発熱や血液検査による全身の炎症反応所見を認めた場合に急性胆嚢炎を疑い，これを画像診断で確認して診断する。

Q 22. 急性胆嚢炎の診断基準としてのMurphy's signの位置づけは？ [Background Question]

> Murphy's signは，非常に高い特異度を示すが，感度が低いと報告され，急性胆嚢炎の拾い上げは困難である。（レベルD）

Murphy's signとは，「炎症のある胆嚢を検者の手で触知すると，痛みを訴えて呼吸を完全に行えない状態」をいう。Murphyが1903年に胆石症の徴候として記載し，のちに急性胆嚢炎の徴候として用いられている（CS）[21]。急性胆嚢炎の診断能としては，特異度に関しては96％，79％と高いが，感度は50～60％程度と低いと報告されている（Meta analysis：以下 MA）[22]，（OS）[23]。近年においても，特異度は87.5％と高いものの，感度は20.5％と低いと報告されている（CS）[5]。また，高齢者では感度が低いと報告されている（CS）[24]。したがって，Murphy's signは，急性胆嚢炎の診断基準として用いるには適切とはいえない。

Q 23. TG 07急性胆嚢炎診断基準の評価は？ [Background Question]

> Murphy's signに比べ感度は改善され，良好な診断能を有するが，確診の定義が曖昧で使いにくい。（レベルD）

TG 07急性胆嚢炎診断基準の診断能に関しては，感度84.9％，特異度50.0％と良好な感度が報告されている（CS）[5]。一方，TG 07改訂委員会による多施設共同研究においても，TG 07急性胆嚢炎診断基準は感度92.1％と良好な感度を認め，さらに特異度に関しても93.3％と良好な診断能を有することが示された（OS）[1]。

しかし，TG 07急性胆嚢炎診断基準では，画像診断は必須とはせず胆嚢局所と全身の炎症所見が揃えば急性胆嚢炎と確定診断が可能とされたが，実地臨床から急性胆嚢炎の画像所見を確認することなく確診として侵襲的な胆嚢摘出術を行えるかという疑問があげられ，実際にTG 07を紹介したreview論文では局所と全身の炎症所見に加えて画像診断により確認したものとされている（EO）[14]など混乱がみられ，確診の定義に問題があった。

2. 臨床徴候

急性胆嚢炎は，急性腹症の代表的な疾患の1つであり，主に右上腹部や心窩部痛をきたすことが多い。ただし，典型的な症状を呈さない場合や，急性胆管炎が併存していることもある。

Q 24. 急性胆嚢炎の診断に最も重要な臨床徴候は何か？［Background Question］

急性胆嚢炎の最も典型的な臨床徴候は腹痛（右季肋部痛）である。（レベル D）

急性胆嚢炎の最も典型的な症状は右季肋部痛であり（38〜93％），右季肋部痛と心窩部痛を合わせると72〜93％である。次いで悪心・嘔吐が多く，発熱は高頻度ではなく，特に38℃を超える高熱の頻度は約3割程度と高くはない。筋性防御は約半数にみられるが，右季肋部に腫瘤を触知することは決して多くなく，反跳痛や硬直が認められることも少ない（表1，2）。

Q 25. 腹痛で来院した患者の中で急性胆嚢炎はどのくらいの頻度か？［Background Question］

急性胆嚢炎は腹痛患者全体の3〜10％を占める。（レベル B）

腹痛患者の中で，急性胆嚢炎症例は，3〜10％である（OS)[23,25,31]，(CPG)[32]，（表3）。50歳以下（n＝6,317）の腹痛患者でみると，急性胆嚢炎は6.3％と低いのに対し，50歳以上（n＝2,406）では20.9％と高齢者に高率である（全体では10％）(OS)[31]。

表1　急性胆嚢炎の臨床徴候

報告者 報告年	症例数	右季肋部痛(%)	心窩部痛(%)	悪心(%)	嘔吐(%)	発熱(%)	反跳痛(%)	筋性防御(%)	硬直(%)	腫瘤触知(%)	Murphy's sign(%)
Eskelinen[23] (1993)	124	56	25	31	60	62 (≧37.1℃)	48	30	66	16	62
Brewer[25] (1976)	26				77	30 (≧38℃)	35	58	3.9		
Schofield[26] (1986)	64				83	31 (＞37.5℃)				14	
Staniland[27] (1972)	100	38	34	約80	約70		約30	約45	約10	約25	
Halasz[28] (1975)	191	93								23	
Johnson[29] (1995)	37	70	11	73	62	24					62
Singer[30] (1996)	40					10 (＞38.0℃)					65 90 (n=29)*
Adedeji[24] (1996)	62										48

＊Murphy's signの有無が明確な症例(n=29)のみを対象にした場合　　　　　（文献2より和訳引用）

表2　臨床徴候による急性胆囊炎の診断能

	論文数	症例数	陽性尤度比 (95%CI)	陰性尤度比 (95%CI)	感度 (95%CI)	特異度 (95%CI)
食欲不振	2	1,135	1.1〜1.7	0.5〜0.9	0.65 (0.57-0.73)	0.50 (0.49-0.51)
嘔吐	4	1,338	1.5 (1.1-2.1)	0.6 (0.3-0.9)	0.71 (0.65-0.76)	0.53 (0.52-0.55)
発熱	8	1,292	1.5 (1.0-2.3)	0.9 (0.8-1.0)	0.35 (0.31-0.38)	0.80 (0.78-0.82)
筋性防御	2	1,170	1.1〜2.8	0.5〜1.0	0.45 (0.37-0.54)	0.70 (0.69-0.71)
Murphy's sign	3	565	2.8 (0.8-8.6)	0.5 (0.2-1.0)	0.65 (0.58-0.71)	0.87 (0.85-0.89)
嘔気	2	669	1.0〜1.2	0.6〜1.0	0.77 (0.69-0.83)	0.36 (0.34-0.38)
反跳痛	4	1,381	1.0 (0.6-1.7)	1.0 (0.8-1.4)	0.30 (0.23-0.37)	0.68 (0.67-0.69)
直腸圧痛	2	1,170	0.3〜0.7	1.0〜1.3	0.08 (0.04-0.14)	0.82 (0.81-0.83)
硬直	2	1,140	0.50〜2.32	1.0〜1.2	0.11 (0.06-0.18)	0.87 (0.86-0.87)
右季肋部腫瘤触知	4	408	0.8 (0.5-1.2)	1.0 (0.9-1.1)	0.21 (0.18-0.23)	0.80 (0.75-0.85)
右季肋部痛	5	949	1.5 (0.9-2.5)	0.7 (0.3-1.6)	0.81 (0.78-0.85)	0.67 (0.65-0.69)
右季肋部圧痛	4	1,001	1.6 (1.0-2.5)	0.4 (0.2-1.1)	0.77 (0.73-0.81)	0.54 (0.52-0.56)

CI：confidence interval

（文献22より引用）

表3　腹痛患者における急性胆囊炎

腹痛患者全体を対象にした報告							
Eskelinen[23] (n=1,333)		Brewer[25] (n=1,000)		Telfer[31]			
				50歳未満 (n=6,317)		50歳以上 (n=2,406)	
非特異的腹痛	618	原因不明	413	非特異的腹痛	39.5%	急性胆囊炎	20.9%
虫垂炎	271	胃腸炎	69	虫垂炎	32.0%	非特異的腹痛	15.7%
急性胆囊炎	124	骨盤内感染症	67	急性胆囊炎	6.3%	虫垂炎	15.2%
腸閉塞	53	尿路感染症	52	腸閉塞	2.5%	腸閉塞	12.3%
Dyspepsia	50	尿管結石	43	急性膵炎	1.6%	急性膵炎	7.3%
尿管結石	57	虫垂炎	43	憩室炎	<0.1%	憩室炎	5.5%
憩室炎	19	急性胆囊炎	25	癌	<0.1%	癌	4.1%
腸間膜リンパ節炎	11	腸閉塞	25	ヘルニア	<0.1%	ヘルニア	3.1%
急性膵炎	22	便秘	23	血管病変	<0.1%	血管病変	2.3%
消化性潰瘍穿孔	9	十二指腸潰瘍	20				
尿路感染症	22	月経困難症	18				
婦人科疾患	15	妊娠	18				
その他	62	腎盂炎	17				
		胃炎	14				
		慢性胆囊炎	12				
		卵巣膿腫	10				
		消化不良	10				

（文献32より引用）

3. 血液検査

Q 26. 急性胆嚢炎の診断に際して行うべき血液検査は何か？ [Background Question]

急性胆嚢炎の診断に特異的な血液検査所見はないが，全身の炎症所見（白血球数，CRP）をチェックする必要がある。（レベル B）

　急性胆嚢炎の診断に特異的な血液検査所見はなく，全身の炎症所見（白血球数の異常，CRPの上昇など）を認める。通常，白血球数 10,000 /mm^3 以上の増加，CRP 3 mg/dL 以上の上昇と，肝・胆道系酵素とビリルビンの血中濃度の上昇は軽度のことが多い。なお，高齢者や免疫不全のある患者では，白血球数やCRPが上昇しない場合もあるので注意する必要がある。超音波検査（ultrasonography：US）で急性胆嚢炎を示唆する所見がある場合，CRPが 3 mg/dL 以上であれば，97 %の感度，76 %の特異度，95 %の陽性予測値で急性胆嚢炎の診断が可能である（OS）[33]。急性胆石性胆嚢炎と急性無石胆嚢炎との間に，臨床徴候や血液検査所見上，大きな差はない。全く血液検査で異常を伴わないこともある（13 %）（CS）[34]。急性胆嚢炎における各種血液検査の陽性率を示す（表4）。

Q 27. 急性胆嚢炎を疑った場合，肝機能検査やビリルビン，血中膵酵素の測定は必要か？ [Background Question]

急性胆管炎や総胆管結石，急性膵炎との鑑別診断，これらの合併をチェックするために必要である。（レベル D）

　急性胆嚢炎における，肝・胆道系酵素とビリルビンの血中濃度の高度上昇は，総胆管結石の合併（CS）[42]，Mirizzi症候群の併発を意味する。また，急性化膿性胆嚢炎では高ビリルビン血症を呈するという報告もある（CS）[43]。急性胆嚢炎において，高ビリルビン血症時に総胆管結石を合併する頻度は 4～73 % とされている（CS）[34]。

Q 28. 急性胆嚢炎で血中膵酵素（リパーゼ，アミラーゼ）の上昇を認めた場合は何を考えるか？ [Background Question]

膵障害を惹起する総胆管結石の合併を疑う。

　急性胆嚢炎だけでは血中アミラーゼ濃度は上昇しない。血中アミラーゼ濃度の上昇は，総胆管結石など膵障害を惹起する他病態の合併を示唆する（MA）[44]。

Q 29. プロカルシトニン測定は急性胆嚢炎の診断と重症度判定に有用か？ [Future Research Question]

急性胆嚢炎を対象とするプロカルシトニン（PCT）に関する研究は少なく，その有用性は現時点では評価できない。（レベル C）

　プロカルシトニン（PCT）は敗血症の診断と重症度判定に有用であるというシステマティックレビューが

表4 各種血液検査の急性胆囊炎における陽性率

項目	陽性率	症例数	報告者
白血球数上昇	59 %	168	Parker[34]
	69 %	154	Gruber[15]
	59 %	108	Juvonen[33]
	82 %	22	Shapiro[35]
	90 %	10	Hill[36]
白血球数＞20,000 /mm^3	45 %	22	Shapiro[35]
	50 %	10	Hill[36]
CRP 上昇	78 %	108	Juvonen[33]
血沈亢進	60 %	108	Juvonen[33]
総ビリルビン上昇	41 %	156	Raine[37]
	33 %	81	Norrby[38]
	45 %	49	Lindenauer[39]
	77 %	22	Shapiro[35]
	75 %	8	Hill[36]
アルカリホスファターゼ上昇	26 %	156	Raine[37]
	20 %	49	Norrby[38]
	23 %	44	Lindenauer[39]
	64 %	22	Shapiro[35]
AST 上昇	40 %	30	Lindenauer[39]
	64 %	22	Shapiro[35]
ALT 上昇	12 %	156	Raine[37]
	26 %	63	Norrby[38]
	26 %	19	Shapiro[35]
LDH 上昇	86 %	22	Shapiro[35]
プロトロンビン時間延長	15 %	156	Raine[37]
	55 %	42	Lindenauer[39]
アルブミン低下	33 %	21	Lindenauer[39]
アミラーゼ上昇	29 %	17	Shapiro[35]
	13 %	16	Lindenauer[39]
尿素窒素（BUN）上昇	55 %	22	Shapiro[35]
血清クレアチニン上昇	50 %	22	Shapiro[35]
CA 19-9	0%	11	Albert[40]
エンドトキシン	36 %	11	Kanazawa[41]

CRP：C-reactive protein, AST：aspartate aminotransferase, ALT：alanine aminotransferase, LDH：lactate dehydrogenase　　　　（文献32より引用）

ある（Systematic review：以下 SR）[45,46] が，その一方で研究デザインが不均一なため敗血症と非敗血症の鑑別に役立たないというメタ解析もある（MA）[47]。急性胆囊炎を対象に限定した臨床研究は1つだけでありTG 13の重症度分類と相関することが報告されている（OS）[48]。

また，急性胆管炎でいくつかの症例集積研究があり急性胆管炎の重症度と相関することも報告されている(OS)[49〜51]。現時点で，急性胆嚢炎におけるPCT測定の有用性を検討するにはまだエビデンスが少なく，今後のエビデンスの蓄積による判断が求められると考え，future research questionとする。

4. 画像診断

1) 超音波検査（体外式）

Q 30. 急性胆嚢炎の診断にUSは推奨されるか？
[Foreground Question（Clinical Question）]

USによる胆嚢炎の診断基準や診断能は報告により違いがあるものの，その低侵襲性，普及度，簡便性，経済性などから急性胆嚢炎の形態診断における第一選択的検査法として推奨される。（推奨度1，レベルC）

急性胆嚢炎における超音波検査（US）に関する報告は多くあるが，症例集積研究においてはUSの簡便性，非侵襲的要素が述べられている（OS）[16,52〜55]。ただし，これらの論文において，診断能に関しては使用機器，判定基準，診断基準が各論文で異なっており，いずれも一施設の限られた症例数によるものである。HIDAスキャンとUSにおける診断能を比較した研究では，HIDAの診断能の高さが報告されている（OS）[53,54]が，新たに提唱された3つのガイドライン（CPG）[17,56,57]においては，診断能に限界があるもののUSを診断するための画像診断の方法として推奨している。

USはCTやMRIなどと比較しても安価であり，非侵襲的であり，比較的高い診断能を有していることから，急性胆嚢炎の画像診断法の中でも優れている（OS）[58,59]。USの実臨床での施行率は61.3％と報告されている（CS）[7]。

急性胆嚢炎の画像診断法を比較検討したメタアナリシスでは，USの感度は81％（95％CI：0.75-0.87），特異度は83％（95％CI：0.73-0.87）と報告されている（MA）[60]（図1）。

TG 13の急性胆嚢炎の診断基準で確定診断を判定するためには画像診断が必要であり，USは推奨される画像診断法である。

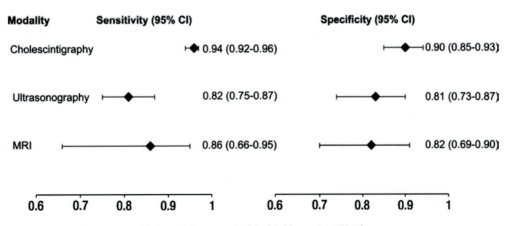

図1 急性胆嚢炎の画像診断法に関するメタ解析（文献60より引用）
　急性胆嚢炎におけるシンチグラフィー，超音波検査，MRIの感度・特異度

Q 31. 急性胆嚢炎の超音波所見は？［Background Question］

急性胆嚢炎の超音波所見は，胆嚢腫大，胆嚢壁肥厚，胆嚢結石，デブリエコー，sonographic Murphy's sign，ガス像，胆嚢周囲の液体貯留，胆嚢壁 sonolucent layer（hypoechoic layer），などがある。

急性胆嚢炎の超音波所見として，胆嚢腫大，胆嚢壁肥厚，胆嚢内の結石，デブリエコー，ガス像，プローブによる胆嚢圧迫時の疼痛（sonographic Murphy's sign），胆嚢周囲の液体貯留，胆嚢壁 sonolucent layer（hypoechoic layer），不整な多層構造を呈する低エコー帯，ドプラシグナル，などがある（CS）[61～63]。胆嚢腫大，胆嚢壁肥厚の基準としては，長径＞8 cm，短径＞4 cm，胆嚢壁＞4 mm が目安となる。胆嚢内結石の描出能は良好であるが，胆嚢管結石の描出能は13％と不良である。状況に応じて他の modality（MR cholangiography など）を用いる（OS）[64]。

胆嚢壁内の一層の低エコー帯を指す sonolucent layer（hypoechoic layer）は，急性胆嚢炎の診断において感度8％，特異度71％であり，良好な指標とはいえない。不整な多層構造を呈する低エコー帯の存在が，感度62％，特異度100％であり，より診断的価値が高い（CS）[63]（図2, 3）。

Q 32. 超音波検査を行ったときに急性胆嚢炎の診断に有用な所見は何か？［Background Question］

Sonographic Murphy's sign が有用である。

Sonographic Murphy's sign は，急性胆嚢炎の診断に有用である（OS）[65]，（CS）[66]。感度はやや劣るものの（63.0％，95％ CI：49.1～77.0％），特異度に優れた所見（93.6％，95％ CI：90.0～97.3％）である（OS）[65]。ガイドライン改訂委員会では，胆嚢腫大（長軸径＞8 cm，短軸径＞4 cm），胆嚢壁肥厚（＞4 mm），嵌頓胆嚢結石，デブリエコー，sonographic Murphy's sign（超音波プローブによる胆嚢圧迫による疼痛）を主項目とし，胆嚢周囲浸出液貯留，胆嚢壁 sonolucent layer（hypoechoic layer），不整な多層構造を呈する低エコー帯，ドプラシグナルを追加項目と位置づけて対応することが診断に有用と考えた（表5）。

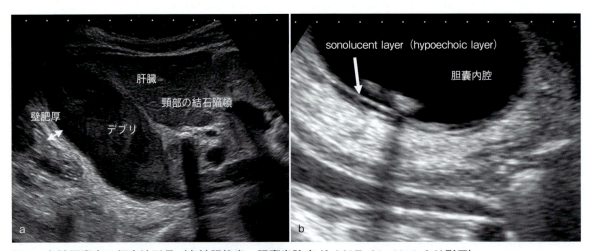

図2　急性胆嚢炎の超音波所見（急性胆管炎・胆嚢炎診療ガイドライン 2013 より引用）
　　a：結石嵌頓，デブリエコー，胆嚢壁肥厚（↔）
　　b：sonolucent layer（hypoechoic layer）（→）

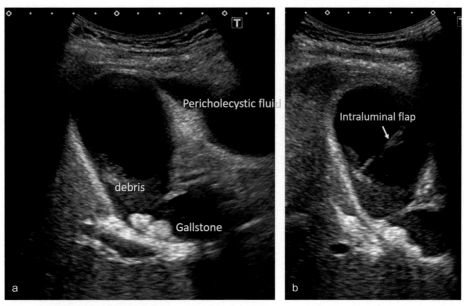

図3 急性胆嚢炎の超音波所見
a：右肋骨弓下走査による急性胆嚢炎の超音波像
胆嚢腫大，胆嚢内のデブリ，頸部の結石とともに胆嚢近傍の液体貯留（pericholecystic fluid）が描出されている。
b：右肋間走査による急性胆嚢炎の超音波像
胆嚢腫大，胆嚢壁肥厚，デブリ，結石に加えて胆嚢粘膜剥離による intraluminal flap を認める。

表5 急性胆嚢炎の超音波診断の基準

主項目
・胆嚢腫大（長軸径＞8 cm，短軸径＞4 cm）
・胆嚢壁肥厚（＞4 mm）
・嵌頓胆嚢結石
・デブリエコー
・sonographic Murphy's sign（超音波プローブによる胆嚢圧迫による疼痛）
追加項目
・胆嚢周囲浸出液貯留
・胆嚢壁 sonolucent layer（hypoechoic layer）
・不整な多層構造を呈する低エコー帯
・ドプラシグナル

（文献67より引用）

Q 33. 超音波カラードプラは急性胆嚢炎の診断に有用か？
[Future Research Question]

> 超音波ドプラ法（カラードプラ，パワードプラ）が胆嚢炎の診断そのものに有用であるとする報告は近年では見当たらない。原理的にも超音波ドプラ法による血流評価は機器性能や患者の体格などに強く影響を受けるため，定量化が困難であることから，診断上の基準値を設定することは適切ではない。（レベル D）

　急性胆嚢炎におけるカラードプラに関する論文では，胆嚢の癒着の診断に有用であったが手術の困難度を推測することは困難であったと報告されている（OS）[68]。急性胆嚢炎の診断に関する論文は調べた範囲ではなかった。機種や機器設定（ドプラゲイン，ハイパスフィルタ，ドプラ周波数，速度レンジ），さらには患者特性（体壁の厚みなど）に関する記載はなく，評価は主観的かつ定性的なものであった。実行バイアス，検出バイアス，不精確といった問題点が考えられた。US そのものによる侵襲はなく，その普及度においても他の形態学的診断法に勝るものの，カラードプラ法を用いた判定にはリスクを伴う。有用性を検討するにはまだエビデンスが少なく，今後のエビデンスの蓄積による判断が求められると考え，future research question と位置づけた（図 4）。

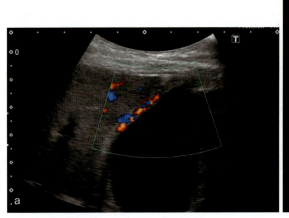
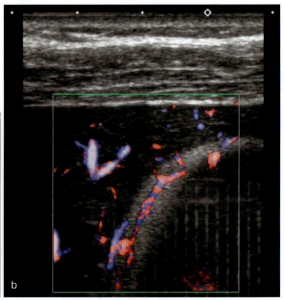

図 4　急性胆嚢炎の超音波ドプラ画像
　a：急性胆嚢炎におけるカラードプラ画像
　胆嚢壁は軽度肥厚し，体部から底部にかけて壁内に血流シグナルがみられる。
　b：急性胆嚢炎における superb microvascular imaging（SMI）画像
　肥厚した胆嚢壁内に血流シグナルが描出されている。SMI は通常のカラードプラに比較して微細血流の描出に優れていることがわかる。このように急性胆嚢炎において壁内血流の亢進を判定する際には使用する機器やソフトの性能を考慮する必要がある。

Q 34. 急性胆嚢炎の重症度判定においてはどのような超音波所見に着目すべきか？[Background Question]

超音波検査による急性胆嚢炎の重症度判定においては，胆嚢周囲膿瘍，肝膿瘍，胆嚢周囲低エコー域，胆嚢内腔の膜様構造，胆嚢壁の不整な肥厚，胆嚢壁の断裂像，胆嚢気腫像に着目する。

急性胆嚢炎の超音波所見を3群に分けて検討した報告では，1度（走査時圧痛，胆嚢腫大，胆嚢壁肥厚），2度（1度の所見に加えて sonolucent layer（hypoechoic layer），胆嚢内 debris，胆嚢床型あるいは胆嚢壁内型胆嚢周囲膿瘍を認める），3度（1・2度の所見に加えて腹腔内型胆嚢周囲膿瘍，液体貯留，胆管所見，肝膿瘍を認める）と分類し，臨床的重症度と APACHE Ⅱ score との間に強い関連があると報告している（CS）[69]。また，急性胆嚢炎の重症群（壊疽性および周囲臓器との高度癒着例）に特異的な超音波所見として胆嚢周囲低エコー域の存在があげられている（感度39％，特異度87％，正診率70％）（OS）[70]。

胆嚢壁の壊死や穿孔の診断は，局所の重症度を評価する上で重要である。胆嚢壁の壊死（壊疽性胆嚢炎）の診断に有用な超音波所見としては，胆嚢内腔の膜様構造と，胆嚢壁の不整な肥厚があげられる。胆嚢内腔の膜様構造は32％，胆嚢壁の不整な肥厚は47％にみられ，両者ともみられたのは21％，これらのいずれかの所見がみられるのは58％である（CS）[71]。胆嚢壁の穿孔の診断に有用な超音波所見としては，高度の壁肥厚と，胆嚢壁の断裂像があげられる。穿孔例においてやや壁肥厚の程度が強い（3〜20 mm，平均7 mm，非穿孔例では2〜13 mm，平均5 mm）（CS）[72]。胆嚢壁の断裂像は，超音波検査で70％，CT で78％に描出されている（OS）[73]。

2）単純 X 線写真

Q 35. 急性胆嚢炎を疑った場合，単純 X 線写真は有用か？[Background Question]

鑑別診断を目的として，腹部単純 X 線写真を撮影することは有用である。（レベル D）

急性胆嚢炎における単純 X 線所見としては，石灰化胆石，胆嚢腫大，軽度のイレウス像，胆道気腫，右肺底部の無気肺および胸水などがあげられるが，いずれも特異的な所見とはいえない（CS）[74]。しかし，単純 X 線写真は，消化管穿孔や腸閉塞など急性胆嚢炎と鑑別を要する疾患の診断に有用であるので，急性胆嚢炎が疑われる場合には，他疾患との鑑別のために単純 X 線写真を撮るべきである（EO）[75,76]。

3）CT（computed tomography）（図5，6）

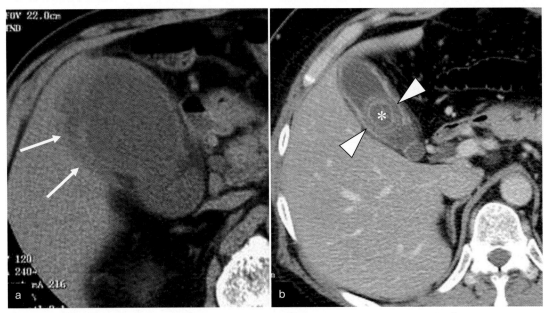

図5 急性胆嚢炎のCT所見（急性胆管炎・胆嚢炎診療ガイドライン2013より引用）
　　a．単純CT：胆嚢腫大，胆嚢壁の浮腫状肥厚（矢印）を認める。
　　b．造影CT：胆嚢壁の肥厚と濃染（矢頭）を認める。＊：胆石

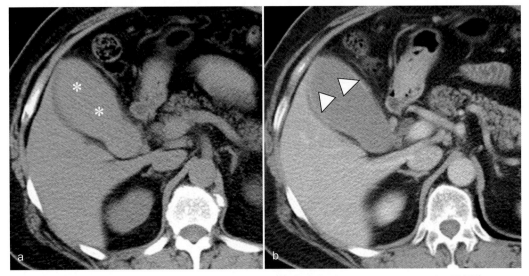

図6 急性無石胆嚢炎のCT所見（急性胆管炎・胆嚢炎診療ガイドライン2013より引用）
　　a．単純CT：胆嚢の腫大と胆汁の濃度上昇を認める（＊）。
　　b．造影CT：胆嚢粘膜の造影効果を伴う胆嚢壁の肥厚を認める（矢頭）。

Q 36. 急性胆嚢炎の診療においてどのような場合に CT を撮影するべきか？
[Background Question]

急性胆嚢炎が疑われるが，臨床所見，血液検査，超音波検査によって急性胆嚢炎の確定診断が困難な場合，あるいは局所合併症が疑われる場合には，CT を施行すべきである。CT はできるだけ造影ダイナミック CT を施行することを推奨する。（推奨度 2，レベル C）

初診時の X 線 CT 検査は，体外式超音波に比べ診断能は劣り，必ずしも全例でルーチンに施行する必要はない (OS)[77]，（表 6）。しかしながら穿孔や膿瘍などの合併症の診断には有用である (OS)[78,79]。超音波検査では胆嚢壁の断裂をとらえることは困難で，胆嚢壁の局所的突出を穿孔の所見とした場合，その正診率は 39 % にすぎないが，CT では胆嚢壁の断裂所見を 69 % に描出可能である (OS)[80]。

表 6　超音波と CT の急性胆嚢炎における診断能の比較

	症例数	感度	特異度	陽性予測値	陰性予測値	陽性尤度比	陰性尤度比
CT	(n = 117)	39 %	93 %	50 %	89 %	5.57	0.656
超音波検査	(n = 117)	83 %	95 %	75 %	97 %	16.6	0.179

（文献 77 より和訳引用）

Q 37. 急性胆嚢炎のダイナミック CT 所見は？ [Background Question]

急性胆嚢炎のダイナミック CT 所見は，胆嚢腫大，胆嚢壁肥厚，漿膜下浮腫，胆嚢粘膜濃染，胆嚢周囲肝実質濃染（動脈相），胆嚢壁濃染部の不整あるいは断裂，胆嚢周囲の液体貯留，胆嚢周囲膿瘍，胆嚢内ガス像，胆嚢周囲脂肪織内の線状高吸収域，などである。

急性胆嚢炎のダイナミック CT 所見としては，胆嚢拡張（41 %），胆嚢壁肥厚（59 %），胆嚢周囲脂肪織内の線状高吸収域（52 %），胆嚢周囲の液体貯留（31 %），漿膜下浮腫（31 %），胆汁の高吸収化（24 %），粘膜剥離（3 %），がある (OS)[81]。胆嚢壁に炎症が生じると胆嚢壁の血流が増加し，肝実質に還流する胆嚢静脈血流が増加する。したがって，急性胆嚢炎では胆嚢周囲の肝実質がダイナミック CT の動脈相にて一過性に濃染を示す (OS)[82〜85]，（図 7）。

軽症の急性胆嚢炎では，胆嚢壁肥厚がなく胆嚢腫大しか認められないことも多い。胆嚢のサイズには個人差もあるので，胆嚢の確定診断は胆嚢の腫大のみでは困難である。しかしながら，造影ダイナミック CT を行えば胆嚢炎が存在する場合には，胆嚢周囲肝実質の濃染が認められるので診断的価値が高い (OS)[84]，（図 7）。

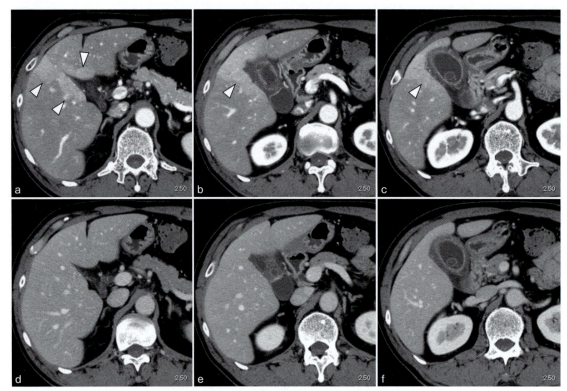

図7 ダイナミックCT 急性胆石性胆囊炎（胆囊周囲肝一過性早期濃染）
（急性胆管炎・胆囊炎診療ガイドライン 2013 より引用）

a, b, c：ダイナミックCT動脈相では胆石，胆囊腫大，胆囊壁浮腫性肥厚，粘膜の濃染を認める。また，胆囊周囲肝実質に早期濃染（矢頭）を認める。
d, e, f：平衡相では肝実質の濃染は消失している。
急性胆囊炎での肝実質の早期濃染は炎症によって肝実質へ還流する胆囊静脈血流が増加するために生じる現象である。

Q 38. 急性胆囊炎の重症度判定においてはどのようなCT所見に着目すべきか？
[Background Question]

胆囊内腔あるいは壁内のガス像，胆囊内腔の膜様構造，胆囊壁の造影不良，胆囊周囲膿瘍，などに着目すべきである。

急性壊疽性胆囊炎の特異的ダイナミックCT所見は，胆囊壁の不整な肥厚，胆囊壁の造影不良（interrupted rim sign），胆囊周囲脂肪織濃度上昇，胆囊内腔あるいは壁内のガス，内腔の膜様構造（intraluminal flap, intraluminal membrane），胆囊周囲膿瘍，などである（OS）[85〜87]，（表7）。

胆囊の炎症の程度に応じて胆囊壁の血流も増加するので，胆囊床周囲肝の濃染の程度も強くなる。したがってダイナミックCT動脈相での胆囊周囲肝実質の濃染の程度も重症度を反映すると考えられる。広範な壊疽性胆囊炎では胆囊壁は造影効果が乏しいために，肝実質の濃染も認められない（図8）。

表7 壊疽性胆嚢炎における各CT所見の診断能（n=75）

CT所見	感度	特異度
胆嚢壁内気腫，胆嚢内気腫	7.6 %	100 %
内腔の膜様構造	9.8 %	99.5 %
胆嚢壁不整・欠損像	28.3 %	97.6 %
胆嚢周囲膿瘍	15.2 %	96.6 %
胆嚢壁内線状構造	37.0 %	89.9 %
胆嚢周囲肝実質濃染	27.2 %	89.3 %
胆嚢周囲液体貯留	53.3 %	87.0 %
胆嚢内結石	47.8 %	83.2 %
胆嚢周囲炎症像	78.3 %	72.1 %
胆嚢膨満	88.0 %	59.1 %
胆嚢壁肥厚	88.0 %	57.7 %

（文献86より和訳引用）

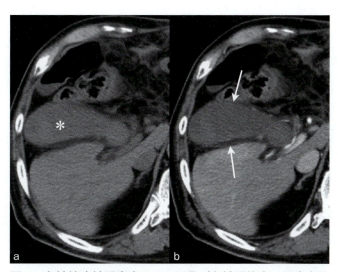

図8 急性壊疽性胆嚢炎のCT所見（急性胆管炎・胆嚢炎診療ガイドライン2013より引用）
急性壊疽性胆嚢炎，胃癌術後
a. 単純CTでは胆嚢腫大と壁肥厚を認める。胆嚢内腔は高吸収（＊）を呈している。
b. 造影ダイナミックCT動脈相では胆嚢壁には明らかな造影効果は認められない（矢印）。緊急手術を施行した。組織学的には胆嚢壁に広範な出血性壊死を認めた。

4) MRI (magnetic resonance imaging) /MRCP (magnetic resonance cholangiopancreatography) （図9, 10）

Q 39. MRI/MRCPは急性胆嚢炎の診断に有用か？
[Foreground Question (Clinical Question)]

MRI/MRCPは急性胆嚢炎の診断に有用である。
腹部超音波検査で診断が確定的でない場合，検査を推奨する。（推奨度2，レベルB）

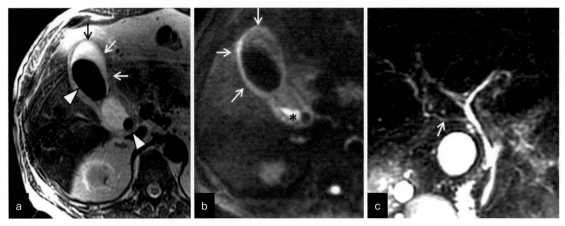

図9 急性結石性胆囊炎のMRI所見
70歳代男性,急性結石性胆囊炎
MRI T2強調像 (ssfse)。拡散強調像　MRCP画像 (参考)
a：胆囊内に低信号の胆石を認める (矢頭)。胆囊は腫大し,壁肥厚 (黒矢印) を認める。
b：拡散強調像では胆囊壁肥厚が明瞭である (矢印)。胆囊頸部にdebrisの堆積が高信号で描出されている (＊)。
c：MRCP画像。後区域胆管が描出されている (矢印)。

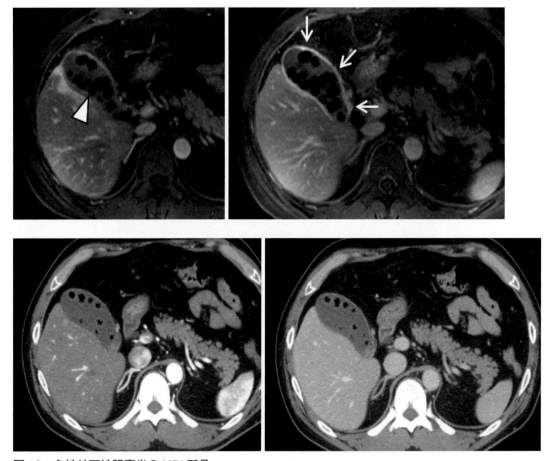

図10 急性結石性胆囊炎のMRI所見
40歳代男性,急性結石性胆囊炎
上：造影MRI 早期相 (右) 門脈相 (左)
下：造影CT 早期相 (右) 門脈相 (左)
胆囊内に無数のsignal voidを認める (胆石,矢頭)。
胆囊壁の造影効果は明瞭である (矢印)。
造影CTと比べ,造影MRIのほうが壁の造影効果が明瞭に描出されている。また胆石の描出能もMRIがCTより優れている。

急性胆囊炎の画像診断として腹部超音波検査（US）がまず行われるべき検査であるが，術者のスキル，患者の状態によって成因である胆石や総胆管結石がはっきりしない場合があること，また壊疽性胆囊炎の診断が難しい（OS）[88]ことがあるため，状況に応じて造影CT検査やMRI検査が推奨される（CS）[89,90]。

MRIは，濃度分解能が高く，胆囊の腫大や壁肥厚，胆囊周囲の炎症性変化の描出が可能で，急性胆囊炎の存在診断に有用である（SR）[91,92]，（表8）。

急性胆囊炎ではMRI上，胆囊腫大，壁肥厚，胆囊周囲の炎症性変化が生じる。特にT2強調画像でのpericholecystic high signalは急性胆囊炎の診断に有用である（SR）[92]。Pericholecystic high signalは，胆囊周囲液体貯留像や浮腫像に相当する。ただし，急性肝炎や肝硬変などで腹水が存在するような場合，pericholecystic high signalと同様な所見を呈するので注意を要する（SR）[92]。

造影ダイナミックMRIの動脈相ではダイナミックCTと同様に急性胆囊炎では胆囊床周囲肝に濃染を認める。MRCPは造影剤を用いることなく全胆道の描出が可能であり，胆道系解剖の把握（副肝管や後区域胆管の早期分岐などの破格）が容易であるため，術前精査に有用である。またMRCPでは，胆囊頸部結石，胆囊管結石の描出率が，USよりも良好である（OS）[64]。

また，メタ解析（2012年）では急性胆囊炎のMRI診断能は感度・特異度85％（95％ CI：66％-95％）・81％（95％ CI：69-90％）（MA）[60]と良好な結果が報告されている（図9, 10, 動画）

動画 URL【http://www.igakutosho.co.jp/movie/movie 06.html】（ユーザー名：igakutosho，パスワード：19641212）

しかし，このメタ解析は2000年前後の3本のコホート研究あるいは横断研究を元にした成績であるため，最新のMR装置および撮影シークエンスを用いるとさらに良好な診断能が十分に期待される。MRI/MRCPでは非造影である場合でも，胆囊壁肥厚，胆囊壁周囲液体貯留，胆囊腫大の描出は良好であり，造影MRIに比べて非劣勢であることが報告されている（OS）[93]。慢性胆囊炎と急性胆囊炎の鑑別についてもMRIが有用である。造影MRIで胆囊壁肥厚と肝床の早期濃染がみられれば特異度92％で急性胆囊炎と診断でき（OS）[94]，CTと比較し，MRI T2強調像の胆囊周囲脂肪織の異常信号が特異度の高い所見と報告されている（OS）[95]。MRI/MRCPはコストが高い（CPG）[17]ものの，診断能についてはMRI/MRCPが腹部超音波検査をやや上回っている。しかし，MRI/MRCPでは良好な画像を得るために患者の安静が保てることが必須となる。

急性腹症を示す急性胆囊炎症例では安静維持が困難であることが多く，それにより画像クオリティの低下が危惧される。またMRI未対応の体内金属（ペースメーカーや人工内耳など）が埋め込まれている患者では検査できないなど，USやCTと比べてややハードルが高い検査である。MRI/MRCPは腹部超音波検査で診断が確定的でない場合に，行うことが推奨され，推奨度を2とした。

表8 MRIの急性胆囊炎に対する診断精度

報告者（報告年）	症例数	感度	特異度
Håkansson[91]（2000）	94	88％	89％
Regan[92]（1998）	72	91％	79％

（文献67より引用）

5）ERCP（endoscopic retrograde cholangiopancreatography）

急性胆囊炎の診断そのものにはERCPは不要である。かつては胆囊摘出術の術前検査として，胆管結石のスクリーニング，胆道系の解剖の把握を目的として広く行われていたが，MRCP，drip infusion cholangiographic-computed tomography（DIC-CT）などの非侵襲的な検査法の台頭，手術手技の向上によって，そ

の機会は減少してきている（OS）[96,97]。治療的応用として，内視鏡的経乳頭的胆囊ドレナージがあるが（CS）[98]，percutaneous transhepatic gallbladder drainage（PTGBD）や percutaneous transhepatic gallbladder aspiration（PTGBA）の有効性（OS）[99]，（CS）[100]が認められつつある現在，限られた症例（凝固障害や腹水貯留による経皮経肝的アプローチ困難例や手術ハイリスク例など）のみが適応になっている。

6) EUS（endoscopic ultrasonography）

胃や十二指腸内腔側から走査する EUS は高周波による近距離走査を可能とし，消化管内のガスや患者の体型に影響されず高い局所分解能を有する。検査の性格上，急性胆囊炎の急性期には行われることは少なく，存在診断に関するまとまった報告はない。成因診断に関しては，体外式超音波検査よりも優れている。胆囊結石の存在が疑われるものの体外式超音波検査で結石が描出されない症例でも EUS では高率に小結石が描出される（OS）[101,102]。また悪性疾患との鑑別および悪性疾患の進展度診断にも用いられる（CS）[103]。合併症が少なく安全に施行可能であるが，侵襲的で苦痛を与える場合がある。

7) ^{99m}Tc-hepatobiliary iminodiacetic acid（HIDA）scan

^{99m}Tc-HIDA は胆汁塩，遊離脂肪酸，そしてビリルビンとともに肝細胞に取り込まれ，ビリルビンと同様に胆管に排泄される。この ^{99m}Tc-HIDA を用いた HIDA scan は 1980 年代より胆道疾患に対して広く用いられてきた核医学検査の 1 つである（EO）[104]。撮像プロトコールとして，核種注入後最初の 60 秒を 1〜3 秒おきに撮影（blood flow phase）し，以後 1 分おきに 1 時間撮影を繰り返す。通常，胆囊は 30 分程度で描出されるが，急性胆囊炎では炎症あるいは胆囊頸部に嵌頓した結石により，描出されない。静注後 60 分で胆囊が描出されない場合，急性胆囊炎と強く疑うことができる。正診度を高めるために 4 時間後の追加撮影を加える方法や 30 分後に塩酸モルヒネを投与する方法がある（EO）[104]。HIDA scan の急性胆囊炎の診断能は感度 94 %（95 % CI 92-96 %），特異度 90 %（95 % CI 85-93 %）と報告されており（MA）[60]，この結果は腹部超音波検査，MRI/MRCP 検査の診断能より勝る。しかしながら HIDA scan は核種を得るための時間がかかること，検査時間がかかること，被ばくがあること，コストが高いことなどから，利便性に大きな制約があるため，急性胆囊炎への利用は限定的である（CPG）[2,17]。

近年は肝細胞特異性造影剤（特に Gd-EOB-DTPA 造影剤）を用いた contrast enhanced magnetic resonance cholangiography（EOB-MRC）の有用性が報告されており（OS）[105]，^{99m}Tc-HIDA scan と比べて同等という研究結果も報告されている（CS）[106]。

8) DIC（drip infusion cholangiography），DIC-CT

DIC はヨード造影剤（ビリスコピン®）を点滴静注した 30 分から 60 分後に，単純 X 線撮影することで胆管と胆囊を可視化できる簡便な方法で，かつては術中胆道造影以外の唯一の胆道造影法として急性胆囊炎，胆囊結石の診断に用いられていた。しかし，診断能が低く（CS）[107]，他のすぐれたモダリティーの台頭によってその役割は薄れている。一方ビリスコピン®投与後に CT を撮影する DIC-CT は極めて良好なコントラストおよび空間分解能を有しており，また三次元再構成による胆道解剖の立体的把握に有用である（EO）[108]。しかし直接胆道造影と同様に胆道閉塞部位より末梢側の胆道が描出されない欠点がある。また DIC-CT ではビリスコピン®による副作用が 0.8〜3.4 % で認められる（CS）[109]。通常はより非侵襲的で閉塞部より末梢側の胆道の描出も可能な MRCP が優先されるが，MRI 検査ができない場合あるいは胆道手術前に詳細な胆道解剖情報が必要な場合に，DIC-CT が考慮される。

5. 鑑別診断

Q 40. 急性胆囊炎の診断時に鑑別を要する疾患は？ [Background Question]

急性胆管炎との鑑別が重要である。また，合併にも注意すべきである。
右上腹部の炎症性疾患（胃・十二指腸潰瘍，結腸憩室炎，急性膵炎など）も鑑別を要する。消化器疾患に限らず，心疾患やFitz-Hugh-Curtis症候群など他領域の疾患も鑑別を要する。胆囊癌の合併の可能性も考えておくべきである。

急性腹症としての入院症例の中で，急性胆囊炎の頻度は 3 ～ 10 ％である（OS）[23,25,31]。急性胆囊炎と鑑別を要する疾患は，すべての右上腹部炎症性疾患であり様々な疾患が報告されている（EO）[110〜112]，（CS）[113〜115]，（表9）。

急性胆管炎との鑑別が最も重要であるが，同時に両者が並存している可能性にも留意する必要がある。急性胆囊炎では血液検査上，白血球数の上昇は認められるが，急性胆管炎や胆管結石などの合併を除けば，肝・胆道系酵素（ALP，γ-GTP，AST，ALT）の上昇は軽度である。

胃・十二指腸潰瘍の穿孔例では，単純X線写真にて遊離ガス像が認められない場合があり，鑑別のために吸収性流動性造影剤（ガストログラフィン）による上部消化管造影などが必要になることもある（EO）[110,111]。

また，心筋梗塞や狭心症の疼痛は，急性胆囊炎の疼痛とよく似ており，心電図などによる鑑別が必要である（OS）[99]，（CS）[100]。急性胆囊炎に近い症状を呈する疾患として，Fitz-Hugh-Curtis症候群を認識しておくことが重要である（EO）[116]，（CS）[117]。右上腹部痛を特徴とし，癒着を伴うperihepatitis（肝周囲炎）およびpelvic inflammatory disease（PID）を示す疾患で，激しい右上腹部痛と発熱により発症することがあり，急性胆囊炎と鑑別を要する（EO）[116]。起炎菌として淋菌やクラミジアが検出される。術後急性胆囊炎の診断は，難しい場合も多く，発症時の正診率は 63 ～ 73 ％である。非正診例では腹腔内膿瘍，縫合不全，急性腹膜炎，腸閉塞などと診断されることが多い。術後急性胆囊炎では原疾患の手術に起因する合併症も鑑別疾患の対象となる（CS）[118〜120]。また，非正診例では穿孔や壊死など重症な胆囊炎の頻度が高く，特に穿孔例では術後急性胆囊炎発症時の診断は困難である（CS）[119]。

気腫性胆囊炎では，ガス産生菌の感染によって胆囊壁内にガス像が出現する。腹部単純X線において右上腹部に液体貯留を伴った異常なガス集積像を認める。気腫性胆囊炎が疑われる症例では，メッケル憩室症や十二指腸憩室，拡張した十二指腸，結腸肝弯曲部，消化管胆道瘻，膿瘍，後腹膜気腫，腹膜気腫などとの鑑別が必要である（EO）[121]，（CS）[122]。鑑別診断には超音波検査が有用で，気腫性胆囊炎では粘膜内気腫が認められることが特徴である（CS）[122]。

妊娠中に急性胆囊炎が疑われる場合，盲腸など右側結腸が右上腹部へ移動するため，虫垂炎や憩室炎との鑑別が必要である（Case report：以下CS）[123]。

表9　急性胆嚢炎の鑑別疾患

胆道疾患	腸疾患
慢性胆嚢炎	急性虫垂炎
胆嚢捻転症	結腸憩室炎
胆嚢癌	腸閉塞症
急性胆管炎	腸間膜血管閉塞症
膵疾患	過敏性大腸症候群
急性膵炎	右側結腸癌，肝弯曲部
膵癌	便秘症
肝疾患	心・血管疾患
肝炎	虚血性心疾患（狭心症，心筋梗塞）
肝膿瘍	解離性動脈瘤
肝癌	肺疾患
Fitz-Hugh-Curtis症候群	肺炎（右下葉）
胃・十二指腸疾患	胸膜炎
急性胃炎	泌尿器疾患
急性胃粘膜病変	尿管結石
胃・十二指腸潰瘍	腎盂腎炎（右）
胃癌	その他
逆流性食道炎（食道裂孔ヘルニア）	敗血症（原因が胆道系以外）
	溶血性貧血

（文献110～115より作成）

Q 41. 急性胆嚢炎に胆嚢癌が合併している頻度は？　[Background Question]

> 急性胆嚢炎に胆嚢癌が合併している頻度は1～1.5％である。
> 高齢者では胆嚢癌の合併頻度が高い。

　急性胆嚢炎では1～1.5％に胆嚢癌が認められる（CS）[124,125]。

　60歳以上では胆嚢癌の合併頻度が高くなる（8.8％）（CS）[126]。一方，胆嚢癌の急性胆嚢炎併存率は9.8～31.5％と報告されているが（OS）[127]，（CS）[124,128～134]，急性胆嚢炎を合併した胆嚢癌では，炎症により癌の存在診断が困難なことが多い（OS）[127]，（CS）[124,128～133]。

　急性胆嚢炎を合併した胆嚢癌症例のほうが，非合併例よりも高齢である（CS）[122]。急性胆嚢炎を合併した胆嚢癌の術前診断率は，年々向上する傾向にはあるが0～56％と低率である（OS）[127]，（CS）[124,128～133]。

　カラードプラ超音波検査による胆嚢壁の血流速度の測定が胆嚢癌との鑑別に有用である（CS）[135]。また，EUS上，表面不整の高度肥厚した低エコーが胆嚢癌に特徴的とされている（CS）[136]。

　胆嚢癌症例における胆汁細胞診の癌陽性率は39～50％である（CS）[137]，（OS）[138]。胆嚢内にドレナージチューブを留置し，頻回に胆嚢洗浄液による胆汁細胞診を行うと，癌陽性率が高率（感度87.5％，特異度92.0％）である（EO）[139]。また，胆嚢壁あるいは腫瘍からの吸引細胞診では高い癌陽性率（感度92.3％，特異度100％）となる（OS）[138]。

胆汁中 CA 19-9 や CEA は急性胆囊炎でも胆囊癌でも高値となり，急性胆囊炎と胆囊癌との鑑別診断には有用でない (OS)[140]，(CS)[40]。

Q 42. 急性胆嚢炎と診断された症例が短時間に増悪した場合には，何を考えるか？
[Background Question]

> 急性胆嚢炎と診断された症例が短時間に増悪する場合には，胆嚢捻転症，気腫性胆嚢炎，急性胆管炎の合併，壊疽性胆嚢炎，胆嚢穿孔，などを考える。(レベル D)

頻度は非常に少ないが，急速に症状が増悪する急性胆嚢炎として，胆嚢捻転症がある (CS)[141,142]，(図 11)。胆嚢捻転症は，胆嚢頸部の捻転により血流が途絶し，胆嚢壁に壊疽性変化を生じ，緊急手術を必要とする。急性胆嚢炎と診断された症例が短時間に増悪し，胆嚢捻転症と判断した場合には，早期に手術することが望ましい (CS)[141]。本邦報告 236 例の検討では，胆嚢捻転症における術前診断の正診率は 8.9 % で, 34.5 % の症例が，通常の胆嚢炎・胆石症と診断された。臨床所見では 38 ℃以上の発熱が少なく (20.5 %)，診断には超音波検査が有用で，①胆嚢腫大，②胆嚢壁肥厚，③胆嚢と胆嚢床との遊離あるいは肝床との接触面積の狭小，④胆嚢の正中側または下方偏位が特徴的な所見であった (CS)[142]。

気腫性胆嚢炎は，胆嚢の局所的な炎症にとどまることなく，腹腔内膿瘍，汎発性腹膜炎，腹壁ガス壊疽，敗

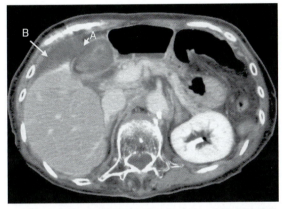

a. CT：胆嚢壁の肥厚と造影不良 (A)，胆嚢周囲液体貯留 (B)

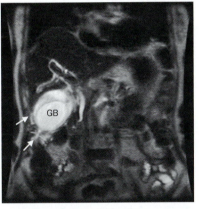

b. MRI：T 2 強調像における pericholecystic high signal (矢印)，GB：胆嚢

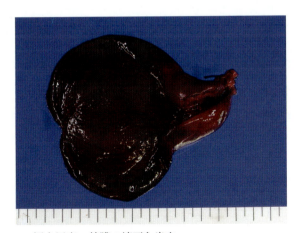

c. 標本写真：粘膜の壊死と出血

図 11 胆嚢捻転症（文献 32 より引用）

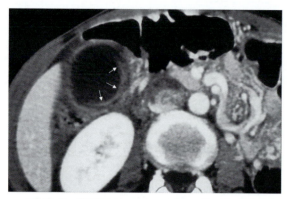
a. CT検査：胆嚢壁intraluminal flap像（矢印）を認めた。

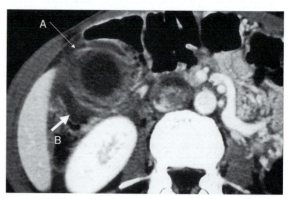
b. CT検査：胆嚢壁の高度肥厚（A），および胆嚢周囲の液体貯留像（B）を認めた。

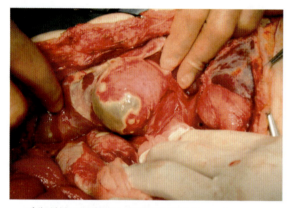
c. 手術所見：胆嚢壁の壊死像を認めた。

図12　壊疽性胆嚢炎（急性胆管炎・胆嚢炎診療ガイドライン 2013 より引用）

血症など致死的な合併症を起こし，極めて急激な臨床経過をたどることが多い。急性胆嚢炎と診断された症例が短時間に増悪した場合には，気腫性胆嚢炎も考えるべき病態のひとつである（EO）[116]。

胆嚢壁の壊死を伴う壊疽性胆嚢炎（図12），穿孔し腹膜炎を合併した場合，急性胆管炎を合併した場合には，腹痛の増強などといった臨床症状の急激な増悪を認める場合がある（CS）[143]。

Q 43. 超音波検査により壊疽性胆嚢炎や気腫性胆嚢炎を診断する際に注意する所見は？ ［Background Question］

胆嚢壁の不整な肥厚や壁の断裂像に注意する。

Jeffreyらは壊疽性胆嚢炎19例の検討から，胆嚢内腔の膜様構造は31.6％（6例）に，胆嚢壁の不整な肥厚は47.4％（9例）にみられ，両者ともみられたのは21.1％（4例）であり，57.9％（11例）でこれらのいずれかの所見が観察されたとしている（CS）[71]。また穿孔についてForsbergらは，穿孔症例24例と非穿孔性急性胆嚢炎21例を用いた検討により穿孔例においてやや壁肥厚の程度が強い（3～20 mm，平均7 mm，非穿孔例では2～13 mm，平均5.3 mm）ものの，特異的な所見は得られなかったとしている（CS）[72]。一方，Soodらは胆嚢穿孔の直接所見としての壁の断裂は超音波によりその70％（23例中16例）で描出可能，一方CTでは78％（18例中14例）であったとしており（OS）[73]，機器の性能にも依存するものの，その診断はかなりの症例で可能であると考えられる（図13，14）。

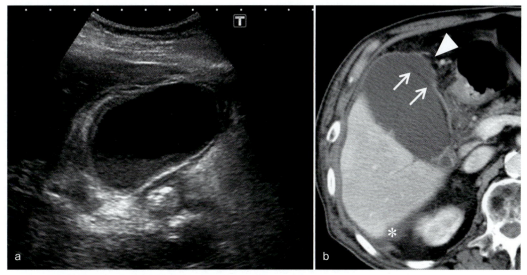

図13 壊疽性胆嚢炎（急性胆管炎・胆嚢炎診療ガイドライン2013より引用）
　a．超音波：胆嚢壁の肥厚，壁内に数条の hypoechoic layer，ならびにデブリを認めるが，壊疽性胆嚢炎と断定するのは困難であった。
　b．ダイナミックCT：胆嚢は腫大し，壁の濃染を認めるが，一部で壁の断裂（矢印）と壁在膿瘍（矢頭）を認める。肝周囲に液体貯留（＊）を認め，横隔膜下膿瘍と考えられる。

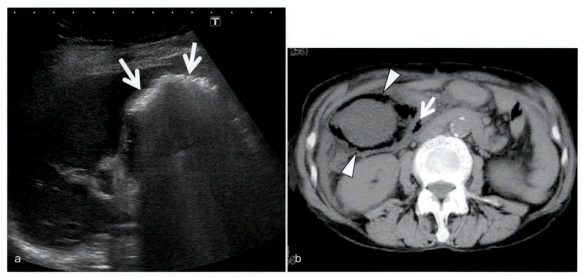

図14 気腫性胆嚢炎（急性胆管炎・胆嚢炎診療ガイドライン2013より引用）
　a．超音波：胆嚢内腔に著明なガス像を認める（矢印）。
　胆嚢壁内や内腔に含気を認める場合，気腫性胆嚢炎を考慮する。
　内腔のガスでは可動性がみられるが，壁内ガスの場合は可動性がないため腺筋腫症などにみられる comet tail artifact との鑑別に注意する必要がある。
　b．単純CT：胆嚢が腫大し，胆嚢壁（矢頭）ならびに肝内胆管から総胆管内（矢印）にガスを認める。

Q 44. 壊疽性胆嚢炎の診断にどのような画像診断が推奨されるか？
　　［Foreground Question（Clinical Question）］

壊疽性胆嚢炎の診断には造影CTあるいは造影MRIが推奨される。（推奨度1，レベルC）

　壊疽性胆嚢炎はTG 13の重症度判定基準では中等症（Grade Ⅱ）急性胆嚢炎であり，診断の遅れは臓器障

害につながる重要な病態である。壊疽性胆嚢炎のダイナミック CT 所見は，胆嚢壁の不整な肥厚，胆嚢壁の造影不良 (interrupted rim sign)，胆嚢周囲脂肪織濃度上昇，胆嚢内腔あるいは壁内のガス，内腔の膜様構造 (intraluminal flap, intraluminal membrane)，胆嚢周囲膿瘍などである (OS)[144]。腹部超音波検査ではこのような壁の不整・断裂所見は過小評価されることが多い (OS)[88] のに対して，造影 CT では胆管壁の造影不良がみられた場合の感度 73 %，陰性的中率 95 % との報告 (OS)[145]，造影 MRI では壁内の膜様構造がみられた場合の正診率 80 % との報告 (OS)[146] があり，腹部超音波検査の診断能を上回ると考えられる。また急性胆嚢炎と診断されている症例を後方視的に画像解析した報告では，胆嚢壁の造影不良あるいは結石が同定できない場合の壊疽性胆嚢炎の正診率，感度，特異度はそれぞれ 92 %，88.2 %，100 % と報告されている (OS)[87]。一般的に腹部超音波検査はコストがもっとも低い画像検査である一方で，造影 CT，造影 MRI はコストが高い検査である (EO)[147]。しかしながら壊疽性胆嚢炎における造影 CT，造影 MRI の診断能はともに腹部超音波検査の診断能を上回っているため，特に重症度の高い胆嚢炎が疑われる例では造影 CT，造影 MRI の施行が推奨される（図 15）。

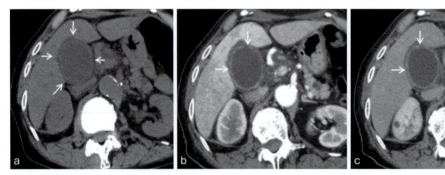

図 15　壊疽性胆嚢炎の CT 画像
70 歳代女性，壊死性胆嚢炎（急性無石胆嚢炎）
ダイナミック CT（a. 単純，b. 早期相，c. 平衡相）
単純 CT では胆嚢の腫大と胆嚢壁肥厚，胆嚢漿膜下の浮腫性変化を認める（矢印）。造影 CT (b, c) では胆嚢壁の不整像と一部造影効果の途絶を認め（矢印），壊死性胆嚢炎の像である。肝実質の一過性早期濃染 (b)，肝十二指腸間膜の浮腫性変化を認め (c, 矢頭)，炎症の波及が疑われる。

Q 45. 気腫性胆嚢炎の診断にどのような画像診断が推奨されるか？
[Foreground Question (Clinical Question)]

気腫性胆嚢炎の診断には CT が推奨される。（推奨度 1，レベル D）

　気腫性胆嚢炎はガス産生菌を起炎菌とし，穿孔率も高い。そのため腹腔内膿瘍，汎発性腹膜炎，腹壁ガス壊疽，敗血症など致死的な合併症を起こし，極めて急激な臨床経過をたどることが多く，TG 13 では中等症急性胆嚢炎（顕著な局所炎症所見）に分類されている (CPG)[2]。気腫性胆嚢炎の診断には胆嚢壁内のガスを正確に捉えることが重要であるが，腹部超音波検査では高エコーとして認識される壁内ガスはしばしば胆嚢壁に著明な石灰化をきたす磁器様（陶器様）胆嚢と区別が難しい。また胆道外科手術や乳頭切開後にみられることがある胆嚢内腔のガスと壁内ガスを区別することが重要であるが，腹部超音波検査では正確な診断が難しい場合がある。CT ではガスは明瞭な低吸収（部分容積減少がない場合は -1000 HU）を示し，検出力は極めて高いといえる (CS)[89]，(OS)[144]。また，壊疽性胆嚢炎にもしばしば壁内ガスを認めることがある (OS)[87,145]。また MRI ではガスは signal void を示す (OS)[146] が，微小のガスの検出は空間分解能の点から CT に劣る。した

がって，単純 CT が気腫性胆嚢炎の診断にもっとも有用な検査であるといえる。なお腹腔内膿瘍や腹膜炎などの合併症の評価を行う場合は造影 CT を考慮するべきである（図 16）。

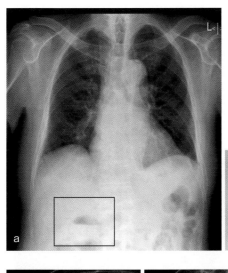
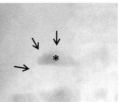
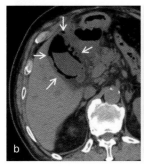
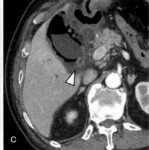
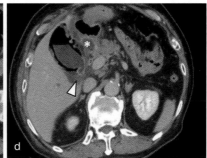

図 16　気腫性胆嚢炎の CT 画像
80 歳代男性，気腫性胆嚢炎
a：単純 X 線写真，ダイナミック CT（b．単純 CT，c．早期相，d．平衡相）
単純 X 線写真で右上腹部に異常ガスを認める。胆嚢内腔（＊）と胆嚢壁内のガス（矢印）である。
単純 CT では胆嚢壁内にガスを認め，胆嚢内腔にもガスを認める（矢印）。胆嚢頸部の壁に造影効果を認める（矢頭）。十二指腸粘膜下に炎症の波及を認め，膿瘍を伴っている（＊）。

6. 重症度判定基準

TG 18 / TG 13 急性胆嚢炎重症度判定基準

重症急性胆嚢炎（Grade Ⅲ）

急性胆嚢炎のうち，以下のいずれかを伴う場合は「重症」である。
- 循環障害（ドーパミン≧5μg/kg/min，もしくはノルアドレナリンの使用）
- 中枢神経障害（意識障害）
- 呼吸機能障害（PaO_2 / FiO_2 比＜300）
- 腎機能障害（乏尿，もしくは Cr＞2.0 mg/dL）*
- 肝機能障害（PT-INR＞1.5）*
- 血液凝固異常（血小板＜10万/mm^3）*

中等症急性胆嚢炎（Grade Ⅱ）

急性胆嚢炎のうち，以下のいずれかを伴う場合は「中等症」である。
- 白血球数＞18,000/mm^3
- 右季肋部の有痛性腫瘤触知
- 症状出現後72時間以上の症状の持続[a]
- 顕著な局所炎症所見（壊疽性胆嚢炎，胆嚢周囲膿瘍，肝膿瘍，胆汁性腹膜炎，気腫性胆嚢炎などを示唆する所見）

軽症急性胆嚢炎（Grade Ⅰ）

急性胆嚢炎のうち，「中等症」，「重症」の基準を満たさないものを「軽症」とする。

*肝硬変，慢性腎不全，抗凝固療法中の患者については注1参照。
急性胆嚢炎と診断後，ただちに重症度判定基準を用いて重症度判定を行う。
非手術的治療を選択した場合，重症度判定基準を用いて24時間以内に2回目の重症度を判定し，以後は適宜，判定を繰り返す。

（文献1より和訳引用）

[a]：腹腔鏡下手術は，急性胆嚢炎の発症から96時間以内に行うべきである。
注1：血清クレアチニン（＞2.0 mg/dL），PT-INR（＞1.5），血小板数（＜10万/mm^3）などの血液・生化学検査値は，慢性腎不全，肝硬変，抗凝固療法中などの状況により，胆道感染症と無関係に異常値を示す場合がある。これまで，既往歴・併存疾患に伴う検査値異常を考慮し検討したエビデンスはなく，他のガイドラインにおける言及もない。本ガイドライン改訂出版委員会における十分な検討の結果，急性胆管炎・胆嚢炎の重症度判定基準にあたっては，疾患そのものによる異常値を，判定項目の陽性として取り扱うこととなった。
ただし，慢性腎不全患者，肝硬変患者に急性胆管炎や胆嚢炎を合併した場合には，併存疾患のない場合に比べて治療に難渋するおそれがあることから，慎重な対応が望ましい。

　TG 13急性胆嚢炎の重症度判定基準は実臨床において有用であると多くの検証で示されていることから，修正することなくTG 18の重症度判定基準に採用する。ただし，重症（Grade Ⅲ）の症例では，フローチャートでpredictive factorを判定するために，総ビリルビンを血液検査で測定する必要がある。

1）急性胆嚢炎重症度判定基準改訂のコンセプト

　急性胆嚢炎における「重症」の記載は様々で，これまでは，胆嚢穿孔や，壊死を伴う，もしくは穿孔・壊死が切迫した状態と位置づけられてきた。確かに胆嚢局所で炎症が進行，もしくは虚血状態が進行すると壊疽性胆嚢炎・穿孔をきたす。化膿性胆嚢炎や気腫性胆嚢炎といった病態も重症と位置づけられてきた。重症度評価を腹部超音波検査法などの画像診断法で行うことは，専ら局所的な病勢を診ることで，外科的治療の要否を判

断するものであった（CS）[69]，（OS）[70]。つまり，重症急性胆嚢炎とは，緊急手術を行うべき病態と捉えられてきたといえる。

　第1版ガイドライン（2005年）（CPG）[32]では，重症急性胆嚢炎を，①胆嚢壁の高度炎症性変化（壊死性胆嚢炎，胆嚢穿孔）や，②重篤な局所合併症（胆嚢周囲膿瘍，肝膿瘍，重症胆管炎，胆汁性腹膜炎，気腫性胆嚢炎，胆嚢捻転症）を伴うもの，と定義した。しかし，その後に発刊された国際版ガイドライン（TG 07）（CPG）[3]では，臓器障害を伴う急性胆嚢炎が重症急性胆嚢炎と定義された。2013年ガイドライン改訂出版委員会はTG 13の重症度判定基準（CPG）[2]を日本国内でも使用することとした。

　今回の改訂にあたって，Tokyo Guidelines改訂委員会では，TG 13以降のエビデンスを検索し，急性胆嚢炎の診断基準，重症度判定基準に関しては，19件のRCTを含む，216編の論文を抽出した。そして，改訂活動を2016年からスタートした。それらの文献をもとに，TG 13急性胆嚢炎の診断基準・重症度判定基準に関する検証報告などの収集した新しいエビデンスの検討を進める中で，診断基準に関するエビデンスはそれほど多くなく，むしろ，重症度判定基準に関する検証報告が多く報告されていることがわかった（CS）[9〜13]。重症度判定基準の役割として，生命予後を予測するものとして有用であるという報告（CS）[9]や，在院日数，開腹手術移行率などと相関するとの報告もあったが（CS）[10]，一方で，Grade Ⅲでも死亡率は低く，手術も決して難しくはないという報告もあった（CS）[11,12]。さらに，EndoらはTG日本・台湾国際共同研究プロジェクトのデータを用いて多変量解析による重症（Grade Ⅲ）症例の解析を行い，新たな治療方針を提示している（CS）[148]。2006年のTokyo Consensus Meetingにおいては，急性胆嚢炎の予後は決して悪くないものの重症度判定基準はやはり生命予後を規定するものであり，Grade Ⅲ（重症）の急性胆嚢炎は臓器不全を伴い生命に影響を及ぼす症例をGrade Ⅲとすべきだという議論がなされ重症度判定基準が決定されたことはまだ記憶に新しい。今回の改訂においては，これまでのエビデンスも踏まえ，TG 18としてどのような診断基準・重症度判定基準にすべきか検討した。

Q 46. TG 13急性胆嚢炎重症度判定基準をTG 18に用いることを推奨するか？
[Foreground Question（Clinical Question）]

> TG 13急性胆嚢炎重症判定基準における重症急性胆嚢炎（Grade Ⅲ）は臓器障害による全身症状をきたし，生命予後に影響がある。TG 13急性胆嚢炎重症度判定基準は，予後予測などの面で有用な指標としてTG 18急性胆嚢炎の診断基準として推奨する。
> （推奨度1，レベルC）

（補足：中等症急性胆嚢炎は，臓器障害には陥っていないが，その危険性があり，重篤な局所合併症を併発する恐れがあるため，重症度判定基準を用いて評価することはその危険性を予測することが可能である。）

　TG 13重症度判定基準における重症急性胆嚢炎（Grade Ⅲ）は，臓器不全を伴う急性胆嚢炎であり，状況によっては集中治療室で治療を進めるべき急性胆嚢炎であると言及されている（CPG）[2]。よって，重症急性胆嚢炎は生命予後に影響する状況である。ただし，急性胆嚢炎の死亡率は1％程度と低く（CS）[7]，（CPG）[149]，いままで，症例集積研究などにおいても重症度と予後の相関が得られないという結果が報告されていた（CS）[12,150]。しかし，急性胆嚢炎の予後予測に関するロジスティック回帰分析によって，TG 13重症度判定基準は入院時の死亡予測因子であることが報告された（CS）[9]。また，5,000例を超える症例集積研究においてGrade ⅢはGrade Ⅰ，Ⅱよりも予後が不良になることが有意差をもって示された（CS）[8]。このように，TG 13急性胆嚢炎の重症度判定基準は，生命予後を予測する因子として評価されている。

在院日数においてはTG 13重症度判定基準で重症度が高いほど，在院日数が有意に長くなることが多くの論文で報告されている（CS）[10〜13,18,150,151]，（表10）。

また，腹腔鏡下胆嚢摘出術から開腹手術への移行率については，重症度が高いほど，腹腔鏡下胆嚢摘出術から開腹胆嚢摘出術に術式が変更されることが報告されている（CS）[10〜13,152,153]，（表11）。

アメリカからの報告では，多変量解析によってTG 13重症度判定基準は在院日数と開腹移行に関してindependent predictorだと報告されている（CS）[10]。また，重症度が高いほど，合併症が有意に多いことが報告されている（CS）[10]。術中の胆管損傷に関してもGradeに応じて有意に多くなることが報告されている（CS）[154]，（表12）。

術後病理所見に関しては，重症度が高いほど，術後病理所見が局所重症度の高い壊疽性胆嚢炎や気腫性胆嚢炎などの結果になることが報告されている（CS）[13]。

医療費に関する報告は日本からの報告しかないが，重症度が高いほど医療費が有意に高くなることが報告されている（CS）[18]。

ドイツから新たな急性胆嚢炎の術前scoring systemの報告があった（CS）[155]。多変量解析から抽出されたindependent risk factorとして抽出されたsex, age, BMI, ASA score, recurrent colics, gallbladder wall thickness, WBC, CRPの8因子で構成され，それらを点数化し，計9点のスコアリングシステムで，7点以上が重症（Grade Ⅲ）と設定された。その結果，手術時間とICU入室の予測，在院日数と相関があったが，complicationやconversion rateとは相関しなかったと報告されている。また，イタリアからはgangrenous cholecystitisとphlegmonous cholecystitisを重症とする重症急性胆嚢炎の診断基準が報告され，こちらはfever＞38℃, distention of gallbladder, wall edema, preoperative adverse eventsの4因子で構成されている（CS）[156]。少なくとも2因子が陽性の場合には感度54.9％（95％ CI：44.1-65.2％），特異度81.2％（95％ CI：75.4-85.9％），少なくとも3因子が陽性の場合には，感度15.9％（95％ CI：9.5-25.3％），特異度98.6％（95％ CI：95.9-99.5％）と報告されている。新たに提唱された2つのガイドラインでも重症度判定基準は提示されていない（CPG）[17,56]。TG 13重症度判定基準でGrade Ⅲと判定されても手術が可能であるという報告もあるが（CS）[11,12]，TG 13の重症度判定基準は手術難易度を評価するものではない。このような手術難易度の要素も含めた重症度判定基準を作成していくのであれば，今後，多くの要因を考慮した大規模な検証が必要になるものと考える。

このようにTG 13の急性胆嚢炎重症度判定基準は，多くの論文で検証がなされ，生命予後，在院日数，開腹移行率，医療費などが重症度と有意に相関しており，実臨床において有用な指標であると考えられる。結果として，TG 18の急性胆嚢炎重症度判定基準として用いることを推奨する。

表 10　重症度と在院日数

報告者	国	年	症例数	Grade I	Grade II	Grade III	
Cheng[151]	台湾	2014	103	7.3 ± 3.5	9.2 ± 3.9	15.2 ± 8.5	$P<0.05$
Kamalapurkar[11]*	オーストラリア	2015	84		5 (4〜8)	12 (8〜16)	$P<0.001$
Wright[10]*	アメリカ	2015	445	3 (1〜16)	4 (1〜33)	7 (1〜60)	$P<0.001$
Ambe[13]§	ドイツ	2015	138	6.0 ± 2.7	7.8 ± 3.3	10.4 ± 6.1	$P=0.02$
Amirthalingam[12]**	シンガポール	2016	149	4.46 (2〜14)	6.24 (1〜41)	9.31 (3〜21)	$P<0.001$
Hayasaki[18]	日本	2016	171	4.3 ± 2.5	11.0 ± 11.6	20.8 ± 13.5	$P<0.001$

平均在院日数±標準偏差　　　　　　　　　　　　　　　　　　　　　　　　　　（文献 20 から和訳引用）
*：中央値（範囲），§：術後在院日数，**：中央値（四分位範囲）

表 11　腹腔鏡下胆嚢摘出術から開腹手術への移行率

報告者	国	年	症例数	Grade I	Grade II	Grade III	
Asai[152]	日本	2014	225	7 / 105 (6.7 %)	22 / 119 (18.5 %)	0 / 1 (0 %)	$P=0.0279$
Kamalapurkar[11]	オーストラリア	2015	84		1 / 60 (1.7 %)	4 / 24 (16.7 %)	$P=0.006$
Wright[10]	アメリカ	2015	445	7 / 92 (7.0 %)	31 / 121 (25.6 %)	9 / 26 (34.6 %)	$P=0.001$
Ambe[13]	ドイツ	2015	138	5 / 79 (6.3 %)	5 / 33 (15.2 %)	9 / 26 (34.6 %)	$P=0.001$
Amirthalingam[12]	シンガポール	2016	149	2 / 84 (2.4 %)	6 / 49 (12.2 %)	0 / 16 (0 %)	$P=0.03$

（文献 20 から和訳引用）

表 12　重症度と合併症

報告者	国	年	症例数	Grade I	Grade II	Grade III	
Cheng[151]	台湾	2014	103	3 / 31 (9.7 %)	7 / 25 (28.0 %)	9 / 20 (45.0 %)	$P<0.05$
Wright[10]	アメリカ	2015	445	4 / 137 (2.9 %)	6 / 191 (3.1 %)	13 / 117 (11.1 %)	$P=0.003$
Ambe[13]	ドイツ	2015	138	7 / 79 (8.9 %)	5 / 33 (15.2 %)	12 / 26 (46.2 %)	$P=0.01$

（文献 20 から和訳引用）

Q 47. 急性胆嚢炎の重症度判定において，重症とはどんな病態を示すのか？
[Background Question]

> 重症急性胆嚢炎とは，臓器障害による全身症状をきたし，呼吸・循環管理などの集中治療を要する急性胆嚢炎である。
> 原則として，緊急胆嚢摘出術やドレナージを施行しなければ生命に危機を及ぼす急性胆嚢炎である。

急性胆嚢炎の死亡率は近年1％未満で，概して予後良好である。

急性胆嚢炎に関する予後不良因子や緊急手術を予測する因子が報告されている（表13）。

2000年以降に報告された予後不良因子としては，白血球増多（OS）[157]，（CS）[150,158〜163]，ALP上昇（OS）[164]，（CS）[159,165]，年齢（CS）[162,163,166]，糖尿病（CS）[160,161]，男性（CS）[160,162]，入院の遅れ（OS）[157] などが報告されている。また，超音波検査上の胆嚢壁の肥厚（CS）[162] や，総胆管拡張（OS）[164] などの画像所見も報告されている。従来から報告があるAST，ALT，LDH，尿素窒素（BUN），血清クレアチニンなどは新たな報告としては少なかった。

国際版ガイドラインであるTokyo Guidelines for the Management of Acute Cholangitis and Cholecystitis（TG 07）（CPG）[3] では，急性胆管炎と同様に，臓器障害（循環不全，中枢神経障害，呼吸機能障害，腎機能障害，肝機能障害，血液凝固異常）を伴うものを重症と設定し，TG 13（CPG）[2] においてもその設定に大きな変化はない。

重症度判定基準の判定因子，ならびにその基準値に関して

循環障害，中枢神経障害（意識障害），呼吸機能障害，腎機能障害，血液凝固異常は，sequential organ failure assessment（SOFA）スコアの一部を採用し，各判定項目における基準値（2点以上）を陽性とした。

SOFAスコアは，呼吸，凝固，肝，循環，中枢神経，腎の6項目で，各0〜4までの5段階に障害程度をポイント化し臓器ごとの点数の総和で重症度を表記するものである（OS）[167,168]。各臓器の重症度がベッドサイドのルーチンワークでかつ客観的に評価できるため，今回の急性胆管炎・胆嚢炎の重症度評価でもSOFAスコアの各2点以上の基準を参考に「重症」を定義した。

他に急性期病態だけではなく，年齢や併存疾患も考慮した重症度評価法であるAPACHE Ⅱ（acute physiology and chronic health evaluation）スコアなどもあるが（OS）[169]，これらは総和での重症度は評価できるものの，各臓器別の障害程度では重症度評価ができない。

急性胆嚢炎では黄疸を伴うことが多く，肝機能障害の指標として，SOFAスコア（肝機能障害2点＝総ビリルビン2.0〜5.9 mg/dL）は適切でない。代替する肝機能障害の指標をPT−INR（＞1.5）としたが，これは急性肝不全（acute liver failure）の診断基準（OS）[170] を参照した。

重症（Grade Ⅲ）の症例では，フローチャートでpredictive factorを判定するために，総ビリルビンを血液検査で測定する必要がある（CPG）[171]。

表13 急性胆嚢炎の予後不良因子

予後不良因子	基準・基準値	文献
白血球増多		15, 33, 34, 150, 157, 158, 159, 166
	> 20,000 /mm^3	35, 36
	≧ 15,000 /mm^3	160
	> 14,900 /mm^3	161
	> 13,000 /mm^3	162
	15,885 /mm^3 vs 9,948 /mm^3	163
アルカリホスファターゼ（ALP）		37, 38, 39, 159, 164, 165
年齢	> 26 歳	166
	> 45 歳	162
	> 60 歳	163
糖尿病		159, 160, 161
男性		160, 162
心拍数	> 90 分	162
胆嚢壁 > 4.5 mm		162
胆嚢周囲液体貯留		159
総胆管拡張		164
入院の遅れ		157
アラニンアミノトランスフェラーゼ（ALT）		35, 37, 38
アスパラギン酸アミノトランスフェラーゼ（AST）		35, 39
総ビリルビン		35, 37, 38, 39
乳酸脱水素酵素（LDH）		35
PT 時間延長		37, 39
低アルブミン血症		39
尿素窒素（BUN）		35
血清クレアチニン		35
アミラーゼ		35, 39

（文献1より引用）

Q 48. 急性胆嚢炎の重症度判定において，中等症とはどんな病態を示すのか？
[Background Question]

臓器障害には陥っていないが，その危険性があり，重篤な局所合併症を伴い，速やかに胆嚢摘出術や胆嚢ドレナージを行われるべき状態である。

Q 49. 急性胆嚢炎と診断されて，中等症と判定するための所見は何か？
[Background Question]

> 白血球増多，右上腹部有痛性腫瘤触知，発症から72時間以上の症状持続，顕著な局所炎症所見などの因子があるものを中等症とする。

　TG 07では中等症の判定項目に白血球数の上昇や画像所見を設定しており，エビデンスを含んだ設定になっている（CPG）[3]。TG 13では，新たなエビデンスである糖尿病，年齢，男性といった複数のエビデンスをもつ因子を組み入れるかどうかを検討したが，強いエビデンスをもつものではないため判定因子として採用されなかった（OS）[1]。

　顕著な局所炎症所見としては超音波検査や腹部CTの画像所見上，胆嚢周囲膿瘍，肝膿瘍（図17），胆嚢周囲低エコー域，胆嚢内腔の膜様構造，胆嚢壁の不整な肥厚，胆嚢壁の断裂像などに着目すべきである。また，胆嚢内腔あるいは壁内のガス像，胆嚢壁の造影不良，胆汁性腹膜炎（図18, 19）などにも着目すべきである。

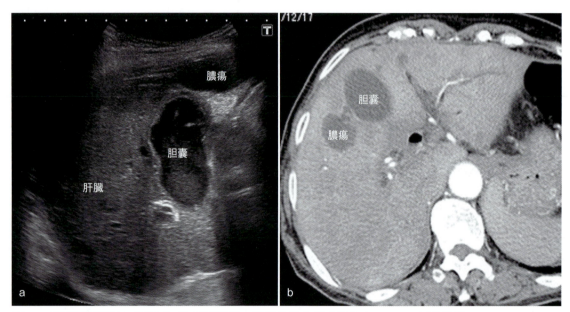

図17　胆嚢周囲膿瘍・肝膿瘍（急性胆管炎・胆嚢炎診療ガイドライン2013より引用）
　a．超音波：胆嚢壁肥厚と壁構造の不明瞭化，内腔のデブリエコーに加えて底部に接する膿瘍腔が描出されている。
　b．ダイナミックCT：胆嚢近傍の肝実質内に胆嚢壁と交通する肝膿瘍を認める。

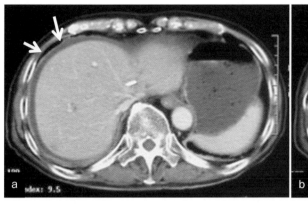
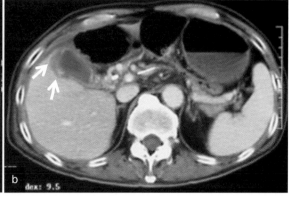

図18 胆汁性腹膜炎1
a. ダイナミックCT：肝表周囲に腹水を認め，腹膜の肥厚濃染（矢印）を伴っている。
b. ダイナミックCT：胆嚢壁肥厚と壁内膿瘍（矢印）を認める。

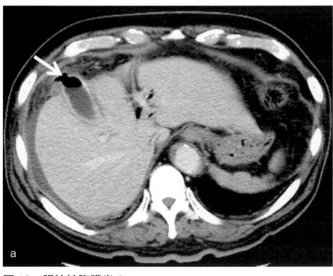
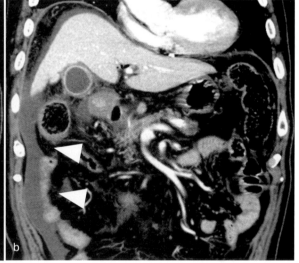

図19 胆汁性腹膜炎2
a. ダイナミックCT：肝・胆嚢周囲の液体貯留と胆嚢壁の断裂（矢印）を認める。
b. ダイナミックCT：肝・胆嚢周囲の液体貯留（矢頭）を認める。

引用文献

1) Yokoe M, Takada T, Strasberg SM, Solomkin JS, Mayumi T, Gomi H, et al. New diagnostic criteria and severity assessment of acute cholecystitis in revised Tokyo Guidelines. J Hepatobiliary Pancreat Sci 2012 ; 19 : 578-585.（OS）
2) Yokoe M, Takada T, Strasberg SM, Solomkin JS, Mayumi T, Gomi H, et al. TG13 diagnostic criteria and severity grading of acute cholecystitis（with videos）. J Hepatobiliary Pancreat Sci 2013 ; 20 : 35-46.（CPG）
3) Hirota M, Takada T, Kawarada Y, Nimura Y, Miura F, Hirata K, et al. Diagnostic criteria and severity assessment of acute cholecystitis : Tokyo Guidelines. J Hepatobiliary Pancreat Surg 2007 ; 14 : 78-82.（CPG）
4) Shekelle PG, Ortiz E, Rhodes S, Morton SC, Eccles MP, Grimshaw JM, et al. Validity of the Agency for Healthcare Research and Quality clinical practice guidelines : how quickly do guidelines become outdated? JAMA 2001 ; 286 : 1461-1467.（OS）
5) Yokoe M, Takada T, Mayumi T, Yoshida M, Hasegawa H, Norimizu S, et al. Accuracy of the Tokyo Guidelines for the diagnosis of acute cholangitis and cholecystitis taking into consideration the clinical practice pattern in Japan. J Hepatobiliary Pancreat Sci 2011 ; 18 : 250-257.（CS）
6) Takada T. How far have we progressed since the Tokyo Guidelines 2013? J Hepatobiliary Pancreat Sci 2017 ; 24 : 307-309.（CPG）
7) Yokoe M, Takada T, Hwang TL, Endo I, Akazawa K, Miura F, et al. Descriptive review of acute cholecystitis :

8) Yokoe M, Takada T, Hwang TL, Endo I, Akazawa K, Miura F, et al. Validation of TG13 severity grading in acute cholecystitis: Japan-Taiwan collaborative study for acute cholecystitis. J Hepatobiliary Pancreat Sci 2017; 24: 338-345. (CS)

9) González-Muñoz JI, Franch-Arcas G, Angoso-Clavijo M, Sánchez-Hernández M, García-Plaza A, Caraballo-Angeli M, et al. Risk-adjusted treatment selection and outcome of patients with acute cholecystitis. Langenbecks Arch Surg 2017; 402: 607-614. (CS)

10) Paul Wright G, Stilwell K, Johnson J, Hefty MT, Chung MH. Predicting length of stay and conversion to open cholecystectomy for acute cholecystitis using the 2013 Tokyo Guidelines in a US population. J Hepatobiliary Pancreat Sci 2015; 22: 795-801. (CS)

11) Kamalapurkar D, Pang TC, Siriwardhane M, Hollands M, Johnston E, Pleass H, et al. Index cholecystectomy in grade II and III acute calculous cholecystitis is feasible and safe. ANZ J Surg 2015; 85: 854-859. (CS)

12) Amirthalingam V, Low JK, Woon W, Shelat V. Tokyo Guidelines 2013 may be too restrictive and patients with moderate and severe acute cholecystitis can be managed by early cholecystectomy too. Surg Endosc 2017; 31: 2892-2900. (CS)

13) Ambe PC, Christ H, Wassenberg D. Does the Tokyo guidelines predict the extent of gallbladder inflammation in patients with acute cholecystitis? A single center retrospective analysis. BMC Gastroenterol 2015; 15: 142. (CS)

14) Strasberg SM. Acute Calculous Cholecystitis. N Engl J Med 2008; 358: 2804-2811. (EO)

15) Gruber PJ, Silverman RA, Gottesfeld S, Flaster E. Presence of fever and leukocytosis in acute cholecystitis. Ann Emerg Med 1996; 28: 273-277. (CS)

16) Naidu K, Beenen E, Gananadha S, Mosse C. The Yield of Fever, Inflammatory Markers and Ultrasound in the Diagnosis of Acute Cholecystitis: A Validation of the 2013 Tokyo Guidelines. World J Surg 2016; 40: 2892-2897. (OS)

17) Ansaloni L, Pisano M, Coccolini F, Peitzmann AB, Fingerhut A, Catena F, et al. 2016 WSES guidelines on acute calculous cholecystitis. World J Emerg Surg 2016; 11: 25. (CPG)

18) Hayasaki A, Takahashi K, Fujii T, Kumamoto K, Fujii K, Matsumoto E, et al. Factor Analysis Influencing Postoperative Hospital Stay and Medical Costs for Patients with Definite, Suspected, or Unmatched Diagnosis of Acute Cholecystitis according to the Tokyo Guidelines 2013. Gastroenterol Res Pract 2016; 2016: 7675953. (CS)

19) 安達 運, 三浦幸太郎, 江波戸直久, 三浦 亮, 相磯光彦, 山本貴嗣, 他. 急性胆嚢炎に対するTokyo Guidelines 2013の妥当性の検証. 胆道 2014; 28: 627-632. (CS)

20) Yokoe M, Hata J, Takada T, Strasberg SM, Asbun HJ, Wakabayashi G, et al. Tokyo Guidelines 2018: diagnostic criteria and severity grading of acute cholecystitis (with videos). J Hepatobiliary Pancreat Sci 2018; 25: 41-54. (CPG)

21) Murphy JB. The diagnosis of Gall-stones. Am Med News 1903; 82: 825-833. (CS)

22) Trowbridge RL, Rutkowski NK, Shojania KG. Does this patient have acute cholecystitis? JAMA 2003; 289: 80-86. (MA)

23) Eskelinen M, Ikonen J, Lipponen P. Diagnostic approaches in acute cholecystitis; a prospective study of 1333 patients with acute abdominal pain. Theor Surg 1993; 8: 15-20. (OS)

24) Adedeji OA, McAdam WA. Murphy's sign, acute cholecystitis and elderly people. J R Coll Surg Edinb 1996; 41: 88-89. (CS)

25) Brewer BJ, Golden GT, Hitch DC, Rudolf LE, Wangensteen SL. Abdominal pain. An analysis of 1,000 consecutive cases in a University Hospital emergency room. Am J Surg 1976; 131: 219-223. (OS)

26) Schofield PF, Hulton NR, Baildam AD. Is it acute cholecystitis? Ann R Coll Surg Engl 1986; 68: 14-16. (OS)

27) Stanilanld JR, Ditchburn J, De Dombal FT. Clinical presentation of acute abdomen: study of 600 patients. Br Med J 1972; 3: 393-398. (CS)

28) Halasz NA. Counterfeit cholecystitis, a common diagnostic dilemma. Am J Surg 1975; 130: 189-193. (CS)

29) Johnson H Jr, Cooper B. The value of HIDA scans in the initial evaluation of patients for cholecystitis. J Natl Med Assoc 1995; 87: 27-32. (OS)

30) Singer AJ, McCracken G, Henry MC, Thode HC Jr, Cabahug CJ. Correlation among clinical, laboratory, and hepatobiliary scanning findings in patients with suspected acute cholecystitis. Ann Emerg Med 1996; 28: 267-272. (OS)

31) Telfer S, Fenyö G, Holt PR, de Dombal FT. Acute abdominal pain in patients over 50 years of age. Scand J Gas-

troenterol suppl 1988 ; 144 : 47-50.（OS）
32) 急性胆道炎の診療ガイドライン作成出版委員会編：科学的根拠に基づく急性胆管炎・胆嚢炎の診療ガイドライン，医学図書出版，東京，2005.（CPG）
33) Juvonen T, Kiviniemi H, Niemelä O, Kairaluoma MI. Diagnostic accuracy of ultrasonography and C reactive protein concentration in acute cholecystitis : a prospective clinical study. Eur J Surg 1992 ; 158 : 365-369.（OS）
34) Parker LJ, Vukov LF, Wollan PC. Emergency department evaluation of geriatric patients with acute cholecystitis. Acad Emerg Med 1997 ; 4 : 51-55.（CS）
35) Shapiro MJ, Luchtefeld WB, Kurzweil S, Kaminski DL, Durham RM, Mazuski JE. Acute acalculous cholecystitis in the critically ill. Am Surg 1994 ; 60 : 335-339.（CS）
36) Hill AG, Collins JP. Acute acalculous cholecystitis. Aust N Z J Surg 1994 ; 64 ; 251-253.（CS）
37) Raine PAM, Gunn AA. Acute cholecystitis. Br J Surg 1975 ; 62 : 697-700.（CS）
38) Norrby S, Heuman R, Sjödahl R. Acute cholecystitis. Frequency of stones in the common duct and predictive value of liver function tests. Ann Chir Gynaecol 1985 ; 74 : 9-12.（CS）
39) Lindenauer SM, Child CG 3rd. Disturbances of liver function in biliary tract disease. Surg Gynecol Obstet 1966 ; 123 : 1205-1211.（CS）
40) Albert MB, Steinberg WM, Henry JP. Elevated serum levels of tumor marker CA19-9 in acute cholangitis. Dig Dis Sci 1988 ; 33 : 1223-1225.（CS）
41) Kanazawa A, Kinoshita H, Hirohashi K, Kubo S, Tsukamoto T, Hamba H, et al. Concentrations of bile and serum endotoxin and serum cytokines after biliary drainage for acute cholangitis. Osaka City Med J 1997 ; 43 : 15-27.（CS）
42) Hammarström LE, Ranstam J. Factors predictive of bile duct stones in patients with acute calculous cholecystitis. Dig Surg 1998 ; 15 : 323-327.（CS）
43) Ballantyne GH. Low serum iron concentration in acute cholecystitis. A discriminator of severity of infection. Am Surg 1983 ; 49 : 571-575.（CS）
44) Abboud PA, Malet PF, Berlin JA, Staroscik R, Cabana MD, Clarke JR, et al. Predictors of common bile duct stones prior to cholecystectomy : a meta-analysis. Gastrointest Endosc 1996 ; 44 : 450-455.（MA）
45) Uzzan B, Cohen R, Nicolas P, Cucherat M, Perret GY. Procalcitonin as a diagnostic test for sepsis in critically ill adults and after surgery or trauma : a systematic review and meta-analysis. Crit Care Med 2006 ; 34 : 1996-2003.（SR）
46) Wacker C, Prkno A, Brunkhorst FM, Schlattmann P. Procalcitonin as a diagnostic marker for sepsis : a systematic review and meta-analysis. Lancet Infect Dis 2013 ; 13 : 426-435.（SR）
47) Tang BM, Eslick GD, Craig JC, McLean AS. Accuracy of procalcitonin for sepsis diagnosis in critically ill patients : systematic review and meta-analysis. Lancet Infect Dis 2007 ; 7 : 210-217.（MA）
48) Yuzbasioglu Y, Duymaz H, Tanrikulu CS, Halhalli HC, Koc MO, Tandoğan M, et al. Role of Procalcitonin in Evaluation of the Severity of Acute Cholecystitis. Eurasian J Med 2016 ; 48 : 162-166.（OS）
49) Hamano K, Noguchi O, Matsumoto Y, Watabe T, Numata M, Yosioka A, et al. Usefulness of procalcitonin for severity assessment in patients with acute cholangitis. Clin Lab 2013 ; 59 : 177-183.（OS）
50) Shinya S, Sasaki T, Yamashita Y, Kato D, Yamashita K, Nakashima R, et al. Procalcitonin as a useful biomarker for determining the need to perform emergency biliary drainage in cases of acute cholangitis. J Hepatobiliary Pancreat Sci 2014 ; 21 : 777-785.（OS）
51) Sato M, Matsuyama R, Kadokura T, Mori R, Kumamoto T, Nojiri K, et al. Severity and prognostic assessment of the endotoxin activity assay in biliary tract infection. J Hepatobiliary Pancreat Sci 2014 ; 21 : 120-127.（OS）
52) Hwang H, Marsh I, Doyle J. Does ultrasonography accurately diagnose acute cholecystitis? Improving diagnostic accuracy based on a review at a regional hospital. Can J Surg 2014 ; 57 : 162-168.（OS）
53) Kaoutzanis C, Davies E, Leichtle SW, Welch KB, Winter S, Lampman RM, et al. Abdominal ultrasound versus hepato-imino diacetic acid scan in diagnosing acute cholecystitis-what is the real benefit? J Surg Res 2014 ; 188 : 44-52.（OS）
54) Rodriguez LE, Santaliz-Ruiz LE, De La Torre-Bisot G, Gonzalez G, Serpa MA, Sanchez-Gaetan F, et al. Clinical implications of hepatobiliary scintigraphy and ultrasound in the diagnosis of acute cholecystitis. Int J Surg 2016 ; 35 : 196-200.（OS）
55) Villar J, Summers SM, Menchine MD, Fox JC, Wang R. The Absence of Gallstones on Point-of-Care Ultrasound Rules Out Acute Cholecystitis. J Emerg Med 2015 ; 49 : 475-480.（OS）
56) European Association for the Study of the Liver（EASL）. EASL Clinical Practice Guidelines on the prevention,

diagnosis and treatment of gallstones. J Hepatol 2016 ; 65 : 146-181.（CPG）

57）Internal Clinical Guidelines Team（UK）. Gallstone Disease : Diagnosis and Management of Cholelithiasis, Cholecystitis and Choledocholithiasis. London : National Institute for Health and Care Excellence（UK）; 2014 Oct.（CPG）

58）Yarmish GM, Smith MP, Rosen MP, Baker ME, Blake MA, Cash BD, et al. ACR appropriateness criteria right upper quadrant pain. J Am Coll Radiol 2014 ; 11 : 316-322.（OS）

59）Pinto A, Reginelli A, Cagini L, Coppolino F, Stabile Ianora AA, Bracale R, et al. Accuracy of ultrasonography in the diagnosis of acute calculous cholecystitis : review of the literature. Crit Ultrasound J 2013 ; 5 Suppl 1 : S11.（OS）

60）Kiewiet JJ, Leeuwenburgh MM, Bipat S, Bossuyt PM, Stoker J, Boermeester MA. A systematic review and meta-analysis of diagnostic performance of imaging in acute cholecystitis. Radiology 2012 ; 264 : 708-720.（MA）

61）Ralls PW, Colletti PM, Lapin SA, Chandrasoma P, Boswell WD Jr, Ngo C, et al. Real-time sonography in suspected acute cholecystitis. Prospective evaluation of primary and secondary signs. Radiology 1985 ; 155 : 767-771.（CS）

62）Martínez A, Bona X, Velasco M, Martín J. Diagnostic accuracy of ultrasound in acute cholecystitis. Gastrointest Radiol 1986 ; 11 : 334-338.（CS）

63）Cohan RH, Mahony BS, Bowie JD, Cooper C, Baker ME, Illescas FF. Striated intramural gallbladder lucencies on US studies : predictors of acute cholecystitis. Radiology 1987 ; 164 : 31-35.（CS）

64）Park MS, Yu JS, Kim YH, Kim MJ, Kim JH, Lee S, et al. Acute cholecystitis : comparison of MR cholangiography and US. Radiology 1998 ; 209 : 781-785.（OS）

65）Ralls PW, Halls J, Lapin SA, Quinn MF, Morris UL, Boswell W. Prospective evaluation of the sonographic Murphy sign in suspected acute cholecystitis. J Clin Ultrasound 1982 ; 10 : 113-115.（OS）

66）Bree RL. Further observations on the usefulness of the sonographic Murphy sign in the evaluation of suspected acute cholecystitis. J Clin Ultrasound 1995 ; 23 : 169-172.（CS）

67）急性胆管炎・胆嚢炎診療ガイドライン改訂出版委員会：急性胆管炎・胆嚢炎診療ガイドライン 2013，医学図書出版，東京，2013.（CPG）

68）Çetinkünar S, Erdem H, Aktimur R, Soker G, Bozkurt H, Reyhan E, et al. Evaluation of power Doppler sonography in acute cholecystitis to predict intraoperative findings : a prospective clinical study. Ulus Travma Acil Cerrahi Derg 2015 : 21 : 51-56.（OS）

69）内田豊彦，高田忠敬，安田秀喜，天野穂高，吉田雅博，井坂太洋，他．急性胆嚢炎の手術時期に対する検討　早期手術の適応　最近の画像診断を中心に．日腹部救急医会誌 1998 ; 18 : 251-255.（CS）

70）木村克巳，藤田直孝，野田　裕，小林　剛，渡邊浩光，望月福治．急性胆嚢炎の超音波診断．腹部画像診断 1994 ; 18 : 251-255.（OS）

71）Jeffrey RB, Laing FC, Wong W, Callen PW. Gangrenous cholecystitis : diagnosis by ultrasound. Radiology 1983 ; 148 : 219-221.（CS）

72）Forsberg L, Andersson R, Hederström E, Tranberg KG. Ultrasonography and gallbladder perforation in acute cholecystitis. Acta Radiol 1988 ; 29 : 203-205.（CS）

73）Sood BP, Kalra N, Gupta S, Sidhu R, Gulati M, Khandelwal N, et al. Role of sonography in the diagnosis of gallbladder perforation. J Clin Ultrasound 2002 ; 30 : 270-274.（OS）

74）Rothrock SG, Gorrhuis H, Howard RM. Efficacy of plain abdominal radiography in patients with biliary tract disease. J Emerg Med 1990 ; 8 : 271-275.（CS）

75）Adam A, Roddie ME. Acute cholecystitis : radiological management. Baillieres Clin Gastroenterol 1991 ; 5 : 787-816.（EO）

76）Marton KI, Doubilet P. How to image the gallbladder in suspected cholecystitis. Ann Intern Med 1988 ; 109 : 722-729.（EO）

77）Harvey RT, Miller WT Jr. Acute biliary disease : initial CT and follow-up US versus initial US and follow-up CT. Radiology 1999 ; 213 : 831-836.（OS）

78）Mirvis SE, Vainright JR, Nelson AW, Johnston GS, Shorr R, Rodriguez A, et al. The diagnosis of acute acalculous cholecystitis : a comparison of sonography, scintigraphy, and CT. AJR Am J Roentgenol 1986 ; 147 : 1171-1175.（OS）

79）Terrier F, Becker CD, Stoller C, Triller JK. Computed tomography in complicated cholecystitis. J Comput Assist Tomogr 1984 ; 8 : 58-62.（OS）

80）Kim PN, Lee KS, Kim IY, Bae WK, Lee BH. Gallbladder perforation : comparison of US findings with CT. Ab-

dom Imaging 1994 ; 19 : 239-242.（OS）
81）Fidler J, Paulson EK, Layfield L. CT evaluation of acute cholecystitis : findings and usefulness in diagnosis. AJR Am J Roentgenol 1996 ; 166 : 1085-1088.（OS）
82）Yamashita K, Jin MJ, Hirose Y, Morikawa M, Sumioka H, Itoh K, et al. CT finding of transient focal increased attenuation of the liver adjacent to the gallbladder in acute cholecystitis. AJR Am J Roentgenol 1995 ; 164 : 343-346.（OS）
83）Ito K, Awaya H, Mitchell DG, Honjo K, Fujita T, Uchisako H, et al. Gallbladder disease : appearance of associated transient increases attenuation in the liver at biphasic, contrast-enhanced dynamic CT. Radiology 1997 ; 204 : 723-728.（OS）
84）Kim YK, Kwak HS, Kim CS, Han YM, Jeong TO, Kim IH, et al. CT findings of mild forms or early manifestations of acute cholecystitis. Clin Imaging 2009 ; 33 : 274-280.（OS）
85）Singh AK, Sagar P. Gangrenous cholecystitis : prediction with CT imaging. Abdom Imaging 2005 ; 30 : 218-221.（OS）
86）Bennett GL, Rusinek H, Lisi V, Israel GM, Krinsky GA, Slywotzky CM, et al. CT findings in acute gangrenous cholecystitis. AJR Am J Roentgenol 2002 ; 178 : 275-281.（OS）
87）Wu CH, Chen CC, Wang CJ, Wong YC, Wang LJ, Huang CC, et al. Discrimination of gangrenous from uncomplicated acute cholecystitis : Accuracy of CT findings. Abdom Imaging 2011 ; 36 : 174-178.（OS）
88）Yeh DD, Cropano C, Fagenholz P, King DR, Chang Y, Klein EN, et al. Gangrenous cholecystitis : Deceiving ultrasounds, significant delay in surgical consult, and increased postoperative morbidity! J Trauma Acute Care Surg 2015 ; 79 : 812-816.（OS）
89）Bates DD, LeBedis CA, Soto JA, Gupta A. Use of Magnetic Resonance in Pancreaticobiliary Emergencies. Magn Reson Imaging Clin N Am 2016 ; 24 : 433-448.（CS）
90）Watanabe Y, Nagayama M, Okumura A, Amoh Y, Katsube T, Suga T, et al. MR Imaging of Acute Biliary Disorders. Radiographics 2007 ; 27 : 477-495.（CS）
91）Håkansson K, Leander P, Ekberg O, Håkansson HO. MR imaging in clinically suspected acute cholecystitis. A comparison with ultrasonography. Acta Radiol 2000 ; 41 : 322-328.（SR）
92）Regan F, Schaefer DC, Smith DP, Petronis JD, Bohlman ME, Magnuson TH. The diagnostic utility of HASTE MRI in the evaluation of acute cholecystitis. half-Fourier acquisition single-shot turbo SE. J Comput Assist Tomogr 1998 ; 22 : 638-642.（SR）
93）Oh KY, Gilfeather M, Kennedy A, Glastonbury C, Green D, Brant W, et al. Limited abdominal MRI in the evaluation of acute right upper quadrant pain. Abdom Imaging 2003 ; 28 : 643-651.（OS）
94）Altun E, Semelka RC, Elias J Jr, Braga L, Voultsinos V, Patel J, et al. Acute cholecystitis : MR findings and differentiation from chronic cholecystitis. Radiology 2007 ; 244 : 174-183.（OS）
95）Kaura SH, Haghighi M, Matza BW, Hajdu CH, Rosenkrantz AB. Comparison of CT and MRI findings in the differentiation of acute from chronic cholecystitis. Clin Imaging 2013 ; 37 : 687-691.（OS）
96）Laokpessi A, Bouillet P, Sautereau D, Cessot F, Desport JC, Le Sidaner A, et al. Value of magnetic resonance cholangiography in the preoperative diagnosis of common bile duct stones. Am J Gastroenterol 2001 ; 96 : 2354-2359.（OS）
97）Stockberger SM, Wass JL, Sherman S, Lehman GA, Kopecky KK. Intravenous cholangiography with helical CT : comparison with endoscopic retrograde cholangiography. Radiology 1994 ; 192 : 675-680.（OS）
98）Tamada K, Seki H, Sato K, Kano T, Sugiyama S, Ichiyama M, et al. Efficacy of endoscopic retrograde cholecystoendoprosthesis（ERCCE）for cholecystitis. Endoscopy 1991 ; 23 : 2-3.（CS）
99）Sugiyama M, Tokuhara M, Atomi Y. Is percutaneous cholecystostomy the optimal treatment for acute cholecystitis in the very elderly? World J Surg 1998 ; 22 : 459-463.（OS）
100）Verbanck JJ, Demol JW, Ghillebert GL, Rutgeerts LJ, Surmont IP. Ultrasound-guided puncture of the gallbladder for acute cholecystitis. Lancet 1993 ; 341 : 1132-1133.（CS）
101）Thorbøll J, Vilmann P, Jacobsen B, Hassan H. Endoscopic ultrasonography in detection of cholelithiasis in patients with biliary pain and negative transabdominal ultrasonography. Scand J Gastroenterol 2004 ; 39 : 267-269.（OS）
102）Liu CL, Lo CM, Chan JK, Poon RT, Fan ST. EUS for detection of occult cholelithiasis in patients with idiopathic pancreatitis. Gastrointest Endosc 2000 ; 51 : 28-32.（OS）
103）Hirooka Y, Naitoh Y, Goto H, Ito A, Hayakawa S, Watanabe Y, et al. Contrast-enhanced endoscopic ultrasonography in gallbladder diseases. Gastrointest Endosc 1998 ; 48 : 406-410.（CS）

104) Ziessman HA. Hepatobiliary Scintigraphy in 2014. J Nucl Med Technol 2014 ; 42 : 249-259.（EO）
105) Gupta RT. Evaluation of the biliary tree and gallbladder with hepatocellular MR contrast agents. Curr Probl Diagn Radiol 2013 ; 42 : 67-76.（OS）
106) Corwin MT, Malutich S, Salcedo ES, Fananapazir G, Brock JM, McGahan JP. Evaluation of cystic duct patency : comparison of functional MR cholangiography with gadoxetate disodium and hepatobiliary scintigraphy in suspected acute cholecystitis. Clin Imaging 2016 ; 40 : 973-978.（CS）
107) Eubanks B, Martinez CR, Mehigan D, Cameron JL. Current role of intravenous cholangiography. Am J Surg 1982 ; 143 : 731-733.（CS）
108) Hyodo T, Kumano S, Kushihata F, Okada M, Hirata M, Tsuda T, et al. CT and MR cholangiography : advantages and pitfalls in perioperative evaluation of biliary tree. Br J Radiol 2012 ; 85 : 887-896.（EO）
109) Persson A, Dahlström N, Smedby O, Brismar TB. Three-dimensional drip infusion CT cholangiography in patients with suspected obstructive biliary disease : a retrospective analysis of feasibility and adverse reaction to contrast material. BMC Med Imaging 2006 ; 6 : 1.（CS）
110) Castoldi TA. Cholecystitis : current concepts in diagnosis and treatment. J Am Osteopath Assoc 1970 ; 70 : 101-107.（EO）
111) 森　俊幸, 刈間理介, 黒田　徹, 松井直樹, 加賀美尚. 胆石症・胆嚢炎・胆管炎. 治療 1995 ; 77 : 1924-1933.（EO）
112) 寺井親則. 鑑別診断のための画像診断　急性胆嚢炎を疑う. Medicina 2003 ; 40 : 701-703.（EO）
113) Mauro MA, McCartney WH, Melmed JR. Hepatobiliary scanning with 99mTc-PIPIDA in acute cholecystitis. Radiology 1982 ; 142 : 193-197.（CS）
114) 渡　雅文, 六倉俊哉, 明石恒浩. 急性胆嚢炎除外のための緊急肝胆道シンチグラフィの有用性　43症例の検討. Chigasaki Med 1995 ; 6 : 28-33.（CS）
115) 大河原明美, 猪口貞樹, 池田正見, 上田守三, 正津　晃. 腹部救急疾患のPrimary Care 救急外来における腹痛患者. 腹部救急診療の進歩 1990 ; 10 : 949-953.（CS）
116) 酒井浩徳, 名和田新. Fitz-Hugh-Curtis症候群. 日本臨床別冊 肝・胆道系症候群肝臓編下巻 1995 ; 8 : 430-433.（EO）
117) Gatt D, Heafield T, Jantet G. Curtis-Fitz-Hugh syndrome : the new mimicking disease? Ann R Coll Surg Engl 1986 ; 68 : 271-274.（CS）
118) Inoue T, Mishima Y. Postoperative acute cholecystitis : a collective review of 494 cases in Japan. Jpn J Surg 1988 ; 18 : 35-42.（CS）
119) 笠原　洋, 中尾稀一, 園部鳴海, 山田幸和, 浅川　隆, 竹本雅彦, 他. 術後急性胆嚢炎―本邦182例（自験7例を含む）についての考察. 近大医誌 1984 ; 9 : 35-51.（CS）
120) Devine RM, Farnell MB, Mucha P Jr. Acute cholecystitis as a complication in surgical patients. Arch Surg 1984 ; 119 : 1389-1393.（CS）
121) Lorenz RW, Steffen HM. Emphysematous cholecystitis : diagnostic problems and differential diagnosis of gallbladder gas accumulations. Hepatogastroenterology 1990 ; 37（Suppl 2）: 103-106.（EO）
122) Bronen RA, Glick S, Teplick S. Meckel's Diverticulum : Axial Volvulus Mimicking Emphysematous Cholecystitis. Am J Gastroenterol 1984 ; 79 : 183-185.（CS）
123) Pelosi MA 3rd, Pelosi MA, Villalona E. Right-sided colonic diverticulitis mimicking acute cholecystitis in pregnancy : case report and laparoscopic treatment. Surg Laparosc Endosc 1999 ; 9 : 63-67.（CS）
124) Thorbjarnarson B. Carcinoma of the gallbladder and acute cholecystitis. Ann Surg 1960 ; 151 : 241-244.（CS）
125) 須藤幸一, 木村　理. 胆道感染症. 日臨 2002 ; 60 Suppl 1 : 284-288.（CS）
126) Liu KJ, Richter HM, Cho MJ, Jarad J, Nadimpalli V, Donahue PE. Carcinoma involving the gallbladder in elderly patients presenting with acute cholecystitis. Surgery 1997 ; 122 : 748-754.（CS）
127) Chao TC, Jeng LB, Jan YY, Hwang TL, Wang CS, Chen MF. Concurrent primary carcinoma of the gallbladder and acute cholecystitis. Hepatogastroenterology 1998 ; 45 : 921-926.（OS）
128) Piehler JM, Crichlow RW. Primary carcinoma of the gallbladder. Surg Gynecol Obstet 1978 ; 147 : 929-942.（CS）
129) 岡田孝弘, 小森山広幸, 井原　朗, 赤石　治, 千田俊哉, 横瀬裕義, 他. 急性胆嚢炎所見を呈した胆嚢癌症例の検討. 腹部救急診療の進歩 1991 ; 11 : 877-882.（CS）
130) 宇野武治, 内村正幸, 脇　慎治, 木田栄郎, 神田和弘, 水町信行, 他. 急性胆嚢炎を併発した胆嚢癌の検討. 日消外会誌 1983 ; 16 : 2013-2017.（CS）
131) 近藤真治, 蜂須賀喜多男, 山口晃弘, 磯谷正敏, 久世真悟, 真弓俊彦, 他. 急性胆嚢炎で発症した胆嚢癌. 腹部救急診療の進歩 1990 ; 10 : 47-51.（CS）

132）木村克巳，藤田直孝，野田　裕，小林　剛，渡邊浩光，望月福治，他．急性胆嚢炎を伴った胆嚢癌に関する臨床的検討．日消誌 1993；90：1489-1496.（CS）

133）窪田公一，熊沢健一，大石俊典，細川俊彦，浅海良昭，塩沢俊一，他．急性胆嚢炎を合併した胆嚢癌症例の検討．日臨外会誌 1995；56：1662-1666.（CS）

134）佐藤　攻，清水武昭，内田克之．急性胆嚢炎を合併した胆嚢癌の臨床的検討．日腹部救急医会誌 1993；13：861-866.（CS）

135）Li D, Dong BW, Wu YL, Yan K. Image-directed and color Doppler studies of gallbladder tumors. J Clin Ultrasound 1994；22：551-555.（CS）

136）有村文男．超音波内視鏡による胆嚢壁肥厚性病変の診断（多変量解析による）．Gastroenterol Endosc 1998；40：3-11.（CS）

137）中澤三郎，乾　和郎，内藤靖夫．超音波誘導下胆嚢穿刺法と応用．胆と膵 1986；7：1271-1279.（CS）

138）土屋幸治，大藤正雄，仲野敏彦，常富重幸，品川　孝，木村邦夫，他．胆嚢癌における胆嚢穿刺診断の意義　細胞診およびX線造影について．腹部画像診断 1982；2：49-58.（OS）

139）内村正幸，脇　慎治，木田栄郎，神田和弘，水町信行，山田　護，他．経皮経肝的胆嚢ドレナージ．胆と膵 1983；4：19-26.（EO）

140）古川正人，伊藤新一郎，中田俊則，山田隆平，酒井　敦，前田　滋，他．胆道系悪性腫瘍診断における胆汁中 CEA 測定の意義．日消誌 1984；81：2561-2567.（OS）

141）Ingwang R, Belsham P, Scott H, Barker S, Bearn P. Torsion of the gall-bladder : rare, unrecognized or under-reported? Aust N Z J Surg 1991；61：717-719.（CS）

142）須崎　真，池田　剛，酒井秀精，町支秀樹，梅田一清．胆嚢捻転症の1例　本邦236例の検討．胆と膵 1994；15：389-393.（CS）

143）福原稔之，三好明文，山下広高，本田和男，小林展章，杉田敦郎．急速に進行した急性壊疽性無石胆嚢炎の1例．日消誌 2005；102：473-478.（CS）

144）Patel NB, Oto A, Thomas S. Multidetector CT of emergent biliary pathologic conditions. Radiographics 2013；33：1867-1888.（OS）

145）Fuks D, Mouly C, Robert B, Hajji H, Yzet T, Regimbeau JM. Acute cholecystitis : preoperative CT can help the surgeon consider conversion from laparoscopic to open cholecystectomy. Radiology 2012；263：128-138.（OS）

146）Koenig T, Tamm EP, Kawashima A. Magnetic resonance imaging findings in emphysematous cholecystitis. Clin Radiol 2004；59：455-458.（OS）

147）Stoker J, van Randen A, Laméris W, Boermeester MA. Imaging Patients with Acute Abdominal Pain. Radiology 2009；253：31-46.（EO）

148）Endo I, Takada T, Hwang TL, Akazawa K, Mori R, Miura F, et al. Optimal treatment strategy for acute cholecystitis based on predictive factors : Japan-Taiwan multicenter cohort study. J Hepatobiliary Pancreat Sci 2017；24：346-361.（CS）

149）Kimura Y, Takada T, Strasberg SM, Pitt HA, Gouma DJ, Garden OJ, et al. TG13 current terminology, etiology, and epidemiology of acute cholangitis and cholecystitis. J Hepatobiliary Pancreat Sci 2013；20：8-23.（CPG）

150）Lee SW, Yang SS, Chang CS, Yeh HJ. Impact of the Tokyo guidelines on the management of patients with acute calculous cholecystitis. J Gastroenterol Hepatol 2009；24：1857-1861.（CS）

151）Cheng WC, Chiu YC, Chuang CH, Chen CY. Assessing clinical outcomes of patients with acute calculous cholecystitis in addition to the Tokyo grading : a retrospective study. Kaohsiung J Med Sci 2014；30：459-465.（CS）

152）Asai K, Watanabe M, Kusachi S, Matsukiyo H, Saito T, Kodama H, et al. Risk factors for conversion of laparoscopic cholecystectomy to open surgery associated with the severity characteristics according to the Tokyo guidelines. Surg Today 2014；44：2300-2304.（CS）

153）Bouassida M, Charrada H, Feidi B, Chtourou MF, Sassi S, Mighri MM, et al. Could the Tokyo guidelines on the management of acute cholecystitis be adopted in developing countries? Experience of one center. Surg Today 2016；46：557-560.（CS）

154）Törnqvist B, Waage A, Zheng Z, Ye W, Nilsson M. Severity of Acute Cholecystitis and Risk of Iatrogenic Bile Duct Injury During Cholecystectomy, a Population-Based Case-Control Study. World J Surg 2016；40：1060-1067.（CS）

155）Ambe PC, Papadakis M, Zirngibl H. A proposal for a preoperative clinical scoring system for acute cholecystitis. J Surg Res 2016；200：473-479.（CS）

156）Borzellino G, Steccanella F, Mantovani W, Genna M. Predictive factors for the diagnosis of severe acute cholecystitis in an emergency setting. Surg Endosc 2013；27：3388-3395.（CS）

157) Contini S, Corradi D, Busi N, Alessandri L, Pezzarossa A, Scarpignato C. Can gangrenous cholecystitis be prevented? : a plea against a "wait and see" attitude. J Clin Gastroenterol 2004 ; 38 : 710-716.（OS）
158) Lee SW, Chang CS, Lee TY, Tung CF, Peng YC. The role of the Tokyo guidelines in the diagnosis of acute calculous cholecystitis. J Hepatobiliary Pancreat Sci 2010 ; 17 : 879-884.（CS）
159) Nguyen L, Fagan SP, Lee TC, Aoki N, Itani KM, Berger DH, et al. Use of a predictive equation for diagnosis of acute gangrenous cholecystitis. Am J Surg 2004 ; 188 : 463-466.（CS）
160) Fagan SP, Awad SS, Rahwan K, Hira K, Aoki N, Itani KM, et al. Prognostic factors for the development of gangrenous cholecystitis. Am J Surg 2003 ; 186 : 481-485.（CS）
161) Aydin C, Altaca G, Berber I, Tekin K, Kara M, Titiz I. Prognostic parameters for the prediction of acute gangrenous cholecystitis. J Hepatobiliary Pancreat Surg 2006 ; 13 : 155-159.（CS）
162) Yacoub WN, Petrosyan M, Sehgal I, Ma Y, Chandrasoma P, Mason RJ. Prediction of patients with acute cholecystitis requiring emergent cholecystectomy : a simple score. Gastroenterol Res Pract 2010 ; doi : 10.1155 / 2010 / 901739. Epub 2010 Jun 8.（CS）
163) Wang AJ, Wang TE, Lin CC, Lin SC, Shih SC. Clinical predictors of severe gallbladder complications in acute acalculous cholecystitis. World J Gastroenterol 2003 ; 9 : 2821-2823.（CS）
164) Young AL, Cockbain AJ, White AW, Hood A, Menon KV, Toogood GJ. Index admission laparoscopic cholecystectomy for patients with acute biliary symptoms : results from a specialist centre. HPB（Oxford）2010 ; 12 : 270-276.（OS）
165) McChesney JA, Northup PG, Bickston SJ. Acute acalculous cholecystitis associated with systemic sepsis and visceral arterial hypoperfusion : a case series and review of pathophysiology. Dig Dis Sci 2003 ; 48 : 1960-1967.（CS）
166) Girgin S, Gedik E, Taçyildiz IH, Akgün Y, Baç B, Uysal E. Factors affecting morbidity and mortality in gangrenous cholecystitis. Acta Chir Belg 2006 ; 106 : 545-549.（CS）
167) Vincent JL, Moreno R, Takala J, Willatts S, De Mendonça A, Bruining H, et al. The SOFA（Sepsis-related Organ Failure Assessment）score to describe organ dysfunction/failure. On behalf of the Working Group on Sepsis-Related Problems of the European Society of Intensive Care Medicine. Intensive Care Med 1996 ; 22 : 707-710.（OS）
168) Vincent JL, de Mendonça A, Cantraine F, Moreno R, Takala J, Suter PM, et al. Use of the SOFA score to assess the incidence of organ dysfunction/failure in intensive care units : results of a multicenter, prospective study. Working group on "sepsis-related problems" of the European Society of Intensive Care Medicine. Crit Care Med 1998 ; 26 : 1793-1800.（OS）
169) Knaus WA, Draper EA, Wagner DP, Zimmerman JE. APACHE Ⅱ : a severity of disease classification system. Crit Care Med 1985 ; 13 : 818-829.（OS）
170) Ostapowicz G, Fontana RJ, Schiødt F, Larson A, Davern TJ, Han SH, et al. Results of a prospective study of acute liver failure at 17 tertiary care centers in the United States. Ann Intern Med 2002 ; 137 : 947-954.（OS）
171) Okamoto K, Suzuki K, Takada T, Strasberg SM, Asbun HJ, Endo I, et al. Tokyo Guidelines 2018 : flowchart for the management of acute cholecystitis. J Hepatobiliary Pancreat Sci 2018 ; 25 : 55-72.（CPG）

第Ⅶ章
急性胆管炎・胆嚢炎の抗菌薬治療

急性胆管炎・急性胆囊炎の患者診療において，抗菌薬治療は主軸である。Tokyo Guidelines 2018（TG 18）は，市中発症および医療関連急性胆管炎・急性胆囊炎の抗菌薬治療として適切な抗菌薬を推奨する。原因微生物が同定される前の初期治療薬として適切な抗菌薬が示されている。抗菌薬は，各クラスごとに，TG 18 の重症度に応じて推奨薬が提示されている。抗菌薬耐性の出現または増加する時代において，各地域のアンチバイオグラム antibiogram（感受性パターン）を常にモニターし，アップデートすることは極めて有用である。慎重な抗菌薬使用および抗菌薬のディ・エスカレーションと抗菌薬の中止は臨床上の意思決定において重要である。TG 18 では，急性胆管炎・急性胆囊炎の抗菌薬治療に関して，治療期間のシステマティックレビューが新たに加筆された。また，TG 18 では，待機的 ERCP（endoscopic retrograde cholangiopancreatography）の際の予防投与は推奨されないため，項目が削除された。

TG 13 急性胆管炎・胆囊炎の抗菌薬治療（Clinical practice guidelines：以下 CPG)[1] は，急性胆管炎・急性胆囊炎の国際診療ガイドラインであり，そのほかの診療部分と同時にレビューされ改訂された（CPG)[2〜6]。本章は，TG 18 急性胆管炎・胆囊炎の抗菌薬治療について記載する。

TG 18 急性胆管炎・胆囊炎の抗菌薬治療においては，培養結果および感受性結果が判明するまでの抗菌薬治療を初期治療と定義する。原因微生物および感受性結果が判明後，抗菌薬は原因微生物を標的とした最適治療薬に変更する必要がある。TG 18 ガイドライン急性胆管炎・胆囊炎の抗菌薬治療では，このプロセスをディ・エスカレーションと定義する（CPG)[7]。

1. 抗菌薬の役割

急性胆管炎・急性胆囊炎は，時期を逸せず適切な治療を行わない場合，いまだ致死的な疾患である。TG 13 ガイドラインでは，重症度を定義した。最新の大規模研究で，30 日死亡率は，TG 13 重症度判定で，Grade Ⅰ，Ⅱ，Ⅲ でそれぞれ 2.4 %，4.7 %，8.4 % であった（Observational study：以下 OS)[8]。敗血症性ショックの患者では，適切な抗菌薬投与は 1 時間以内に施行される必要がある（CPG)[7]。そのほか急性発症以外の患者の場合には，診断後 6 時間以内に抗菌薬を投与する。急性胆管炎・急性胆囊炎における抗菌薬治療の主たる目的は，全身性の敗血症性反応と局所の炎症を抑えること，表在性，筋膜，体腔臓器の手術部位感染を予防すること，肝膿瘍を予防することである（Expert opinion：以下 EO)[9]。

閉塞した胆道のドレナージ（感染源コントロールと呼ぶ）は，急性胆管炎の患者の治療の中心であると認識されており（EO)[9]，急性胆管炎の抗菌薬治療によって，急性胆管炎の患者が緊急でなく，待機的な手技による胆道ドレナージが可能となる（EO)[10]。Boey and Way は 99 人の急性胆管炎の患者を後ろ向きにレビューし，そのうち 53 % の患者で抗菌薬治療に良好に反応した患者には待機的な胆道ドレナージが施行されたことを報告している（EO)[9,10]。

急性胆囊炎では，抗菌薬の役割は，重症度と病態生理による。早期で重症でない場合（あるいは，TG 18 重症度分類 Grade Ⅰ（CPG)[11] の患者）では，病態生理上，細菌感染が存在するかは必ずしも明確でない。このような患者では，抗菌薬は，予防，つまり感染に進行することを抑制する目的の役割になる。病態がさらに進行した患者で，中等度，重症患者では，全身性炎症性反応がある患者では，抗菌薬は治療目的であり，抗菌薬治療は胆囊摘出まで継続する必要がある（Randomized controlled trial：以下 RCT)[12]。

2. 意思決定プロセス

　PubMed, Cochrane Central Register of Controlled Trials（CENTRAL）, Cochrane Database of Systematic Reviews（CDSR）を用い 2010 年 1 月から 2016 年 12 月までシステマティックレビューを行った。すべての文献は，ヒトに関する研究で，"Acute cholangitis" AND "Antibiotics OR Antimicrobial therapy," and "Acute cholecystitis" AND "Antibiotics OR Antimicrobial therapy" のキーワードで検索した。検索された文献は，さらに "Clinical trials" and "Randomized trials" で，絞り込んだ。TG 07（CPG）[13,14]，TG 13（CPG）[1] に引用した論文もレビューされガイドライン改訂に統合された。

　推奨内容の作成には，GRADE システム[15,16]が利用され，Tokyo Guidelines 改訂委員会委員によりコンセンサスが取られた。GRADE は，Grades of Recommendation Assessment, Development, and Evaluation の略である。TG 18 においては，推奨度は推奨度 1（強い），推奨度 2（弱い）に分類された。エビデンスの質は，高い（レベル A），中等度（レベル B），低い（レベル C），非常に低い（レベル D）で評価された。TG 18 で新たに検索された文献はクリニカル・クェスチョンの項で引用された。

3. 急性胆管炎・胆嚢炎の微生物学

　胆道から検出される微生物はよく知られており，表 1，2 に示す（OS）[8]，（CPG）[13,14]，（OS）[17〜29]。多施設大規模研究（OS）[8]は，急性胆管炎の疫学，微生物学について 2017 年に報告，発表された。このスタディでは，もっとも検出頻度が高かったのは TG 13（CPG）[30]のどの重症度（Grade Ⅰ，Ⅱ，Ⅲ）においても Escherichia coli（E. coli）大腸菌であった。

表 1　急性胆道炎症例の胆汁分離菌

胆汁分離菌	分離菌の割合（％）
グラム陰性菌	
Escherichia coli	31〜44
Klebsiella spp.	9〜20
Pseudomonas spp.	0.5〜19
Enterobacter spp.	5〜9
Acinetobacter spp.	−
Citrobacter spp.	−
グラム陽性菌	
Enterococcus spp.	3〜34
Streptococcus spp.	2〜10
Staphylococcus spp.	0*
嫌気性菌	4〜20
その他	−

　（Tokyo Guidelines 2013（TG 13）表 1 より引用[1]）
・文献 8 からのデータは Tokyo Guidelines 2018（TG 18）に統合された。
・表のデータは，文献 8，13，14，17〜24，27 より集計。
*Salvador ら[24]らの最近の報告では胆汁からは分離されていないが，Sung ら[29]によれば胆道炎による菌血症では 3.6 ％から分離され，市中感染が 2 ％，医療関連感染が 4 ％と報告されている。

表2　胆道感染による菌血症の分離菌

血液からの分離菌	胆道感染による菌血症	
	市中感染*	医療関連性感染**
グラム陰性菌	頻度（％）	頻度（％）
Escherichia coli	35〜62	23
Klebsiella spp.	12〜28	16
Pseudomonas spp.	4〜14	17
Enterobacter spp.	2〜7	7
Acinetobacter spp.	3	7
Citrobacter spp.	2〜6	5
グラム陽性菌		
Enterococcus spp.	10〜23	20
Streptococcus spp.	6〜9	5
Staphylococcus spp.	2	4
嫌気性菌	1	2
その他	17	11

（Tokyo Guidelines 2013（TG 13）表2より引用[1])

・文献8からのデータはTokyo Guidelines 2018（TG 18）に統合された。
・表のデータは，文献8，25〜27，29より集計。
*文献8，25〜27，29より集計
**文献29より集計

4. グラム陰性桿菌のESBL（extended-spectrum beta-lactamase）およびカルバペネマーゼ産生菌の地域での蔓延率（prevalence）

　抗菌薬治療は，地域のアンチバイオグラム（感受性パターン）に大いに依存する。腸内細菌科の抗菌薬耐性が，市中発症の腹腔内感染の患者に出現していることが広く報告されている（OS)[29,31〜37]，（CPG)[30]。特にESBL産生菌，カルバペネマーゼ産生（例，メタロベータラクタマーゼ，非メタロベータラクタマーゼ）グラム陰性桿菌（OS)[38〜42]は，急性胆管炎・胆嚢炎を含む腹腔内感染の患者の抗菌薬の初期治療に大きな影響を及ぼしている（CPG)[43]。

　抗菌薬の初期治療を選択する際に，尿路感染以外の検体からのESBL産生菌，カルバペネマーゼ産生菌の発生率に注意する必要がある。世界の116施設を含む前向きコホート研究では，96株の大腸菌のうち，16.7％がESBL産生菌であったことを報告している（OS)[44]。

　しかし，ESBL産生菌の割合は，地域ごとに異なっており，31.2％のドイツの2施設（OS)[45]，70％の韓国の大学医学センター（OS)[46]，66％のインドの大学病院（OS)[47]と報告がある。カルバペネム耐性菌の蔓延率に関しては報告が少なく，特に急性胆管炎・胆嚢炎の患者においてはほとんど報告がない。韓国からの報告で，胆汁から分離された菌で376株中13株（3.5％）と報告がある（OS)[48]。

　Tokyo Guidelines 2018（TG 18）は，急性胆管炎・胆嚢炎の国際診療ガイドラインであり，表3に抗菌薬のクラス別に使用に適切な抗菌薬を掲載している。表3は，システマティックレビューされた文献およびTokyo Guidelines 改訂委員会において再評価された．この表の内容についてはガイドライン改訂にあたり，表を変更する新しいエビデンスは認められなかったため TG 13 を継続している．表 3（CPG）[1] は市中発症および医療関連急性胆管炎・胆囊炎の患者の治療に適切な抗菌薬を掲載している．

　地域のアンチバイオグラムをモニターし常時更新することは，臨床現場で時期を逸することなく効果的な治療を提供するためには極めて重要である．TG 18 では，各施設の細菌検査室が胆道感染およびその他の腹腔内感染を含む感染部位別の抗菌薬耐性データを院内で提供することを推奨する．もし，耐性率が 20 % を超えている場合には，耐性菌に対する初期治療を開始することを推奨する（CPG）[49]．つまり耐性菌を初期治療の段階から想定した初期治療を推奨する．特にアンピシリン・スルバクタムは，感受性率が 80 % 以上の地域では使用できるが，世界の多くの現場では感受性率の低下が報告されている．アンピシリン・スルバクタムは，感受性が判明してから最適治療薬または標的治療薬として使用することができる．

表3 急性胆管炎・胆嚢炎の推奨抗菌薬（抗菌薬の記載順は推奨順位を示すものではない）

重症度	市中感染 Grade Ⅰ	市中感染 Grade Ⅱ	市中感染 Grade Ⅲ [a]	医療関連感染 [a]
抗菌薬 [b]				
ペニシリン系薬を基本として	スルバクタム・アンピシリン [b]（ユナシンS®）は耐性率が20％以上の場合，推奨しない	タゾバクタム・ピペラシリン（ゾシン®）	タゾバクタム・ピペラシリン（ゾシン®）	タゾバクタム・ピペラシリン（ゾシン®）
セファロスポリン系を基本として	セファゾリン（セファメジン®）[c] or セフォチアム（パンスポリン®）[c] or セフォタキシム（クラフォラン®）or セフトリアキソン（ロセフィン®）or cefuroxime[c] ±メトロニダゾール（アネメトロ®）[d] セフメタゾール（セフメタゾン®）[c] or フロモキセフ（フルマリン®）[c] スルバクタム・セフォペラゾン（スルペラゾン®）	セフトリアキソン（ロセフィン®）or セフォタキシム（クラフォラン®）or セフェピム（マキシピーム®）or セフォゾプラン（ファーストシン®）or セフタジジム（モダシン®）±メトロニダゾール（アネメトロ®）[d] スルバクタム・セフォペラゾン（スルペラゾン®）	セフェピム（マキシピーム®）or セフタジジム（モダシン®）or セフォゾプラン（ファーストシン®）±メトロニダゾール（アネメトロ®）[d]	セフェピム（マキシピーム®）or セフタジジム（モダシン®）or セフォゾプラン（ファーストシン®）±メトロニダゾール（アネメトロ®）[d]
カルバペネム系を基本として	Ertapenem	Ertapenem	イミペネム・シラスタチン（チエナム®）or メロペネム（メロペン®）or ドリペネム（フィニバックス®）	イミペネム・シラスタチン（チエナム®）or メロペネム（メロペン®）or ドリペネム（フィニバックス®）
モノバクタム薬を基本として	推奨なし	推奨なし	アズトレオナム（アザクタム®）±メトロニダゾール（アネメトロ®）[d]	アズトレオナム（アザクタム®）±メトロニダゾール（アネメトロ®）[d]
ニューキノロン系を基本として [e]	シプロフロキサシン（シプロキサン®）or レボフロキサシン（クラビット®）or パズフロキサシン（パシル®）±メトロニダゾール（アネメトロ®）[d] モキシフロキサシン（アベロックス®）	シプロフロキサシン（シプロキサン®）or レボフロキサシン（クラビット®）or パズフロキサシン（パシル®）±メトロニダゾール（アネメトロ®）[d] モキシフロキサシン（アベロックス®）		

(Tokyo Guideline 2013（TG 13）Table 3 より改変引用 [1])

メトロニダゾールの静脈注射薬（アネメトロ®）は保険承認された．モキシフロキサシン（アベロックス®）は胆道感染症に対しては適応未承認であるが，二次性腹部感染，大腸菌，クレブシエラ，プロテウス，エンテロバクターに適応がある．Cefuroxime, Ertapenem は国内未承認．

a：バンコマイシン（塩酸バンコマイシン®），ダプトマイシン（キュビシン®）はgrade Ⅲの市中感染と医療関連感染において腸球菌感染に対して推奨する．リネゾリド（ザイボックス®），ダプトマイシン（キュビシン®）は医療関連感染においてVRE（バンコマイシン耐性腸球菌）を保菌している場合，バンコマイシンによる治療歴がある場合，もしくは施設・地域においてVREが流行している場合に推奨する．
b：ほとんどの大腸菌はスルバクタム・アンピシリンに対して耐性であり北米のガイドラインから除外された [43,49]．
c：地域の感受性パターン（アンチバイオグラム）を考慮して使用する必要がある．
d：抗嫌気性作用のある薬剤（メトロニダゾール，クリンダマイシンなど）は胆管空腸吻合が行われている場合に推奨する．カルバペネム系薬，タゾバクタム・ピペラシリン（ゾシン®），スルバクタム・アンピシリン（ユナシンS®），セフメタゾール（セフメタゾン®），フロモキセフ（フルマリン®），スルバクタム・セフォペラゾン（スルペラゾン®）も同様である．ただし，クリンダマイシン（ダラシンS®）に対して Bacteroides 属の多くが耐性を示している．
e：フルオロキノロン系薬は分離菌が感性である場合かβラクタム薬に対してアレルギーがある場合に推奨する．

5. クリニカルクェスチョン

以下では，臨床現場に関連深いクリニカルクェスチョンおよびそれへの回答と解説を簡潔に示す．TG 13 の Q 61，Q 62 は，TG 18 に同様に引き継ぐ（CPG）[1]．

Q 50. 急性胆管炎・急性胆嚢炎の起因菌を同定するためにはどのように検体を採取すべきか？ [Foreground Question（Clinical Question）]

（胆汁培養）
- 胆汁培養検査は，どのような処置にも先駆けて行われるべきである．急性胆嚢炎では，Grade Ⅰを除きすべての症例で採取されるべきである．（推奨度 1，レベル C）
- 胆嚢切除の際に得られた胆汁や組織（穿孔，気腫，壊疽の場合）は培養検査を行う．（推奨度 2，レベル D）

（血液培養）
- 市中発症で Grade Ⅰの胆嚢炎では全例には血液培養は推奨されない．（推奨度 2，レベル D）

起因菌を同定することは胆道感染症治療の第一歩である．胆汁培養の陽性率が，急性胆管炎では 28 〜 93 ％（OS）[8,17〜24]，（CPG）[13,14]，急性胆嚢炎では 29 〜 54 ％と報告されている（CPG）[13,14]，（OS）[17〜24]．最近の報告で TG 07 の診断基準を用いた研究では，胆汁の培養陽性率は胆管炎の症例では 67 ％（66 / 98 例）であったが，非胆管炎例では 33 ％（32 / 98 例）であった（OS）[24]．表 1 に急性胆道感染症例から得られた一般的な細菌を示す．胆管炎を疑う症例では総胆管胆汁の培養検査を行うべきである．

一方で，急性胆管炎症例では 21 〜 71 ％で血液培養が陽性となることが知られている（CPG）[13]．最新の急性胆管炎の多施設観察研究では，TG 13 の重症度 Grade Ⅰ，Ⅱ，Ⅲの患者で，血液培養の陽性率は，それぞれ 34.2 ％，21.4 ％，49.5 ％であった（OS）[8]．急性胆嚢炎においては，急性胆管炎よりも陽性率が低く，過去 20 年間において，7.7 〜 15.8 ％と報告されている（OS）[25,28]．表 2 に特に最近になって報告された胆道感染の分離菌を示す（OS）[8,25〜27,29]．

急性胆道感染症における血液培養の有用性に関する臨床研究は乏しい．一方で，抗菌薬耐性化が進行する現在，微生物の同定検査および感受性検査は，あらゆる機会を利用すべきであるとの議論もある（OS）[45]，（CPG）[50]．表 2 に示す細菌は正常な弁への感染性心内膜炎や微小膿瘍を形成する可能性は低い細菌である（OS）[8]．したがって，血液培養の採取については，特に Grade Ⅱ，Ⅲの急性胆管炎および急性胆嚢炎のような重症感染において原則として，抗菌薬の投与前に採取する（CPG）[3,4,7]．Grade Ⅰの急性胆管炎については，抗菌薬投与前に血液培養の採取を考慮する．Grade Ⅰの市中感染の胆嚢炎に対しては，日常的に血液培養を行うことは推奨されない．

SIS/IDSA 2010 ガイドラインでは市中発症の腹腔内感染症に対して日常的に血液培養を行うことに反対する推奨をしているが，それは血液培養の結果により治療方針と結果に変化がないと判断されているからである（CPG）[49]．これは最新の SIS/IDSA ガイドラインにも引き継がれている（CPG）[43]．このことを裏付ける臨床研究には，次のような報告がある．英国の救急部にて施行された血液培養の治療方針に関する影響に関する研究である（OS）[51]．この後ろ向き研究では対象期間中に 1,062 本の血液培養が行われたが，92 本（9 ％）が陽性であった．このうち 52 本（5 ％）が真陽性であったがわずかに 18 件（1.6 ％）で治療が変更された．

Q 51. 急性胆管炎と急性胆嚢炎の治療薬を選択する場合，どのような点を考慮すべきか？
[Foreground Question（Clinical Question）]

- 抗菌薬は，可及的に早く投与開始すべきである。（推奨度 1，レベル B）
- 抗菌薬療法を行う場合には，予想される原因微生物，薬物動態理論（pharmacokinetics-pharmacodynamics：PK-PD）に基づいた投与量・投与回数の設定，施設のアンチバイオグラム，患者の抗菌薬治療歴，腎機能，肝機能を考慮すべきである。（推奨度 1，レベル D）
- また，胆道閉塞の有無，重症度，各種ドレナージによる胆道閉塞の改善の有無を考慮する。嫌気性菌は胆管空腸吻合が行われている症例で治療の適応となる。（推奨度 2，レベル C）

　治療抗菌薬の選択には様々な要因を総合的に考慮する。それらは，原因微生物を予想すること，各施設のアンチバイオグラムによる薬剤感受性の傾向，それに従った抗菌薬のスペクトラムと予想有効性，薬物動態理論（pharmacokinetics-pharmacodynamics：PK-PD）に基づいた投与量・投与回数の設定，患者の抗菌薬治療歴，腎機能，肝機能などである（CPG）[13,14]，（OS）[17〜24]。6ヵ月以内の抗菌薬治療歴のある患者は耐性菌を持つリスクが高い。抗菌薬投与前には腎機能を検査し，腎障害が存在する場合には薬剤師に相談する。抗菌薬投与前には腎機能検査を行い，以下の式によって評価する（CPG）[13,14]，（EO）[52〜54]。

　　クレアチニン・クリアランス＝(140－年齢)[理想体重 (kg)]／(72×血清クレアチニン値 mg/dL)
　　＊女性では 0.85 を乗ずる。
　　＊＊理想体重（男性）＝50＋0.91×[身長(cm)－142.4]kg
　　　　　　　（女性）＝45.5＋0.91×[身長(cm)－142.4]kg

　抗菌薬は，可及的に早く投与開始すべきである。敗血症性ショックの患者では，1 時間以内に投与を開始すべきである（CPG）[7]。それ以外の患者であっても 4 時間以内には投与を開始すべきである。抗菌薬は，様々なドレナージ術（経皮的，内視鏡的，外科手術的な手技）に先立ち投与開始すべきである（CPG）[49]。嫌気性菌に対する抗菌力を持つ薬剤は胆管空腸吻合を行っている患者では対象となる（CPG）[49]。

6. 市中発症の急性胆管炎と急性胆嚢炎の治療に適切な抗菌薬の選択と投与計画

　表3は，急性胆管炎，急性胆嚢炎の推奨抗菌薬のまとめである（CPG）[1]。培養と感受性結果が出るまでの推奨される初期治療薬が掲載されている。これらの抗菌薬は，各重症度の疾患において，その使用が適正，適切であると判断されるものである。提示方法では，抗菌薬の各クラスごとに使用できる抗菌薬を提示した。一般にベータラクタム系のペニシリン系，セフェム系，カルバペネム系がほかのクラスの抗菌薬よりも優先される。掲載された抗菌薬での有効性の差に関しては臨床データが乏しく，どの抗菌薬が最も優れているかどうかのデータはほとんどないのが実情である。そのため，ガイドラインとして第一選択薬を推奨することは困難である。患者の安全面から，最も確実なことは，本ガイドラインを元に各施設の感受性パターン（アンチバイオグラムと呼ばれるローカルファクター）を参照しながら，院内マニュアルを作成することが本ガイドラインの活かし方であると考えられる。また，モノバクタム系のアズトレオナム（ベータラクタム系にI型アレルギーや Stevens Johnson 症候群がある場合は使用しないほうが安全である）とニューキノロン系は，ペニシリンア

レルギーの患者やそのほか感受性が維持できている地域では使用可能である。

　まず，胆管炎の治療ではドレナージなどの感染源のコントロールが必要である。ドレナージの適応と時期については重症度と治療のフローチャートを参照されたい（CPG）[2〜6]。

　現在，世界的に腹腔内感染症，特に胆道感染症では臨床的に多剤耐性菌が出現している（OS）[29,31〜37,55]。基本的に今回の推奨抗菌薬は，これまでの臨床研究で分離された，より感受性を維持した分離菌に対して，抗菌薬の有効性と性質に基づいて推奨が策定された（RCT）[56〜66]。こうした方法は，より耐性の分離菌に対する治療効果に関して有効性に問題がある場合もある。つまり分離菌が耐性であれば治療できないということである。

　疾患の重症度に応じて抗菌薬を選択することはESBL産生のE. coliやKlebsiella spp.が市中で増加してきたことからずっと疑問視されていた。これらの菌はセファロスポリン系薬，ペニシリン系薬，フルオロキノロン系薬に十分な感性ではなかった。以前のガイドラインでは，もし地域のE. coliの20％以上が耐性であれば，エンピリックな初期治療においては，狭域抗菌薬に対する薬剤感受性が証明されるまでは，カルバペネム系薬やピペラシリン・タゾバクタム，チゲサイクリン，アミカシン，ほかには，ceftazidime/avibactam, ceftolozane/tazobactamを用いてもよいと記載がある（CPG）[49]。

7. 市中発症 Grade Ⅲ の急性胆管炎・急性胆嚢炎の抗菌薬治療

　市中のGrade Ⅲ 急性胆管炎および急性胆嚢炎では，抗緑膿菌作用薬を初期治療として原因微生物と感受性が判明するまで使用することが推奨される。*Pseudomonas aeruginosa*はこれまでの報告では，20％に及ぶこととも知られ，場合により病原性の高い微生物としても知られている（OS）[24,27]。最新の報告では，急性胆管炎の患者において，*Pseudomonas aeruginosa*は血液培養から検出された微生物のうち，1.1〜3.1％の分離率であり，胆汁培養では2.5％〜3.6％の分離率である（OS）[8]。緑膿菌をカバーしなかった場合，重症患者においては死亡率を上昇させることにもなりかねない。

　腸球菌は，Grade Ⅲ 急性胆管炎および急性胆嚢炎では，重要な微生物であり，培養と感受性結果が判明するまで国内においては，バンコマイシン（塩酸バンコマイシン®）の併用が推奨される。アンピシリン（ビクシリン®）は，感性であれば腸球菌に対して使用できる。一般に，アンピシリン（ビクシリン®）は，市中感染症で*Enterococcus faecalis*の大半をカバーすることができる。*Enterococcus faecium*は，バンコマイシン（塩酸バンコマイシン®）が初期治療での選択薬である。国内では少ないが，世界の多くの病院では，バンコマイシン耐性腸球菌（*E. faecalis*，*E. faecium*ともに）が重要な菌として取り上げられている。バンコマイシン耐性腸球菌（vancomycin resistant *Enterococcus*：VRE）の治療には，リネゾリド（ザイボックス®）やダプトマイシン（キュビシン®）が必要である。もし日本でもVREが蔓延することになった場合には，医療関連感染の治療にあたる現場の医師は，勤務先の病院におけるVREの分離頻度を認識しておく必要がある。

　嫌気性菌は分離される頻度は少ないが，*Bacteroides fragilis* groupについては，胆管空腸吻合の既往歴がある患者には，抗菌薬でカバーすることを提案している（CPG）[49]。

8. 軽症および中等症の市中発症急性胆管炎および胆嚢炎

　表3に，Grade ⅠおよびⅡの市中発症の急性胆管炎・急性胆嚢炎に対する初期治療としての推奨抗菌薬を示す。国内ではメトロニダゾール（アネメトロ®）の静脈注射は2014年に保険承認された。クリンダマイシン

(ダラシンS®) 耐性の Bacteroides fragilis group は深刻であり，SIS/IDSA 2010 ガイドラインでは推奨薬から削除された（CPG）[49]。Cefoxitin（本邦未承認），セフメタゾール（セフメタゾン®），フロモキセフ（フルマリン®），セフォペラゾン・スルバクタム（スルペラゾン®）は Bacteroides spp. に対しては一般に活性があるが，cefoxitin は耐性が蔓延していることから SIS/IDSA 2010 ガイドラインでは推奨薬から削除された（CPG）[49]。Bacteroides spp. の地域の感受性パターンおよび使用可能な抗菌薬のオプションが抗菌薬の選択において強調される。

表4に，耐性の蔓延率が高い抗菌薬を示す（OS）[29,31〜37]。アンピシリン・スルバクタム（ユナシンS®）は，世界的には腹腔内感染症にもっとも頻繁に使用されてきた抗菌薬の1つであるが，耐性化が蔓延し，大腸菌に対して高い耐性率を示している。TG 18 においては，初期治療に対して，地域での感受性が 80％以下であれば，使用は推奨されない。感受性が判明した時点で最適治療薬として使用するのは妥当である。

ニューキノロン系抗菌薬の使用については，腸内細菌の耐性化が深刻なため（OS）[29,31〜37]，感受性結果が判明した後にのみ推奨する。またニューキノロン系抗菌薬は，ベータラクタム系アレルギーの患者の代替薬として使用できる。

表4 腸内細菌属が耐性を示すことが多い抗菌薬

抗菌薬の種類	抗菌薬
ペニシリン系	スルバクタム・アンピシリン（ユナシンS®）
セファロスポリン系	セファゾリン（セファメジン®）
	セフォチアム（パンスポリン®）
	セフメタゾール（セフメタゾン®）
	フロモキセフ（フルマリン®）
	セフトリアキソン（ロセフィン®）＊
	セフォタキシム（クラフォラン®）＊
フルオロキノロン系	シプロフロキサシン（シプロキサン®）
	レボフロキサシン（クラビット®）
	モキシフロキサシン（アベロックス®）
	パズフロキサシン（パシル®）

（文献1より引用）

文献 14, 31〜35 より。
＊ESBL 産生腸内細菌属の世界的な拡大による

抗菌薬は，初期治療を開始後，血液培養，胆汁培養の培養・感受性結果により最適抗菌薬に変更する（ディ・エスカレーション de-escalation）。

9. 医療関連急性胆管炎および急性胆嚢炎

表3に医療関連感染の急性胆管炎および急性胆嚢炎の初期治療での推奨抗菌薬を示す。

2010 年以降，医療関連急性胆管炎・胆嚢炎の患者の抗菌薬治療に関する臨床研究は乏しい。医療関連感染に対する抗菌薬療法の明確なエビデンスはない。医療関連感染に対する初期治療の基本は起因菌が判明するまでは抗緑膿菌作用のある薬剤を選択することである。この理論は，現在では施設のアンチバイオグラムを参考にして ESBL 産生グラム陰性菌にまで拡大されている。

ESBL 産生またはカルバペネマーゼ産生腸内細菌のその地域での蔓延率（prevalence）は初期治療を選択す

る際の要となる情報である。施設ごとに最適薬は異なる。そのため，地域・施設でのアンチバイオグラムを厳格に，かつ定期的にモニターすることが強調される。また各施設，地域，国における適切な治療薬を議論し提供するために，多職種によるアプローチも有益である。

バンコマイシン（塩酸バンコマイシン®）は，耐性グラム陽性菌（MRSAや腸球菌）を患者が保菌している場合に推奨される。グラム陽性菌のなかで，黄色ブドウ球菌は，腸球菌に比べ，胆道感染に関しては通常みられる原因微生物ではない。最近の報告では，急性胆管炎の患者の血液培養で検出された微生物のうち，黄色ブドウ球菌は1％以下であった（OS）[8]。

バンコマイシン耐性腸球菌は日本では少ないが，もし患者が保菌している場合，VREが検出されている地域の患者で以前にバンコマイシンでの治療歴がある場合，VREが地域に蔓延している場合には，リネゾリド（ザイボックス®）またはダプトマイシン（キュビシン®）を初期治療で使用することがTG 13[1]では推奨されている。

嫌気性菌の分離菌では，*Bacteroides fragilis* group は，急性胆管炎の患者の血液培養では，1.1％，胆汁培養では1.6％であった（OS）[8]。嫌気性菌のカバーでは，*Bacteroides fragilis* group を胆管空腸吻合の既往歴がある患者には，抗菌薬でカバーすることを提案する（CPG）[49]。

10. 胆道感染症の治療に抗菌薬の胆汁移行性は関与するか？

従来から胆道感染症の治療における抗菌薬の胆汁移行性について多くの検討がなされたが，明確な基礎的細菌学的なエビデンスはない（EO）[10]。胆石性の急性胆囊炎の国際診療ガイドラインでは，胆汁と血清の抗菌薬の濃度比がまとめられ，感染部位への移行性がよい抗菌薬が推奨された（CPG）[50]。急性胆管炎や急性胆囊炎に対する胆汁移行性の良い薬剤と不良な薬剤のよく計画された臨床試験が必要である。胆管内に細菌が増殖した状態では胆汁移行性の良い薬剤は胆管内に多くの抗菌薬が移行し，効果が期待できる。しかし一方で，胆管に閉塞部位が存在し内圧が高まっている場合には胆汁移行性の良い薬剤であっても胆管内には移行しないためにその有効性を発揮できない可能性がある（EO）[10]。よって，胆管に閉塞部位が存在する場合には，胆汁移行性よりも組織移行性や原因微生物の薬剤感受性を重視すべきである。

11. 高度耐性菌による胆管炎・胆囊炎はどのように治療すべきか

腹腔内感染症においてもESBL産生グラム陰性菌などの高度耐性菌が世界的に増加している（OS）[24,31〜42]。これらの菌は多くの国々に移動し市中発症の胆管炎や胆囊炎の原因となることが増加している。ESBL産生グラム陰性菌の増加によって多くの国々で胆管炎や胆囊炎の初期治療においてこれらの菌を目標とする必要が出ている。

ESBL産生 *E.coli* や *Klebsiella* spp. はカルバペネム系薬やチゲサイクリン（タイガシル®）に対して高度に感性である。しかし，いくつかの国では，*Klebsiella* spp. や *E. coli* でカルバペネム系抗菌薬に対する高度耐性株もみられている（OS）[41,67,69]，（Case report：以下 CS）[68]。世界的に受け入れられた治療の1つの原則として，ある菌種に対する耐性菌の割合が10〜20％を超えると，その初期治療の対象とすべきとされている。コリスチンは毒性が強く投与量の設定が困難である（OS）[55]，（CS）[68]。日本化学療法学会から"コリスチンの適正使用に関する指針"が発表されている［http://www.chemotherapy.or.jp/guideline/colistin_guideline.html］。

そのほかグラム陰性多剤耐性菌に対する新薬であるceftazidime/avibactam（本邦未承認），ceftolozane/

tazobactam（本邦未承認）については，急性胆管炎・胆嚢炎の患者におけるエビデンスは限られる。

　医療関連胆管炎・胆嚢炎の患者の初期治療は，TG 18 においては，TG 13（CPG)[1] の内容が継承された。緑膿菌，ESBL 産生菌，腸内細菌科，アシネトバクターおよびそのほかの多剤耐性菌の割合が 20 % 以下の場合には，初期治療にはカルバペネム系抗菌薬，タゾバクタム・ピペラシリン（ゾシン®），二剤併用でセフタジジム（モダシン®）またはセフェピム（マキシピーム®）に静注用メトロニダゾール（アネメトロ®）を併用することを推奨している。日本では，第四世代セフェム系薬セフェピムの代替薬として，セフォゾプラン（ファーストシン®），セフピロム（ケイテン®），セフスロジン（タケスリン®，現在販売中止となっている）の 3 薬剤があるがエビデンスは乏しい。

　ESBL 産生腸内細菌に対しては，カルバペネム系抗菌薬，タゾバクタム・ピペラシリン（ゾシン®），アミノ配糖体薬を推奨している。緑膿菌では，セフタジジム（モダシン®）に対する耐性率が 20 % 以上の時はカルバペネム系抗菌薬，タゾバクタム・ピペラシリン（ゾシン®），アミノ配糖体を推奨している。このガイドラインを利用したとしても，抗菌薬の適正使用は時として難しいことがある。

Q 52. 急性胆管炎の患者の抗菌薬治療の最適治療期間と治療経路は何か。
[Foreground Question（Clinical Question）]

急性胆管炎の患者の抗菌薬治療は，感染源コントロール後，4～7 日間を推奨する。（推奨度 1，レベル C）

　PubMed および Cochrane library を用い，(acute cholangitis* OR acute biliary tract infections*) AND (antimicrobial therapy* OR antibiotics*) AND duration of therapy* および各用語の MeSH のキーワードで文献検索を行った。PubMed で 151 文献，Cochrane Central Register of Controlled Trials（CENTRAL）で 16 文献，Cochrane Database of Systematic Reviews（CDSR）で 1 文献が検索された。

　そのうち，ランダム化試験，観察研究のどちらかという基準で絞り込み，各文献はタイトルでスクリーニングされ，評価が困難な場合，抄録が評価された。結果，4 文献が該当する文献として選別された。

　Uno ら（OS)[70] は，グラム陰性桿菌による血流感染を伴う患者で，抗菌薬治療を 14 日または 10 日受けた患者群のアウトカムを後ろ向き観察研究で報告した。30 日死亡率および 3 ヵ月以内の再発率で，両群で有意差は認めなかった。入院期間は両群で 17.5 日および 14 日と有意差があった（$P < 0.001$）。van Lent ら（OS)[71] は，単施設において，急性胆管炎の患者で，感染源コントロール後，3 日以下 vs. 5 日以上の抗菌薬治療を受けた患者で，再発率に有意差がないことを報告した。

　Kogure ら（OS)[72] は，前向き観察研究で，胆道ドレナージが成功後，どのくらいの期間抗菌薬投与が必要であるかを報告した。このスタディでは，抗菌薬終了後 3 日以内の 18 人の患者が，再発性胆管炎に関して分析された。このスタディでは再発は認められなかった。

　Park ら（RCT)[73] の報告では，シプロフロキサシン感性腸内細菌による血流感染を伴う急性胆管炎の患者が，胆道ドレナージ成功後に，静脈注射薬による治療群，または 6 日間の静脈注射薬後経口薬に変更された群に分けられ，再発率および 30 日死亡率をアウトカムとしてランダム化比較された。このスタディでは，再発率および 30 日死亡率において，2 つの群で有意差は認められなかった。TG 18 においては，前述のエビデンスを統合し，エキスパート・オピニオンにより，表 5 に急性胆管炎の患者の抗菌薬治療期間を示す。急性胆管炎の患者では，胆道ドレナージが成功し感染源のコントロール後，4～7 日間の治療を推奨する。

表5 推奨される抗菌薬の投与期間

重症度	市中感染			医療関連感染
	Grade Ⅰ，Ⅱ	Grade Ⅰ，Ⅱ	Grade Ⅲ	Grade Ⅰ，Ⅱ，Ⅲ
疾患	胆嚢炎	胆管炎	胆管炎・胆嚢炎	胆管炎・胆嚢炎
治療期間	・胆嚢摘出が行われた場合は抗菌薬治療は24時間以内に終了する	・いったん感染巣が制御されたら4～7日間の投与を推奨 ・腸球菌，レンサ球菌などのグラム陽性菌による菌血症の場合は，2週間以上の投与を推奨		・腸球菌，レンサ球菌などのグラム陽性菌による菌血症の場合は，2週間以上の投与を推奨
治療延長の要因	術中に穿孔，気腫性変化，壊疽が存在した場合には4～7日間の投与を推奨	・胆管に結石または閉塞があり，それが解決されない場合は解剖学的にそれが解決するまで抗菌薬の投与を続ける ・肝膿瘍が合併した場合には，臨床的，検査上，画像上，膿瘍が完全に消失するまで抗菌薬治療は継続する		

　腸球菌やレンサ球菌によるグラム陽性球菌による血流感染を伴う場合，これらの微生物が感染性心内膜炎を起こすことが知られるため，2週間の抗菌薬治療を行うことは賢明である。6,147人の急性胆管炎の患者において，感染性心内膜炎を合併した患者は17人（0.3％）であった[8]。

　また，2017年6月，第6回アジア太平洋肝胆膵学会が開催され，エキスパートパネルにクリニカル・クェスチョンが問われた。胆道ドレナージが成功した後，グラム陽性球菌の血流感染を伴う急性胆管炎の患者の抗菌薬治療を何日間行うか。これに対して，選択肢として，A：14日間，B：10日間，C：7日間，D：4～5日間，E：3日間以下が提供された。会場の回答は，以下であった。A 9％，B 3.8％，C 26.9％，D 32.1％，E 26.9％。ドレナージ後，4～5日間が最も多かった。

Q 53. 急性胆嚢炎の患者の抗菌薬治療の最適期間はどのくらいか。
［Foreground Question（Clinical Question）］

- TG 18重症度分類 Grade Ⅰ，Ⅱの急性胆嚢炎では，術前または術中のみの投与を推奨する。（推奨度1，レベルB）
- TG 18重症度分類 Grade Ⅲの患者の抗菌薬治療は，感染源がコントロールされた後，4～7日間（感染源がコントロールされる前の治療日数は含めない）を推奨する。（推奨度2，レベルD）

　PubMedおよびCochrane libraryを用い，(acute cholecystitis* OR acute biliary tract infections*) AND (antimicrobial therapy* OR antibiotics*) AND duration of therapy*，および各用語のMeSHのキーワードを用い文献検索を行った。その結果，PubMedで51文献，Cochrane Central Register of Controlled Trials（CENTRAL）で21文献，Cochrane Database of Systematic Reviews（CDSR）で1文献が検索された。これらのうち，ランダム化試験または観察研究のみが絞り込まれた。各文献はタイトルでスクリーニングし，タイトルのみで評価が困難な場合，抄録を評価した。その結果，3つのランダム化試験（RCT）[74～76]，1つの観察研究（OS）[77]の4文献が該当文献として選別された。

　TG 13（CPG）[1]および米国外科感染症学会・米国感染症学会 SIS/IDSA 2010（CPG）[49]では，良質のエビデンスがなかったため，急性胆嚢炎の重症度により，24時間から7日間というばらつきのある治療期間を推奨していた。最近になり，TG 13の重症度 Grade Ⅰ，Ⅱ（TG 18の重症度と同一）の急性胆嚢炎で早期胆嚢的

手術を施行された患者の抗菌薬治療について，術後投与をしない群と術後投与をする群でランダム化非劣勢試験が2試験行われた（RCT）[74,75]。その結果，1つの研究では非劣勢が示され，もう1つの研究では非劣性は示されなかったものの，臨床上，重要な差異は認められなかった。この2つの研究の結果を統合したところ，術後感染のリスク差は，0.01（95％信頼区間（CI），－0.04－0.06）（図1）であった。長期の抗菌薬投与による不利益，つまりコスト，入院期間の延長，抗菌薬耐性などを鑑みた場合，TG 18の重症度 Grade Ⅰ，Ⅱの急性胆嚢炎では，抗菌薬投与は手術前および術中に限るべきである。しかし，患者の個別の状況により術後抗菌薬投与は検討される。

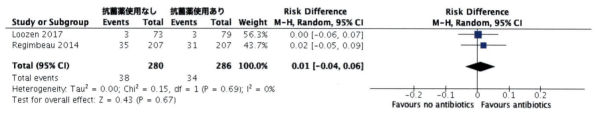

図1　急性胆嚢炎における手術部位感染の発生率に関するメタ分析
　　　文献74, 75 を統合しメタ分析が施行された。

　TG 18の重症度 Grade Ⅲの急性胆嚢炎の患者では，抗菌薬投与期間についてのエビデンスは乏しい。そのため，エキスパート・オピニオンとして，表5に示すように，感染源のコントロール後，4～7日間の抗菌薬治療を推奨する。グラム陽性菌の血流感染を伴う急性胆嚢炎の場合には，2週間の抗菌薬治療を行い，感染性心内膜炎のリスクを減らすことは賢明である。

　TG 18ガイドライン改訂委員会およびコンセンサス会議において，委員から TG 18の重症度 Grade Ⅲの急性胆嚢炎の患者の抗菌薬治療をサポートする十分なエビデンスがないため，上記の治療期間を推奨することは難しいとの発言があったことを付記する。

（特別な状況での抗菌薬治療）

> 胆嚢周囲膿瘍，胆嚢穿孔に対する抗菌薬療法は表3に示すように推奨する。
> 抗菌薬療法は，発熱の消失，白血球の正常化，腹部症状の消失まで継続すべきである。
> （推奨度1，レベルD）

　多くの場合，胆嚢摘出によって感染源が除去され，ほとんど感染した組織は残存しない。このような場合には，抗菌薬は24時間以内に中止可能である（RCT）[74,75]。急性胆嚢炎に関する最近の臨床研究は極めて限られている（RCT）[60,63～65]。これらでは，アンピシリン（ビクシリン®）＋トブラマイシン（トブラシン®）対ピペラシリン（ペントシリン®）またはセフォペラゾン（セフォビッド®），pefloxacin 対 mezlocillin＋ゲンタマイシン（ゲンタシン®）のランダム化比較試験がされた（CPG）[14]，（RCT）[60,63,65]が，比較された抗菌薬では，アウトカムに差はなかった。TG 18において，使用するのが適正・適切と判断される抗菌薬を表3に示した。これらはすべて腹腔内感染症ではなんらかのランダム化試験がなされたことがある抗菌薬である。それには膿瘍や穿孔を合併した胆嚢炎も含まれている。表3には，市中発症および医療関連の急性胆嚢炎に対する初期治療の推奨薬を掲載している。

12. 感受性結果が判明後の抗菌薬治療

　原因微生物の感受性結果が判明後は，最適治療へと変更する。このプロセスをディ・エスカレーション de-escalation と呼ぶ（CPG）[7]。表4に，感受性が判明後に安全に使用できる抗菌薬のリストを掲載する。

13. 経口薬への変更

　急性胆管炎，急性胆嚢炎の患者で経口摂取が可能な患者は，経口薬での治療が可能である（RCT）[78]。原因微生物の感受性により，経口薬は，例えば，吸収率 bioavailability の良好なニューキノロン系（シプロフロキサシン：シプロキサン®，レボフロキサシン：クラビット®，モキシフロキサシン：アベロックス®），アモキシシリン・クラブラン酸（オーグメンチン®）または第一世代などのセフェム系抗菌薬（セファゾリン：セファメジン®）へ変更可能である。表6は，通常使用される吸収率 bioavailability の良好な経口薬のリストである。

表6　市中および医療関連胆道感染症に対する経口抗菌薬

抗菌薬の種類	抗菌薬
ペニシリン系	アモキシシリン・クラブラン酸（オーグメンチン®）
セファロスポリン系	セファレキシン（ケフレックス®）±メトロニダゾール（フラジール®）[a]
フルオロキノロン系	シプロフロキサシン（シプロキサン®） or レボフロキサシン（クラビット®） ±メトロニダゾール（フラジール®）[a] モキシフロキサシン（アベロックス®）[b]

（文献1より引用）

a：抗嫌気性作用のある薬剤（メトロニダゾール，クリンダマイシンなど）は胆管空腸吻合が行われている場合に推奨する。
b：モキシフロキサシン（アベロックス®）は胆道感染症に対しては適応未承認であるが，二次性腹部感染，大腸菌，クレブシエラ，プロテウス，エンテロバクターに適応がある。

14. 抗菌薬による灌流

　抗菌薬による術野の灌流は興味が持たれ続けてきたが最近レビューが行われた（CPG）[79]。著者は抗菌薬による局所的な創の洗浄は全身投与並みの創感染の予防効果があるかもしれないと結論している。全身投与と局所投与の併用は相乗効果があるかもしれないが，同じ薬剤が局所と全身に投与されたためかもしれない。

15. 結論

　TG 18 においては，市中発症および医療関連急性胆管炎・胆嚢炎の初期治療薬として適切な抗菌薬が提示された。世界的なレベルで増加し拡大する抗菌薬耐性に対して，抗菌薬適正使用（antimicrobial stewardship）は，各施設において重視され実施される必要がある。各地域，国，国際的に，アンチバイオグラムをモニターすることで，急性胆管炎・胆嚢炎の患者に時期を逸することなく安全かつ適切な抗菌薬治療を提供することが可能となる。血流感染を伴う急性胆管炎・胆嚢炎の患者の抗菌薬による適正な治療期間を示す，さらに決定的な臨床研究が必要である。

引用文献

1) Gomi H, Solomkin JS, Takada T, Strasberg SM, Pitt HA, Yoshida M, et al. TG13 antimicrobial therapy for acute cholangitis and cholecystitis. J Hepatobiliary Pancreat Sci 2013;20:60-70.（CPG）
2) Kiriyama S, Kozaka K, Takada T, Strasberg SM, Pitt HA, Gabata T, et al. Tokyo Guidelines 2018: diagnostic criteria and severity grading of acute cholangitis (with videos). J Hepatobiliary Pancreat Sci 2018;25:17-30.（CPG）
3) Miura F, Okamoto K, Takada T, Strasberg SM, Asbun HJ, Pitt HA, et al. Tokyo Guidelines 2018: initial management of acute biliary infection and flowchart for acute cholangitis. J Hepatobiliary Pancreat Sci 2018;25:31-40.（CPG）
4) Okamoto K, Suzuki K, Takada T, Strasberg SM, Asbun HJ, Endo I, et al. Tokyo Guidelines 2018: flowchart for the management of acute cholecystitis. J Hepatobiliary Pancreat Sci 2018;25:55-72.（CPG）
5) Mukai S, Itoi T, Baron TH, Takada T, Strasberg SM, Pitt HA, et al. Indications and techniques of biliary drainage for acute cholangitis in updated Tokyo Guidelines 2018. J Hepatobiliary Pancreat Sci 2017;24:537-549.（CPG）
6) Mori Y, Itoi T, Baron TH, Takada T, Strasberg SM, Pitt HA, et al. Tokyo Guidelines 2018: management strategies for gallbladder drainage in patients with acute cholecystitis (with videos). J Hepatobiliary Pancreat Sci 2018;25:87-95.（CPG）
7) Rhodes A, Evans LE, Alhazzani W, Levy MM, Antonelli M, Ferrer R, et al. Surviving Sepsis Campaign: International Guidelines for Management of Sepsis and Septic Shock: 2016. Intensive Care Med 2017;43:304-377.（CPG）
8) Gomi H, Takada T, Hwang TL, Akazawa K, Mori R, Endo I, et al. Updated comprehensive epidemiology, microbiology, and outcomes among patients with acute cholangitis. J Hepatobiliary Pancreat Sci 2017;24:310-318.（OS）
9) van den Hazel SJ, Speelman P, Tytgat GNJ, Dankert J, van Leeuwen DJ. Role of antibiotics in the treatment and prevention of acute and recurrent cholangitis. Clin Infect Dis 1994;19:279-286.（EO）
10) Boey JH, Way LW. Acute cholangitis. Ann Surg 1980;191:264-270.（EO）
11) Yokoe M, Hata J, Takada T, Strasberg SM, Asbun HJ, Wakabayashi G, et al. Tokyo Guidelines 2018: diagnostic criteria and severity grading of acute cholecystitis (with video). J Hepatobiliary Pancreat Sci 2018;25:41-54.（CPG）
12) Sawyer RG, Claridge JA, Nathens AB, Rotstein OD, Duane TM, Evans HL, et al. Trial of short-course antimicrobial therapy for intraabdominal infection. N Engl J Med 2015;372:1996-2005.（RCT）
13) Tanaka A, Takada T, Kawarada Y, Nimura Y, Yoshida M, Miura F, et al. Antimicrobial therapy for acute cholangitis: Tokyo Guidelines. J Hepatobiliary Pancreat Surg 2007;14:59-67.（CPG）
14) Yoshida M, Takada T, Kawarada Y, Tanaka A, Nimura Y, Gomi H, et al. Antimicrobial therapy for acute cholecystitis: Tokyo Guidelines. J Hepatobiliary Pancreat Surg 2007;14:83-90.（CPG）
15) Guyatt GH, Oxman AD, Vist GE, Kunz R, Falck-Ytter Y, Alonso-Coello P, et al. GRADE: an emerging consensus on rating quality of evidence and strength of recommendations. BMJ (Clinical research ed) 2008;336:924-946.
16) US GRADE Network. Approach and implications to rating the quality of evidence and strength of recommendations using the GRADE methodology. Available at: http://www.gradeworkinggroup.org/. accessed on October 12, 2017.
17) Kune GA, Schutz E. Bacteria in the biliary tract. A study of their frequency and type. Med J Aust 1974;1:255-258.（OS）
18) Csendes A, Fernandez M, Uribe P. Bacteriology of the gallbladder bile in normal subjects. Am J Surg 1975;129:629-631.（OS）
19) Csendes A, Becerra M, Burdiles P, Demian I, Bancalari K, Csendes P. Bacteriological studies of bile from the gallbladder in patients with carcinoma of the gallbladder, cholelithiasis, common bile duct stones and no gallstones disease. Eur J Surg 1994;160:363-367.（OS）
20) Csendes A, Burdiles P, Maluenda F, Diaz JC, Csendes P, Mitru N. Simultaneous bacteriologic assessment of bile from gallbladder and common bile duct in control subjects and patients with gallstones and common duct stones. Arch Surg 1996;131:389-394.（OS）
21) Csendes A, Mitru N, Maluenda F, Diaz JC, Burdiles P, Csendes P, et al. Counts of bacteria and pyocites of cho-

ledochal bile in controls and in patients with gallstones or common bile duct stones with or without acute cholangitis. Hepatogastroenterology 1996 ; 43 : 800-806. (OS)
22) Maluenda F, Csendes A, Burdiles P, Diaz J. Bacteriological study of choledochal bile in patients with common bile duct stones, with or without acute suppurative cholangitis. Hepatogastroenterology 1989 ; 36 : 132-135. (OS)
23) Chang WT, Lee KT, Wang SR, Chuang SC, Kuo KK, Chen JS, et al. Bacteriology and antimicrobial susceptibility in biliary tract disease : an audit of 10-year's experience. Kaohsiung J Med Sci 2002 ; 18 : 221-228. (OS)
24) Salvador VB, Lozada MC, Consunji RJ. Microbiology and antibiotic susceptibility of organisms in bile cultures from patients with and without cholangitis at an Asian Academic Medical Center. Surg Infect (Larchmt) 2011 ; 12 : 105-111. (OS)
25) Kuo CH, Changchien CS, Chen JJ, Tai DI, Chiou SS, Lee CM. Septic acute cholecystitis. Scand J Gastroenterol 1995 ; 30 : 272-275. (OS)
26) Melzer M, Toner R, Lacey S, Bettany E, Rait G. Biliary tract infection and bacteraemia : presentation, structural abnormalities, causative organisms and clinical outcomes. Postgrad Med J 2007 ; 83 : 773-776. (OS)
27) Lee CC, Chang IJ, Lai YC, Chen SY, Chen SC. Epidemiology and prognostic determinants of patients with bacteremic cholecystitis or cholangitis. Am J Gastroenterol 2007 ; 102 : 563-569. (OS)
28) Baitello AL, Colleoni Neto R, Herani Filho B, Cordeiro JA, Machado AMO, Godoy MF, et al. Prevalência e fatores associados à bacteremia nos portadores de colecistite aguda litiásica. Rev Assoc Med Bras (1992) 2004 ; 50 : 373-379. (OS)
29) Sung YK, Lee JK, Lee KH, Lee KT, Kang CI. The Clinical epidemiology and outcomes of bacteremic biliary tract infections caused by antimicrobial-resistant pathogens. Am J Gastroenterol 2012 ; 107 : 473-483. (OS)
30) Kiriyama S, Takada T, Strasberg SM, Solomkin JS, Mayumi T, Pitt HA, et al. TG13 guidelines for diagnosis and severity grading of acute cholangitis (with videos). J Hepatobiliary Pancreat Sci 2013 ; 20 : 24-34. (CPG)
31) Paterson DL, Rossi F, Baquero F, Hsueh PR, Woods GL, Satishchandran V, et al. In vitro susceptibilities of aerobic and facultative Gram-negative bacilli isolated from patients with intra-abdominal infections worldwide : the 2003 Study for Monitoring Antimicrobial Resistance Trends (SMART). J Antimicrob Chemother 2005 ; 55 : 965-973. (OS)
32) Rossi F, Baquero F, Hsueh PR, Paterson DL, Bochicchio GV, Snyder TA, et al. In vitro susceptibilities of aerobic and facultatively anaerobic Gram-negative bacilli isolated from patients with intra-abdominal infections worldwide : 2004 results from SMART (Study for Monitoring Antimicrobial Resistance Trends). J Antimicrob Chemother 2006 ; 58 : 205-210. (OS)
33) Yang Q, Wang H, Chen M, Ni Y, Yu Y, Hu B, et al. Surveillance of antimicrobial susceptibility of aerobic and facultative Gram-negative bacilli isolated from patients with intra-abdominal infections in China : the 2002-2009 Study for Monitoring Antimicrobial Resistance Trends (SMART). Int J Antimicrob Agents 2010 ; 36 : 507-512. (OS)
34) Hsueh PR, Badal RE, Hawser SP, Hoban DJ, Bouchillon SK, Ni Y, et al. Epidemiology and antimicrobial susceptibility profiles of aerobic and facultative Gram-negative bacilli isolated from patients with intra-abdominal infections in the Asia-Pacific region : 2008 results from SMART (Study for Monitoring Antimicrobial Resistance Trends). Int J Antimicrob Agents 2010 ; 36 : 408-414. (OS)
35) Chen YH, Hsueh PR, Badal RE, Hawser SP, Hoban DJ, Bouchillon SK, et al. Antimicrobial susceptibility profiles of aerobic and facultative Gram-negative bacilli isolated from patients with intra-abdominal infections in the Asia-Pacific region according to currently established susceptibility interpretive criteria. J Infect 2011 ; 62 : 280-291. (OS)
36) Ishii Y, Tateda K, Yamaguchi K. Evaluation of antimicrobial susceptibility for β-lactams using the Etest method against clinical isolates from 100 medical centers in Japan (2006). Diagn Microbiol Infect Dis 2008 ; 60 : 177-183. (OS)
37) Ishii Y, Ueda C, Kouyama Y, Tateda K, Yamaguchi K. Evaluation of antimicrobial susceptibility for β-lactams against clinical isolates from 51 medical centers in Japan (2008). Diagn Microbiol Infect Dis 2011 ; 69 : 443-448. (OS)
38) Paterson DL. Resistance in gram-negative bacteria : Enterobacteriaceae. Am J Infect Control 2006 ; 34 (Supplement) : S20-S28. (OS)
39) Choi SH, Lee JE, Park SJ, Kim MN, Choo EJ, Kwak YG, et al. Prevalence, microbiology, and clinical characteristics of extended-spectrum beta-lactamase-producing Enterobacter spp., Serratia marcescens, Citrobacter

freundii, and Morganella morganii in Korea. Eur J Clin Microbiol Infect Dis 2007 ; 26 : 557-561.（OS）
40) Kang CI, Cheong HS, Chung DR, Peck KR, Song JH, Oh MD, et al. Clinical features and outcome of community-onset bloodstream infections caused by extended-spectrum β-lactamase-producing Escherichia coli. Eur J Clin Microbiol Infect Dis 2008 ; 27 : 85-88.（OS）
41) Kumarasamy KK, Toleman MA, Walsh TR, Bagaria J, Butt F, Balakrishnan R, et al. Emergence of a new antibiotic resistance mechanism in India, Pakistan, and the UK : a molecular, biological, and epidemiological study. Lancet Infect Dis 2010 ; 10 : 597-602.（OS）
42) Peirano G, van der Bij AK, Gregson DB, Pitout JDD. Molecular epidemiology over an 11-year period（2000 to 2010）of extended-Spectrum β-lactamase-producing Escherichia coli causing bacteremia in a centralized Canadian region. J Clin Microbiol 2012 ; 50 : 294-299.（OS）
43) Mazuski JE, Tessier JM, May AK, Sawyer RG, Nadler EP, Rosengart MR, et al. The Surgical Infection Society Revised Guidelines on the Management of Intra-Abdominal Infection. Surg Infect（Larchmt）2017 ; 18 : 1-76.（CPG）
44) Coccolini F, Sartelli M, Catena F, Montori G, Di Saverio S, Sugrue M, et al. Antibiotic resistance pattern and clinical outcomes in acute cholecystitis : 567 consecutive worldwide patients in a prospective cohort study. Int J Surg 2015 ; 21 : 32-37.（OS）
45) Reuken PA, Torres D, Baier M, Löffler B, Lübbert C, Lippmann N, et al. Risk factors for multi-drug resistant pathogens and failure of empiric first-line therapy in acute cholangitis. PLoS One 2017 ; 12 : e0169900.（OS）
46) Kwon JS, Han J, Kim TW, Oh JH, Kwon HH, Jung JT, et al. Changes in causative pathogens of acute cholangitis and their antimicrobial susceptibility over a period of 6 years. Korean J Gastroenterol 2014 ; 63 : 299-307.（OS）
47) Shenoy SM, Shenoy S, Gopal S, Tantry BV, Baliga S, Jain A. Clinicomicrobiological analysis of patients with cholangitis. Indian J Med Microbiol 2014 ; 32 : 157-160.（OS）
48) Goo JC, Seong MH, Shim YK, Lee HS, Han JH, Shin KS, et al. Extended Spectrum-β-Lactamase or Carbapenemase Producing bacteria isolated from patients with acute cholangitis. Clin Endosc 2012 ; 45 : 155-160.（OS）
49) Solomkin JS, Mazuski JE, Bradley JS, Rodvold KA, Goldstein EJC, Baron EJ, et al. Diagnosis and management of complicated Intra-abdominal infection in adults and children : Guidelines by the Surgical Infection Society and the Infectious Diseases Society of America. Clin Infect Dis 2010 ; 50 : 133-164.（CPG）
50) Ansaloni L, Pisano M, Coccolini F, Peitzmann AB, Fingerhut A, Catena F, et al. 2016 WSES guidelines on acute calculous cholecystitis. World J Emerg Surg 2016 ; 11 : 25.（CPG）
51) Kelly AM. Clinical impact of blood cultures taken in the emergency department. J Accid Emerg Med 1998 ; 15 : 254-256.（OS）
52) Brunton LL, Chabner BA, Knollman BC, editors. Goodman and Gilman's the pharmacological basis of therapeutics, 12th ed. New York : The McGraw-Hill Companies ; 2011.（EO）
53) Amsden G. Chapter 49, Tables of antimicrobial agent pharmacology. In : Mandell G, Bennett J, Dolin R, editors. Principles and practice of infectious diseases, 7 th edition, Volume 1. Philadelphia : Churchill Livingston, Elsevier ; 2010. p. 705-761.（EO）
54) McKenzie C. Antibiotic dosing in critical illness. J Antimicrob Chemother 2011 ; 66（suppl 2）: ii 25-ii 31.（EO）
55) Schultsz C, Geerlings S. Plasmid-Mediated Resistance in Enterobacteriaceae : Changing Landscape and implications for therapy. Drugs 2012 ; 72 : 1-16.（OS）
56) Goldstein EJ, Solomkin JS, Citron DM, Alder JD. Clinical efficacy and correlation of clinical outcomes with In Vitro susceptibility for anaerobic bacteria in patients with complicated intra-abdominal infections treated with moxifloxacin. Clin Infect Dis 2011 ; 53 : 1074-1080.（RCT）
57) Solomkin J, Zhao YP, Ma EL, Chen MJ, Hampel B ; DRAGON Study Team. Moxifloxacin is non-inferior to combination therapy with ceftriaxone plus metronidazole in patients with community-origin complicated intra-abdominal infections. Int J Antimicrob Agents 2009 ; 34 : 439-445.（RCT）
58) Weiss G, Reimnitz P, Hampel B, Muehlhofer E, Lippert H ; AIDA Study Group. Moxifloxacin for the treatment of patients with complicated intra-abdominal infections（the AIDA Study）. J Chemother 2009 ; 21 : 170-180.（RCT）
59) Malangoni MA, Song J, Herrington J, Choudhri S, Pertel P. Randomized controlled trial of moxifloxacin compared with piperacillin-tazobactam and amoxicillin-clavulanate for the treatment of complicated intra-abdominal infections. Ann Surg 2006 ; 244 : 204-211.（RCT）
60) Muller EL, Pitt HA, Thompson JE Jr, Doty JE, Mann LL, Manchester B. Antibiotics in infections of the biliary

tract. Surg Gynecol Obstet 1987 ; 165 : 285-292.（RCT）
61）Gerecht WB, Henry NK, Hoffman WW, Muller SM, LaRusso NF, Rosenblatt JE, et al. Prospective randomized comparison of mezlocillin therapy alone with combined ampicillin and gentamicin therapy for patients with cholangitis. Arch Intern Med 1989 ; 149 : 1279-1284.（RCT）
62）Thompson JE Jr, Pitt HA, Doty JE, Coleman J, Irving C. Broad spectrum penicillin as an adequate therapy for acute cholangitis. Surg Gynecol Obstet 1990 ; 171 : 275-282.（RCT）
63）Chacon JP, Criscuolo PD, Kobata CM, Ferraro JR, Saad SS, Reis C. Prospective randomized comparison of pefloxacin and ampicillin plus gentamicin in the treatment of bacteriologically proven biliary tract infections. J Antimicrob Chemother 1990 ; 26（Suppl B）: 167-172.（RCT）
64）Thompson JE Jr, Bennion RS, Roettger R, Lally KP, Hopkins JA, Wilson SE. Cefepime for infections of the biliary tract. Surg Gynecol Obstet 1993 ; 177（Suppl）: 30-34, discussion 35-40.（RCT）
65）Yellin AE, Berne TV, Appleman MD, Heseltine PN, Gill MA, Okamoto MP, et al. A randomized study of cefepime versus the combination of gentamicin and mezlocillin as an adjunct to surgical treatment in patients with acute cholecystitis. Surg Gynecol Obstet 1993 ; 177（Suppl）: 23-29, discussion 35-40.（RCT）
66）Sung JJ, Lyon DJ, Suen R, Chung SC, Co AL, Cheng AF, et al. Intravenous ciprofloxacin as treatment for patients with acute suppurative cholangitis : a randomized, controlled clinical trial. J Antimicrob Chemother 1995 ; 35 : 855-864.（RCT）
67）Won SY, Munoz-Price LS, Lolans K, Hota B, Weinstein RA, Hayden MK ; Centers for Disease Control and Prevention Epicenter Program. Emergence and rapid regional spread of Klebsiella pneumoniae carbapenemase-producing Enterobacteriaceae. Clin Infect Dis 2011 ; 53 : 532-540.（OS）
68）Di Carlo P, Pantuso G, Cusimano A, D'Arpa F, Giammanco A, Gulotta G, et al. Two cases of monomicrobial intraabdominal abscesses due to KPC-3 Klebsiella pneumoniae ST258 clone. BMC Gastroenterol 2011 ; 11 : 103.（CS）
69）Bogdanovich T, Adams-Haduch JM, Tian GB, Nguyen MH, Kwak EJ, Muto CA, et al. Colistin-resistant, Klebsiella pneumoniae carbapenemase（KPC）-producing Klebsiella pneumoniae belonging to the international epidemic clone ST258. Clin Infect Dis 2011 ; 53 : 373-376.（OS）
70）Uno S, Hase R, Kobayashi M, Shiratori T, Nakaji S, Hirata N, et al. Short-course antimicrobial treatment for acute cholangitis with Gram-negative bacillary bacteremia. Int J Infect Dis 2017 ; 55 : 81-85.（OS）
71）van Lent AU, Bartelsman JF, Tytgat GN, Speelman P, Prins JM. Duration of antibiotic therapy for cholangitis after successful endoscopic drainage of the biliary tract. Gastrointest Endosc 2002 ; 55 : 518-522.（OS）
72）Kogure H, Tsujino T, Yamamoto K, Mizuno S, Yashima Y, Yagioka H, et al. Fever-based antibiotic therapy for acute cholangitis following successful endoscopic biliary drainage. J Gastroenterol 2011 ; 46 : 1411-1417.（OS）
73）Park TY, Choi JS, Song TJ, Do JH, Choi SH, Oh HC. Early oral antibiotic switch compared with conventional intravenous antibiotic therapy for acute cholangitis with bacteremia. Dig Dis Sci 2014 ; 59 : 2790-2796.（RCT）
74）Regimbeau JM, Fuks D, Pautrat K, Mauvais F, Haccart V, Msika S, et al. Effect of postoperative antibiotic administration on postoperative infection following cholecystectomy for acute calculous cholecystitis : a randomized clinical trial. JAMA 2014 ; 312 : 145-154.（RCT）
75）Loozen CS, Kortram K, Kornmann VN, van Ramshorst B, Vlaminckx B, Knibbe CA, et al. Randomized clinical trial of extended versus single-dose perioperative antibiotic prophylaxis for acute calculous cholecystitis. Br J Surg 2017 ; 104 : e151-e157.（RCT）
76）Mazeh H, Mizrahi I, Dior U, Simanovsky N, Shapiro M, Freund HR, et al. Role of antibiotic therapy in mild acute calculus cholecystitis : a prospective randomized controlled trial. World J Surg 2012 ; 36 : 1750-1759.（RCT）
77）Rodríguez-Sanjuán JC, Casella G, Antolín F, Castillo F, Fernández-Santiago R, Riaño M, et al. How long is antibiotic therapy necessary after urgent cholecystectomy for acute cholecystitis? J Gastrointest Surg 2013 ; 17 : 1947-1952.（OS）
78）Solomkin JS, Dellinger EP, Bohnen JM, Rostein OD. The role of oral antimicrobials for the management of intra-abdominal infections. New Horiz 1998 ; 6（Suppl 2）: S46-S52.（RCT）
79）Alexander JW, Solomkin JS, Edwards MJ. Updated recommendations for control of surgical site infections. Ann Surg 2011 ; 253 : 1082-1093.（CPG）

第Ⅷ章
急性胆管炎に対する胆管ドレナージの適応と手技

急性胆管炎は保存的治療により軽快する軽症例からショックや意識混濁を発症し，時に致死的となりうる重症例まで様々な重症度を呈する。特に高齢者の重症胆管炎では高い死亡率が報告されている（Observational study：以下 OS）[1]。Tokyo Guidelines 2013（TG 13）の重症度判定基準により中等症，重症と診断された胆管炎に対しては，早期の胆管ドレナージが推奨される（OS）[2]，（Clinical practice guidelines：以下 CPG）[3,4]。胆管ドレナージは外科的，経皮経肝的，内視鏡的ドレナージの3つに大別される。外科的ドレナージはこの中で最も死亡率の高いドレナージとされており（OS）[1]，現在では経皮経肝胆道ドレナージ（Case series：以下 CS）[5]や内視鏡的胆道ドレナージ（Case report：以下 CS）[6,7]により急性胆管炎による死亡率は著しく減少している。しかしながら，それらの手技を用いても適切な時期にドレナージが行われない場合には予後不良となることに注意が必要である。

2007年に刊行された Tokyo Guidelines（TG 07）では急性胆管炎に対するこのような胆管ドレナージ手技が記載され（CPG）[8]，2013年に TG 07 の改訂が行われ，新しく TG 13（CPG）[9]が出版された。TG 13には，超音波内視鏡ガイド下胆管ドレナージや術後再建腸管例に対する小腸バルーン内視鏡を用いた新しい内視鏡的ドレナージテクニックとその成績が記載されている。その後，これらの新しいドレナージテクニックの成績や他のドレナージテクニックとの比較，胆管炎の成因である結石治療のタイミングやその方法などが多数報告されている。そこで TG 13 のさらなる改定が求められ，Tokyo Guidelines 2018（TG 18）（CPG）[10]が出版された。本章では急性胆管炎に対する胆管ドレナージの適応とテクニック，急性胆管炎の主な成因である結石治療について TG 18 に基づき解説する。

1. 胆管ドレナージの適応とテクニック

Q 54. 急性胆管炎に対する最適な胆管ドレナージ法は何か？
　　　 ［Foreground Question（Clinical Question）］

急性胆管炎に対するドレナージは内視鏡的経乳頭的ドレナージを推奨する。（推奨度 1，レベル B）

＊TG 18 では胆管ドレナージは抗生剤などの保存的治療のみで完治しうる一部の軽症例を除いて重症度にかかわらず内視鏡的経乳頭ドレナージが推奨される。

＊術後再建腸管例に対しては Q 59 を参照。

内視鏡的経乳頭的ドレナージ（endoscopic biliary drainage：EBD）は，ERCP 後膵炎のリスクはあるが，他のドレナージ法に比べて低侵襲であり，偶発症の発生頻度も低く，第一選択と考えられる（Randomized clinical trial：以下 RCT）[11]，（OS）[12～14]。しかし，悪性腫瘍による十二指腸狭窄例などが原因で十二指腸主乳頭まで内視鏡の到達が困難な場合は，EBD の代替的治療として経皮経肝胆道ドレナージ（percutaneous transhepatic cholangial drainage：PTCD または percutaneous transhepatic biliary drainage：PTBD）が有用である（CS）[5]，（OS）[15]。十二指腸主乳頭まで内視鏡の到達が可能でも，選択的胆管挿管が困難で EBD が不成功の場合の救済治療としても有用である。近年は，新しいドレナージ法として超音波内視鏡ガイド下胆管ドレナージ（endoscopic ultrasound-guided biliary drainage：EUS-BD）が開発され，代替法としての有用性が多数報告されている（CS）[16～18]。EBD 困難例に対する代替法として PTCD と EUS-BD を比較した RCT やメタ解析の結果では，手技成功率や臨床的奏効率は 90 ～ 100 ％ とほぼ同等であったが，PTCD のほうが処置

後の出血，胆管炎，胆汁漏などの偶発症発生率が高いという結果であった（表1），（Meta analysis：以下 MA）[19]，（RCT）[20,21]，（OS）[22〜24]。しかし，これらの報告は熟練した胆膵超音波内視鏡医のいる先進施設からの報告がほとんどである。多くが先進施設でないスペインの多施設検討では，EUS-BDの手技成功率は65〜86％であった（CS）[25]。このようにEUS-BDはいまだ確立された手技ではなく，難易度の高い手技であると考えられており，熟練した胆膵超音波内視鏡医がいる場合はEUS-BDは代替法として推奨されるが，いない場合はPTCDを選択する，もしくは先進施設への転送を考慮すべきである。

表1 経乳頭的ドレナージ困難例に対する代替法としての超音波内視鏡ガイド下胆管ドレナージと経皮経肝胆道ドレナージの比較

著者	出版年	研究デザイン	ドレナージ法	症例数	手技成功率（％）	臨床奏効率（％）	偶発症率（％）
Artifon[20]	2012	RCT	EUS-BD	13	100	100	15.3
			PTBD	12	100	100	25
Bapaye[22]	2013	Cohort	EUS-BD	25	92	N/A	20
			PTBD	26	46	N/A	46.1
Khashab[23]	2015	Cohort	EUS-BD	22	86.4	86.4	18.2
			PTBD	51	100	92.2	39.2
Sharaiha[24]	2016	Cohort	EUS-BD	47	93.3	62.2	6.6
			PTBD	13	91.6	25	53.8
Lee[21]	2016	RCT	EUS-BD	34	94.1	87.5	8.8
			PTBD	32	96.9	87.1	31.2

1）経皮経肝胆道ドレナージ（PTCDまたはPTBD）

①適応

PTCD（またはPTBD）は，出血や胆汁性腹膜炎といった偶発症や長期に及ぶ入院期間，外瘻に伴うチューブ管理の必要性や皮膚の疼痛などの害や患者の負担から，急性胆管炎治療において内視鏡的経乳頭的ドレナージの代替的治療と考えられている。しかし，血管が豊富な肝臓を介してドレナージを行うため出血リスクが高く，凝固能異常がある場合や抗血栓薬を内服している場合には一般的には不適応とされる。ただし，十二指腸狭窄例などが原因でEBDを行うことができない場合やEUS-BDを行うことができない施設では，重篤な敗血症に対する救命処置としてPTCDや患者転送を考慮する。なお，凝固能異常がある場合や抗血栓薬を内服している場合については，Q58も参照されたい。この点については，慎重な対応とともに，今後の臨床検証を期待する。

②テクニック

以前はX線透視下での影像下直達法による胆管穿刺が行われていた（CS）[5]が，現在では体外式超音波下に穿刺経路の血管を避けて安全に穿刺することが可能となっている（OS）[15]。基本的な体外式超音波下PTCD手技は以下の通りである（CS）[5]。18ゲージから22ゲージの穿刺針を用いて超音波ガイド下に肝内胆管を穿刺する。胆汁の逆流を確認し，造影で胆管走行を確認する。ガイドワイヤーを胆管内に進めた後に，7〜10 Frのドレナージチューブを胆管内に留置する。胆管拡張例での体外式超音波下PTCDの成功率は86％で，胆管非拡張例での63％に比べて良好な成績が報告されている（OS）[15]。

2) 外科的ドレナージ

①適応

現在，急性胆管炎治療においてはEBDやPTCDが普及しており，外科的ドレナージが行われることは極めてまれである。切除不能膵頭部癌などの悪性疾患においては重症胆管炎を除く一部の症例に対して肝管空腸吻合術が行われる場合もある。特に膵頭部癌や十二指腸乳頭部癌などで胆管炎と十二指腸閉塞を併発している場合には，まれではあるがダブルバイパス術も1つの選択肢となりうる。

②テクニック

外科的ドレナージとして行われる胆管減圧術としての開腹下ドレナージは，胆管結石による胆管炎で全身状態の悪い患者に対しては，手術時間の短縮のために胆管結石除去術は行わずTチューブを留置する方法が安全であると報告されている（OS）[26]。

3) 内視鏡的経乳頭的ドレナージ（EBD）

①適応

EBDは低侵襲ドレナージテクニックであり，現在では原疾患が良悪性にかかわらず急性胆管炎に対する治療のゴールドスタンダードである（CS）[6]，（Systematic review：以下SR）[27]。EBDを行うタイミングはよりよい臨床的結果のために極めて重要である。重症胆管炎に対してはできる限り早急にドレナージを行うことが推奨される（OS）[28]，（RCT）[29]，（SR）[30]，（CPG）[31]。中等症に関しても，日本と台湾の多施設共同コホート研究の結果より，来院から48時間のみならず，来院から24時間で分けて解析を行っても，ドレナージを早く行ったほうが有意差をもって死亡率が少ないという結果であった（OS）[2]。さらに1編のコホート研究の結果では，軽症・中等症で24時間以内にドレナージを行ったほうが，胆管炎からの改善が早く，入院期間の短縮，医療コストの軽減につながると報告されている（OS）[32]。中等症においても可能なかぎり24時間以内の緊急ドレナージが推奨される。実際に，本邦の28施設へのアンケートの結果では，中等症に対して12時間以内にドレナージを行う施設が35.7％，24時間以内にドレナージを行う施設が57.1％，合わせて92.8％の施設で24時間以内の緊急ドレナージを行っていると報告されている（CPG）[33]。軽症に関しては，侵襲的なドレナージを行わず，抗生剤投与による保存的加療による改善が期待でき，ドレナージのタイミングが24時間以降であっても予後に影響は及ぼさない（OS）[32,34]。しかし，抗生剤による保存的加療を行っていても改善が乏しいにもかかわらずドレナージのタイミングが72時間以降と遅れれば，死亡，臓器不全，ICU入室のリスクが高くなり，胆管炎の重症度にかかわらず臨床経過に大きく悪影響を及ぼす可能性があることを念頭に置くべきである（OS）[13,34]。したがって，軽症でも保存的加療で改善が乏しい場合は，早期にドレナージもしくは成因の治療を施行することが望ましい。

②内視鏡的経鼻胆管ドレナージと内視鏡胆管ステンティング

a. 適応

EBDは外瘻としての内視鏡的経鼻胆管ドレナージ（endoscopic naso-biliary drainage：ENBD）と内瘻としての内視鏡的胆管ステンティング（endoscopic biliary stenting：EBS）に大別される。ENBDに関してはチューブを自己抜去しそうなコンプライアンスの悪い患者や鼻腔に異常があるような患者は避けるべきである。急性胆管炎におけるEBDは，全身状態不良な重症例において長時間の手技や手技不成功は重篤な偶発症につながる可能性があるため，熟練した内視鏡医により施行されるべきである。

Q 55. 内視鏡的経乳頭胆管ドレナージを行う場合には，内視鏡的経鼻胆管ドレナージと内視鏡的胆管ステンティングのどちらがよいか？［Foreground Question（Clinical Question）］

患者背景や患者の希望を考慮して，どちらを用いてもよい。（推奨度 1，レベル A）

急性胆管炎に対する ENBD と EBS を比較した RCT 3 編（RCT）[35～37]を用いてメタ解析を行ったところ，手技成功率のオッズ比は 2.50（95％ CI：0.36-17.36），臨床奏効率のオッズ比は 1.85（95％ CI：0.65-5.31），偶発症率のオッズ比は 0.98（95％ CI：0.24-3.96），再処置率のオッズ比は 0.82（95％ CI：0.03-19.89）であり，有意差を認めなかった（図 1）。2 つの RCT の結果で，ENBD 群でチューブ留置に伴う visual analogue scale（VAS）が有意に高く，また高齢者ではドレナージチューブの自己抜去が懸念される。しかし，感染胆汁の粘稠度が高い場合は EBS では早期ステント閉塞が懸念されるが，ENBD は適宜洗浄が可能である。また ENBD では，必要があれば繰り返し胆汁細胞診を行うことも可能である（OS）[38,39]。2 編のコホート研究の結果では，肝門部胆管狭窄例は ENBD のほうが，閉塞による再処置率のリスクが低いと報告されている（OS）[40,41]。したがって，それぞれのドレナージ法の益と害のバランスはほぼ同等と考えられ，TG 18 では，胆管炎の成因，胆汁の性状や患者の希望を考慮し，内視鏡医の判断でいずれかの方法を用いてドレナージを行うことを推奨する。

手技成功率

Study or Subgroup	ENBD Events	ENBD Total	EBS Events	EBS Total	Weight	Odds Ratio M-H, Random, 95% CI
Lee 2002	40	40	33	34	35.9%	3.63 [0.14, 91.98]
Sharma 2005	74	75	73	75	64.1%	2.03 [0.18, 22.85]
Zhang 2013	47	47	47	47		Not estimable
Total (95% CI)		162		156	100.0%	2.50 [0.36, 17.36]
Total events	161		153			

Heterogeneity: Tau² = 0.00; Chi² = 0.08, df = 1 (P = 0.78); I² = 0%
Test for overall effect: Z = 0.93 (P = 0.35)

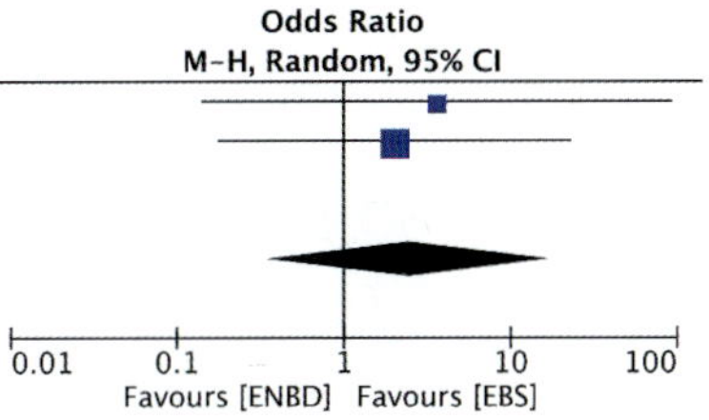

臨床奏効率

Study or Subgroup	ENBD Events	ENBD Total	EBS Events	EBS Total	Weight	Odds Ratio M-H, Random, 95% CI
Lee 2002	36	40	27	33	60.0%	2.00 [0.51, 7.79]
Sharma 2005	72	74	71	73	28.1%	1.01 [0.14, 7.40]
Zhang 2013	47	47	45	47	11.8%	5.22 [0.24, 111.71]
Total (95% CI)		161		153	100.0%	1.85 [0.65, 5.31]
Total events	155		143			

Heterogeneity: Tau² = 0.00; Chi² = 0.81, df = 2 (P = 0.67); I² = 0%
Test for overall effect: Z = 1.15 (P = 0.25)

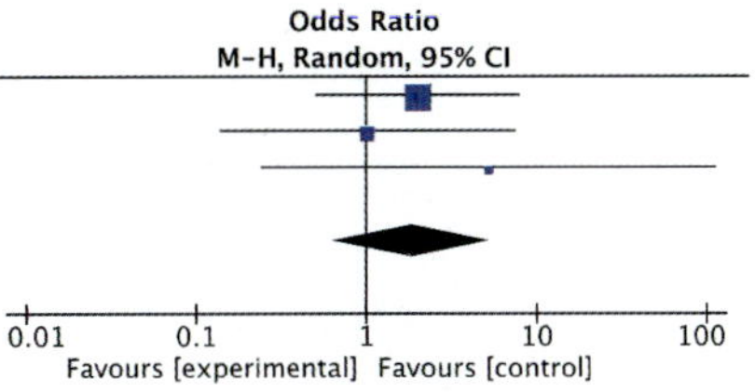

偶発症率

Study or Subgroup	ENBD Events	ENBD Total	EBS Events	EBS Total	Weight	Odds Ratio M-H, Random, 95% CI
Lee 2002	2	40	0	33	18.4%	4.35 [0.20, 93.86]
Sharma 2005	0	74	0	73		Not estimable
Zhang 2013	7	47	9	45	81.6%	0.70 [0.24, 2.07]
Total (95% CI)		161		151	100.0%	0.98 [0.24, 3.96]
Total events	9		9			

Heterogeneity: Tau² = 0.32; Chi² = 1.23, df = 1 (P = 0.27); I² = 19%
Test for overall effect: Z = 0.03 (P = 0.98)

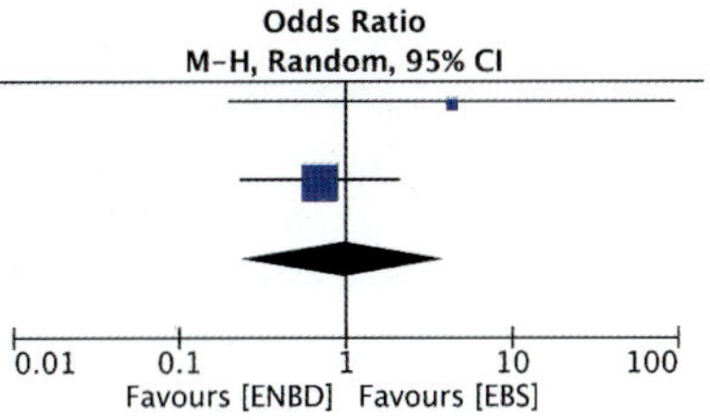

再処置率

Study or Subgroup	ENBD Events	ENBD Total	EBS Events	EBS Total	Weight	Odds Ratio M-H, Random, 95% CI
Lee 2002	5	40	1	33	47.2%	4.57 [0.51, 41.25]
Zhang 2013	2	47	9	45	52.8%	0.18 [0.04, 0.87]
Total (95% CI)		87		78	100.0%	0.82 [0.03, 19.89]
Total events	7		10			

Heterogeneity: Tau² = 4.34; Chi² = 5.52, df = 1 (P = 0.02); I² = 82%
Test for overall effect: Z = 0.12 (P = 0.90)

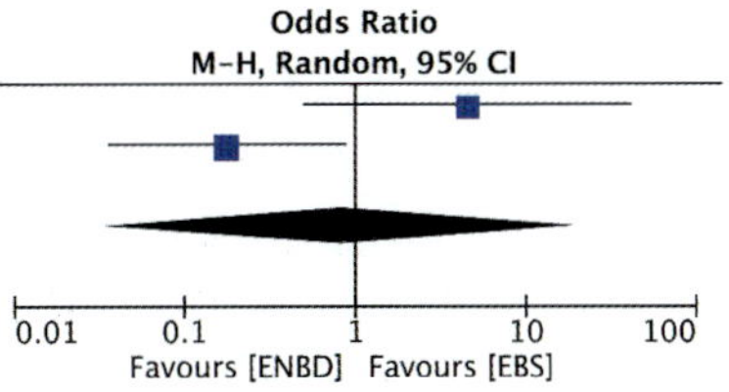

図 1 急性胆管炎に対する ENBD と EBS の比較検討

b. テクニック

i) 胆管カニュレーション

胆管カニュレーションは，胆管造影後にカテーテルを胆管内に深部挿管する造影法と胆管内にガイドワイヤーを進めた後にカテーテルを深部挿管する wire-guided cannulation（WGC法）の2つの方法がある。この造影法と WGC法を比較した RCTのメタ解析では，WGC法が有意に胆管挿管の成功率を上昇させ，ERCP 後膵炎の発症を減少させるという結果であった（MA）[42,43]。しかし最近行われた2つの RCTでは胆管挿管の成功率と ERCP後膵炎発症において両者に統計学的有意差はないと報告されており（RCT）[44,45]，現時点では胆管挿管においては造影法と WGC法のいずれを用いてもよいと思われる。

造影法と WGC法のいずれを用いても胆管挿管が困難な場合には，膵管にガイドワイヤーを留置して乳頭を固定した状態で胆管挿管を試みる膵管ガイドワイヤー法（ダブルガイドワイヤー法）や胆管口を開いて胆管挿管を容易にするためにプレカットを行う（SR）[46]。プレカットには大きく2つの方法があり，針状パピロトームを用いて胆管口にアプローチする方法（needle-knife precutting）と pull型パピロトームを用いて膵管口から切開を加えて胆管にアプローチする方法（pancreatic sphincter precutting）である。プレカットは ERCP後膵炎や穿孔といった重篤な偶発症を起こす可能性があるため，施行は熟練した胆膵内視鏡医により行われるべきである。

ii) 内視鏡的経鼻胆管ドレナージ（ENBD）

ENBD手技の詳細は TG 07（CPG）[8] に記載されている。選択的胆管挿管後にガイドワイヤーに沿わせて5～7 Frの経鼻胆管ドレナージチューブを留置する（図2）。

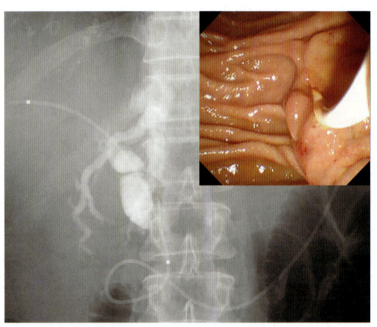

図2　内視鏡的経鼻胆管ドレナージ（ENBD）
5 Frの経鼻ドレナージチューブを留置して胆管ドレナージを行った。

iii) 内視鏡的胆管ステンティング（EBS）

EBS手技の詳細は TG 07（CPG）[8] に記載されている。選択的胆管挿管後にガイドワイヤーに沿わせて7～10 Frのプラスチックステントを胆管内に留置する（図3）。プラスチックステントにはステント端がストレート型とピッグテイル型がある。ストレート型にはサイドホール用のフラップのついたアムステルダム型とサイ

ドホールのないフラップのみのタネンバウム型がある。胆管炎における両者の比較試験はなく，ステントの選択は内視鏡医の好みによる。

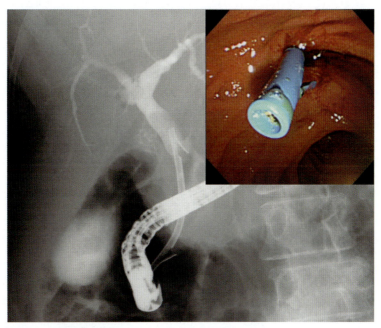

図3　内視鏡的胆管ステンティング（EBS）
ストレート型プラスチックステントを留置して胆管ドレナージを行った。

③超音波内視鏡ガイド下胆管ドレナージ（EUS-BD）

a. 適応

EUS-BDは，EUSガイド下で経消化管的に胆管へアプローチしドレナージを行う手技である。近年，経乳頭的ドレナージが困難な症例の代替法として行われている。EUS-BDは，経胃的もしくは経空腸的に肝内胆管を穿刺して瘻孔形成を行うEUS-guided hepaticogastrostomy（EUS-HGS）やEUS-guided hepaticojejunostomy（EUS-HJS），経十二指腸的に肝外胆管を穿刺して瘻孔形成を行うEUS-guided choledochoduodenostomy（EUS-CDS），経消化管的に胆管を穿刺した後に経乳頭的アプローチに移行するEUS-guided rendezvous techniqueや順行性に狭窄部にステントを留置するEUS-guided antegrade stentingに大別される。ドレナージルートやテクニックの選択は，患者背景，十二指腸閉塞などの消化管狭窄や胆管狭窄の部位などにより選択される（Expert opinion：以下EO）[47]。これまでのEUS-BDの報告では，EUS-HGSもしくはEUS-CDSの高い手技成功率（95％程度）と臨床奏効率（93〜100％，ITT解析）が報告されている（CS）[16〜18,48,49,51]，（OS）[50,52〜56]。EUS-guided antegrade stentingでは，ガイドワイヤーによる狭窄部の突破やステントデリバリーシステムの狭窄部の突破は困難な症例があるため，手技成功率は70〜80％程度と報告されており，肝内胆管ドレナージや肝外胆管ドレナージよりも劣ると報告されている（SR）[57]。しかし，EUS-guided antegrade stentingが成功すれば経乳頭的に生理的な胆汁の流れが確保できるため有用な選択肢となる。EUS-BDの重大な問題は，胆汁性腹膜炎などの偶発症である。多くは重篤なものではないものの，10〜30％の手技に伴う偶発症発生率が報告されている（OS）[58]，（SR）[59]。EUS-BDの手技はいまだ確立されたものではなく，専用の処置具も少なく，高度なテクニックを要する手技であり，EUSとERCPの両方に習熟した胆膵内視鏡医のもとで行われるべき手技である。さらに普及していくような努力が重要であり，専用の処置具のさらなる開発などの工夫が必要である。

b. テクニック

解剖学的に肝臓，肝外胆管と消化管とは癒着していないため，手技に伴う胆汁漏出が起こる可能性がある．特に手技が完遂できずに不成功に終わった場合には深刻な胆汁性腹膜炎を起こす可能性があることを念頭に置くべきである．通常19ゲージ穿刺針または22ゲージ穿刺針を用いて胆管穿刺を行う．穿刺の際にはEUSガイド下に行い，出血を避けるために穿刺経路にある血管を避けることが大切である．穿刺後に胆管造影を行い，ガイドワイヤーを胆管内まで進める．次に穿刺経路を拡張用ダイレーター，通電ダイレーター，拡張用バルーンなどを用いて拡張し，症例に応じて胆管ドレナージ用のプラスチックステントあるいはメタルステントを胆管内に留置する（EO）[60]．近年，EUS-HGS専用のプラスチックステントやEUS-CDS専用のメタルステントなどの専用デバイスも開発されている（CS）[61,62]，（RCT）[63]，（OS）[64]（図4）．

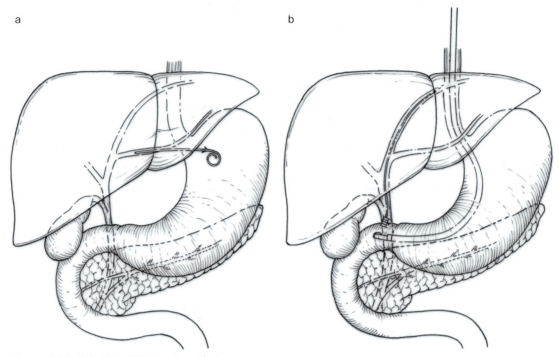

図4 超音波内視鏡下胆管ドレナージ（EUS-BD）
a．専用の8Frプラスチックステントを用いたEUS-guided hepaticogastrostomy
胃内から超音波内視鏡下に肝内胆管を穿刺し，穿刺経路を拡張後に専用の8Frプラスチックステントを留置して胆管ドレナージを行った．
b．専用の大口径メタルステントを用いたEUS-guided choledochoduodenostomy
十二指腸から超音波内視鏡下に肝外胆管を穿刺し，穿刺経路を拡張後に専用の大口径メタルステントを留置して胆管ドレナージを行った．

2. 乳頭処置

1）内視鏡的乳頭括約筋切開術（EST）

①適応

EBDを行う際に内視鏡的乳頭括約筋切開術（endoscopic sphincterotomy：EST）を行うことは大きく2つの利点を有すると考えられる．1つは，胆管膵管を分離することにより大口径（10Fr以上）の胆管ステント

を留置する際にステントによる膵管閉塞の予防効果である．大口径メタルステントを留置する際に，対象が膵癌など膵管閉塞をきたしている疾患の場合は，EST を付加することによる ERCP 後膵炎の予防効果は乏しい（RCT）[65,66]，（MA）[67]．しかし，対象疾患として膵管閉塞のない胆管癌の症例が多く含まれた 1 編の RCT の結果では，EST を追加することで有意に閉塞性膵炎が予防されている（RCT）[68]．さらに，膵管閉塞のない症例を対象としたステント留置（多くの研究で 10 Fr のプラスチックステントを留置）におけるコホート研究の結果では，有意差をもって EST の膵炎予防効果が示されている（OS）[69〜72]．したがって，膵管閉塞がない症例に対して大口径メタルステントや 10 Fr 以上のプラスチックステントを留置する場合は，閉塞性膵炎予防のために EST を追加することが望ましい．もう 1 つの利点は，ドレナージのみならず，一期的に結石の除去を行うことができる点である．

Q 56．内視鏡的経乳頭的胆管ドレナージに EST は必要か？ [Foreground Question（Clinical Question）]

内視鏡的経乳頭的胆管ドレナージに EST の追加は必要ない．（推奨度 2，レベル A）

＊一期的結石除去を行う場合は Q 58 を参照

7 Fr 以下のプラスチックステントや経鼻ドレナージチューブを留置するデザインの RCT やコホート研究では，EBD に EST を付加することによる ERCP 後膵炎の予防効果は乏しいという結果であった（RCT）[73,74]，（OS）[75,76]．EST は出血や穿孔の偶発症リスクを伴い，胆管炎の状態自体が EST 後出血のリスク因子でもあり，胆管炎に対して 7 Fr 以下のプラスチックステントや経鼻ドレナージチューブを留置して EBD を行う際に EST の追加は必要ないと考えられる（OS）[77〜79]．特に重症胆管炎で凝固異常が認められる場合や，抗血栓薬内服中の場合は，EST は避けるべきである．しかし，胆管挿管困難例においてプレカットを行うことにより胆管挿管が可能となる場合がある．

Q 57．総胆管結石に起因する軽症・中等症の急性胆管炎に対する内視鏡的一期的結石除去は可能か？ [Foreground Question（Clinical Question）]

軽症・中等症に対して内視鏡的一期的結石除去を行ってもよい．（推奨度 2，レベル C）

胆管結石は最も多い胆管炎の成因である（OS）[80]．以前は，胆石に伴う胆管炎に対して，まずはドレナージを行い，胆管炎の改善後に結石治療を行う二期的結石除去が推奨されていた（CPG）[81]．これは，EST を追加して一期的に結石除去を行うと出血の偶発症が増えるという過去の報告に基づいている（OS）[82,83]．しかし，これらの報告には凝固異常を伴う重症例も含まれていた．凝固異常を伴う重症例に対して EST は避けるべきであるが，凝固異常を伴わない軽症・中等症胆管炎は別である．コホート研究と症例集積の結果から，軽症・中等症に対する一期的結石除去の治療成績は，ドレナージによる胆管炎の改善後に結石の治療を行う二期的結石除去の治療成績と同等と考えられる（OS）[32,84]，（CS）[85]．さらに，偶発症発生率も従来の二期的結石除去と同等であり安全性も問題ないと考えられる．安全性に問題なければ，一期的に成因の治療を行うことは，患者負担の軽減，入院期間の短縮，医療コストの軽減といった有益な効果が高い（OS）[32]．したがって，凝固異常を有さず抗血栓薬内服などの出血リスクがなく，熟練した胆管内視鏡医がいる場合は，軽症・中等症に対する一期的結石除去は可能である．一期的結石除去を行った後，経鼻ドレナージチューブの留置は必ずしも必要でないという結果が RCT により示されている（RCT）[86]．軽症・中等症の胆管炎の状態で EST に引き続き内視

鏡的乳頭ラージバルーン拡張術（endoscopic papillary large balloon dilation：EPLBD）を行うと，炎症により胆管粘膜が脆弱になっているため重篤な出血や後腹膜穿孔のリスクが高くなることがRCTの結果から指摘されている（RCT）[87]。したがって，EPLBDの適応となるような結石径が大きい症例や結石数が多い症例は二期的な結石除去を推奨する。

②テクニック

EST手技の詳細はTG 07に記載されている（CPG）[8]。選択的胆管挿管後，pull型パピロトームを用いて，11時から12時方向にはちまきひだ付近まで切開を行い，口側隆起上縁を越えないようにする。切開波と凝固波の自動制御機能を有する高周波装置が普及してきており，安全な切開が行えるようになっている。胃切除後のBillroth II再建やRoux-en-Y吻合症例ではpush型パピロトームを用いた切開も有効である。ESTにより一旦重症化すると時に致死的となりうるERCP後膵炎や消化管穿孔を引き起こす可能性があることを念頭に置く必要がある。

2）内視鏡的乳頭バルーン拡張術（EPBD）

①適応

内視鏡的乳頭バルーン拡張術（endoscopic papillary balloon dilation：EPBD）は胆管結石除去を行う際にESTの代わりに用いられる手技である（CS）[88]。これまでに胆管結石由来の胆管炎治療におけるEPBDとESTを比較した試験はないが，EPBDを付加することによりESTと同様に少ない治療回数と短い入院期間が期待される。1つのシステマティックレビューではEPBDはESTに比べて術後出血の頻度は低いものの，有意に機械式砕石具の使用が高頻度で結石除去率が低く，急性膵炎発症率が高い（SR）[89]。したがって，EPBDは凝固能異常例や小結石例に用いるのが望ましい。一方，理論的にEPBDの目的は乳頭括約筋を温存することであるので，急性胆管炎症例に対してEPBDのみで胆道ドレナージを行わないことは正当化されない。また同様な理由から胆石性膵炎症例においても胆道ドレナージを行わないEPBDは推奨されない。

②テクニック

胆管挿管後，胆管結石と胆管径にあわせて径10 mm以下のバルーンを，乳頭をまたぐ形でガイドワイヤーに沿わせて進める。その後緩徐にバルーンを膨らませていき，バルーンのくびれが消失するまで加圧する。乳頭括約筋の十分な拡張が得られたらバルーンカテーテルやバスケットカテーテルを用いて除石する。

3）内視鏡的乳頭ラージバルーン拡張術（EPLBD）

内視鏡的な結石治療を行う際にESTとEPBDが標準的な乳頭処置として用いられる。しかし，結石径が大きい場合は機械式砕石具（mechanical lithotripter：ML）を用いた結石破砕が必要となる（CS）[90,91]。12 mm以上の大口径バルーンを用いて胆管口を拡張させる手技である内視鏡的乳頭ラージバルーン拡張術（endoscopic papillary large balloon dilation：EPLBD）では，ESTやEPBD単独では治療困難な症例（大結石，多数結石）に対する結石除去を比較的容易に行うことができる（CS）[92,93]。MLを用いた結石破砕の必要性が少なくなり，ESTやEPBD単独より短い処置時間で高い結石治療成功率が得られ，懸念されていた重症膵炎や消化管穿孔の偶発症発生率も通常のESTと同等であると報告されている（CS）[94,97]，（RCT）[95,98]，（OS）[96,99]。

①テクニック

低圧で胆管径まで拡張できるバルーン径を選択する。膵管口を分離して膵炎を予防するためおよび拡張の際

に方向付けをして穿孔を予防するため，EPLBD を行う前に EST を行う施設も多いが，EST を付加しなくても膵炎や穿孔などの偶発症発生率は変わらないという報告もあり，EST の付加に関しては議論の余地が残る（SR）[100]。ガイドワイヤー誘導下にラージバルーンを胆管内に挿入し，内視鏡画像と透視画像を見ながらバルーンのポジショニングを行う。緩徐にバルーンを膨らませて，バルーンのくびれが消失するまで拡張していく。ガイドワイヤー誘導式機械式砕石具を用いて，可能であれば破砕せずに結石除去を試みる。現在，スフィンクテロトームとラージバルーンが一体化された専用デバイスも市販化されている（CS）[101]。

Q 58. 凝固異常を伴う胆管炎や抗血栓薬内服中の胆管炎に対する胆管ドレナージ治療は？
[Foreground Question（Clinical Question）]

内視鏡的経乳頭的ドレナージが推奨される。（推奨度 1，レベル D）
EST や EPBD による結石治療は出血リスクや血栓塞栓リスクを加味して判断する。

　本邦や欧米の内視鏡診療における抗血栓薬の取り扱いに関するガイドラインにて，EST による結石治療は出血高危険度手技として取り扱われている（CPG）[102,103]。凝固異常を伴う症例や抗血栓薬内服中の症例に対する EST による結石治療はさらに高い出血リスクを伴うと考えられる（OS）[77〜79]。一方で抗血小板薬であるアスピリン 1 剤の内服であれば EST による出血リスクは変わらないとするコホート研究や症例対象研究の結果から，日本消化器内視鏡学会の「抗血栓薬服用者に対する消化器内視鏡診療ガイドライン」では血栓塞栓リスクの高い場合は，アスピリンを休薬せずに EST を施行することが許容されている（OS）[77,79,104,105]，（CPG）[102]。しかし，菌血症に伴う凝固能低下や血小板減少から出血傾向にあるため，胆管炎自体が EST 後出血のリスク因子とする報告もある（OS）[78]。また，PTCD は血管が豊富な肝臓を介してドレナージを行うため，出血リスクが高く，凝固異常や抗血栓薬内服中は可能なかぎり避けるべきである（OS）[79,107]，（CPG）[106]。以上より，凝固異常を伴う胆管炎や抗血栓薬内服中の胆管炎に対する胆管ドレナージ治療は，まず出血低危険度手技である内視鏡的経乳頭的ドレナージ（ENBD もしくは EBS）を行い，凝固異常や胆管炎の改善後に抗血栓薬を休薬して EST による結石の治療を行うほうが安全である。

　ただし，安易に抗血栓薬の内服を休薬することにより，リバウンド現象として重篤な血栓塞栓症を誘発する危険性も報告されている（OS）[108]。アスピリン 1 剤であれば休薬せずに EST を施行することが許容されるが，同じ抗血小板薬であるチエノピリジン誘導体内服下では出血高危険度手技において出血合併症が増加するという報告があり，5〜7 日間の休薬が推奨されている（OS）[109]。血栓塞栓リスクの高い場合は，処方医に相談の上，アスピリンもしくはシロスタゾールへの置換が推奨される。抗凝固薬内服は EST 後出血のリスク因子であると報告されており，休薬に伴う代替療法として即効性で半減期の短いヘパリン置換が以前は推奨されていた。しかし，周術期におけるヘパリン置換の有用性を検証した BRIDGE 試験（RCT）[110]の結果では，ヘパリン置換すると出血偶発症の発生率が高いと報告され，内視鏡治療においても多施設の後方視的検討の結果などからヘパリン置換の出血リスクが高いことが明らかとなってきた（OS）[111,112]。2017 年に発表された直接的経口抗凝固薬（DOAC：direct oral anticoagulant）を含めた抗凝固薬に関するガイドライン追補では，PT-INR が治療域であればワルファリン継続下で EST を施行することも許容されている（CPG）[113]。DOAC の取り扱いに関してはエビデンスが乏しく，さらなる検証が必要である。ヘパリン置換の出血リスクが高く，DOAC はヘパリン同様に短時間で薬効が減弱・発現するためヘパリン置換を行わずに短期間の休薬で対応することが推奨される（CPG）[113]。

　結石治療のための乳頭処置に関して，EST の代替法として EPBD がある。メタ解析の結果から，EST より

も有意に出血偶発症が少なく，低出血危険度手技に分類される（MA）[114]。肝硬変や腎不全の症例など潜在的に凝固異常を伴う症例や抗血栓薬の休薬が困難な症例によい選択になる。以上より，EST や EPBD による結石治療は，個々の症例の出血リスクや血栓塞栓リスクを加味して総合的に判断すべきである。

3. 術後再建腸管例に対する胆管ドレナージの適応とテクニック

Q 59. 術後再建腸管例（B-I 再建腸管を除く）の胆管炎に対する最適なドレナージ法は？ [Foreground Question（Clinical Question）]

> 熟練した胆膵内視鏡医がいる場合はバルーン小腸内視鏡下胆管ドレナージが推奨される。（推奨度 2，レベル C）

ERCP 困難例に対する RCT の結果から，EUS-BD の偶発症率は 8 ～ 15 ％，PTBD の偶発症率は 25 ～ 31 ％と報告されている（MA）[19]，（RCT）[20,21]，（OS）[22〜24]。術後再建腸管例に対するバルーン小腸内視鏡を用いた胆管ドレナージのシステマティックレビューでの偶発症率は 3.4 ％であり，他のドレナージ法に比べて明らかに低侵襲である（SR）[115]。さらに軽症・中等症胆管炎ではドレナージのみならず胆管結石や吻合部狭窄などの成因の治療も可能であり，手技が成功すれば非常に有用である。しかし，手技難易度が高く，処置時間も長く，特殊な処置具も必要となる。乳頭もしくは吻合部到達率，ドレナージ手技成功率ともに熟練した胆膵内視鏡医であったとしても高いとはいえない。したがって，胆膵内視鏡処置と小腸内視鏡に熟練した内視鏡医がいる場合はバルーン小腸内視鏡下胆管ドレナージが推奨されるが，熟練した内視鏡医がいない場合や画像所見よりバルーン小腸内視鏡下胆管ドレナージが困難と予測される場合には，経皮経肝胆管ドレナージや超音波内視鏡ガイド下胆管ドレナージを検討，もしくは専門施設への転送を考慮する。

1）術後再建腸管例に対するバルーン小腸内視鏡による胆管ドレナージ

①適応

B-I 再建腸管を除く術後再建腸管例における ERCP は通常の ERCP よりも高度なテクニックが要求される。術後再建腸管例のなかでも Roux-en-Y 吻合の症例では一般的に輸入脚が長いため，通常内視鏡が乳頭に到達するのさえ困難であった。近年，シングルバルーン小腸内視鏡（single-balloon enteroscopy：SBE）やダブルバルーン小腸内視鏡（double-balloon enteroscopy：DBE）が開発され，術後再建腸管例における ERCP が比較的容易に施行可能となった。これまでの報告では 53 ～ 95 ％の成功率と 5 ％以下の重篤でない偶発症の発生率が報告されている（CS）[116〜126,128,130,131]，（OS）[127,129,132]，（表 2）。しかし本手技は必ずしも成功するとは限らず，また手技時間も長時間にわたることもありその適応は慎重に決定されるべきである。理想的には小腸バルーン内視鏡および ERCP 手技の両方に熟達した内視鏡医による本手技の施行が望ましいが，実際には消化管内視鏡医が乳頭あるいは胆管空腸吻合部まで内視鏡を挿入し，その後に胆膵内視鏡医が ERCP を行う施設も多い。

表2　術後再建腸管例に対するバルーン小腸内視鏡下 ERCP の成績

著者	出版年	小腸内視鏡	症例数	内視鏡挿入率(%)	処置成功率(%)	偶発症率(%)
Aabakken[116]	2007	DBE	13	94	85	0
Emmett[117]	2007	DBE	14	85	80	0
Maaser[118]	2008	DBE	11	82	64	0
Shimatani[119]	2009	DBE	103	98	95	5
Itoi[120]	2010	SBE	13	92	77	0
Wang[121]	2010	SBE	16	81	75	13
Saleem[122]	2010	SBE	56	70	66	0
Itoi[123]	2011	DBE	9	100	100	11
Siddiqui[124]	2013	DBE	79	90	81	5
Yamauchi[125]	2013	SBE	21	91	87	13
Obana[126]	2013	SBE	19	79	53	5
Azeem[127]	2013	SBE	58	91	76	0
Shah[128]	2013	SBE/DBE	129	71	63	12
Trindade[129]	2015	SBE	56	88	71	5
Kawamura[130]	2015	SBE	27	89	70	0
Ishii[131]	2016	SBE/DBE	123	94	88	7
Khashab[132]	2016	SBE/DBE	49	78	65	4

②テクニック

　SBE および DBE システムはビデオ小腸内視鏡，バルーン付きオーバーチューブとバルーンコントローラーとから構成される．DBE は SBE と異なり，内視鏡先端にもバルーンが装着されており2つのバルーンを用いて内視鏡を先進させていく．ロングタイプ小腸内視鏡は，有効長が200 cm のため長いガイドワイヤーと処置具が必要であり，鉗子口径が2.8 mm で使える処置具の制限も大きかった．この欠点を克服するために，有効長152 cm で鉗子口径が3.2 mm のショートタイプ小腸内視鏡が開発された（CS）[119,123]．このショートタイプ小腸内視鏡を使用すれば，普段の ERCP で用いる処置具を使用することができる．SBE，DBE ともにスコープの押し引きとバルーンを用いて腸管を短縮させながらスコープを目的の乳頭あるいは肝管空腸吻合部まで進めていく．ERCP 手技は造影カテーテルを用いて造影法あるいは WGC 法により胆管挿管を行う．Roux-en-Y 再建では，乳頭開口部が接線方向に観察され胆管挿管が難しい症例がある．そのような症例に対しては，内視鏡を下十二指腸角に押し込みながら反転させて乳頭の正面視を行うレトロフレックスポジションが有用である（CS）[131]．選択的胆管挿管が困難な場合には，針状ナイフを用いたプレカットを行う場合もある．胆管深部挿管に成功したら，引き続きガイドワイヤーを胆管内に挿入し，経鼻胆管ドレナージチューブ，プラスチックステント，メタルステントを留置して胆管ドレナージを行う．EST を行う場合には push 型パピロトームあるいは針状パピロトームを用いる．EPBD や EPLBD を行う場合には乳頭拡張バルーンを用いて乳頭または吻合部を拡張する．胆管結石例では ML，バスケットカテーテルやバルーンカテーテルを用いて結石除去を行う．

2) 術後再建腸管例に対する超音波内視鏡ガイド下胆管ドレナージと順行性治療

　小腸内視鏡により多くの症例では乳頭もしくは吻合部までの内視鏡挿入は可能であるが，輸入脚が長い症例

や腸管癒着の強い症例など小腸内視鏡挿入困難例もある．さらに，乳頭もしくは吻合部まで到達できても選択的胆管挿管が困難なこともあり，結石径が大きく結石除去に難渋することもある．そのような困難例に対して，従来からPTCDによる胆管ドレナージとそれに引き続く経皮ルートから結石治療が行われてきた．近年，術後再建腸管例で小腸内視鏡を用いたERCP困難例に対して，代替治療としてEUS-BDの有用性と安全性が報告されている（CS）[133,134]．さらに，EUS-BDにより形成した瘻孔から二期的に結石や吻合部狭窄の順行性治療を行う方法や狭窄部に順行性にステントを留置する方法も報告されている．巨大結石例に対して，瘻孔部から胆道鏡を挿入して電気水圧衝撃波破砕術（electrohydraulic lithotripsy：EHL）で結石を破砕する方法もある．EUS-BDから引き続き，超音波内視鏡ガイド下に一期的に順行性治療を行うことも可能である（図5）．しかし，この方法は専用の処置具が少なくいまだ確立した手技ではないことを理解し，安易な施行は慎むべきである．

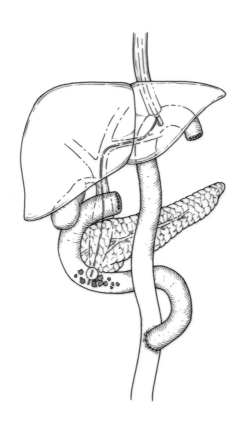

図5　Roux-en-Y再建腸管例に対する超音波内視鏡下順行性結石除去
空腸から超音波内視鏡下に肝内胆管を穿刺し，乳頭部をバルーン拡張後に総胆管結石をバルーンカテーテルで順行性に腸管内に押し出して結石除去を行った．

引用文献

1) Kimura Y, Takada T, Strasberg SM, Pitt HA, Gouma DJ, Garden OJ, et al. TG 13 current terminology, etiology, and epidemiology of acute cholangitis and cholecystitis. J Hepatobiliary Pancreat Sci 2013 ; 20 : 8-23．（OS）
2) Kiriyama S, Takada T, Hwang TL, Akazawa K, Miura F, Gomi H, et al. Clinical application and verification of the TG13 diagnostic and severity grading criteria for acute cholangitis : an international multicenter observational study. J Hepatobiliary Pancreat Sci 2017 ; 24 : 329-337．（OS）
3) Gomi H, Takada T, Hwang TL, Akazawa K, Mori R, Endo I, et al. Updated comprehensive epidemiology, micro-

biology, and outcomes among patients with acute cholangitis. J Hepatobiliary Pancreat Sci 2017 ; 24 : 310-318. (CPG)
4) Kiriyama S, Takada T, Strasberg SM, Solomkin JS, Mayumi T, Pitt HA, et al. TG13 guidelines for diagnosis and severity grading of acute cholangitis (with videos). J Hepatobiliary Pancreat Sci 2013 ; 20 : 24-34. (CPG)
5) Takada T, Hanyu F, Kobayashi S, Uchida Y. Percutaneous transhepatic cholangial drainage : direct approach under fluoroscopic control. J Surg Oncol 1976 ; 8 : 83-97. (CS)
6) Nagai N, Toki F, Oi I, Suzuki H, Kozu T. Continuous endoscopic pancreatocholedochal catheterization. Gastrointest Endosc 1976 ; 23 : 78-81. (CS)
7) Soehendra N, Reynders-Frederix V. Palliative bile duct drainage. A new endoscopic method of introducing a transpapillary drain. Endoscopy 1980 ; 12 : 8-11. (CS)
8) Tsuyuguchi T, Takada T, Kawarada Y, Nimura Y, Wada K, Nagino M, et al. Techniques of biliary drainage for acute cholangitis : Tokyo Guidelines. J Hepatobiliary Pancreat Surg 2007 ; 14 : 35-45. (CPG)
9) Itoi T, Tsuyuguchi T, Takada T, Strasberg SM, Pitt HA, Kim MH, et al. TG13 indications and techniques for biliary drainage in acute cholangitis (with videos). J Hepatobiliary Pancreat Sci 2013 ; 20 : 71-80. (CPG)
10) Mukai S, Itoi T, Baron TH, Takada T, Strasberg SM, Pitt HA, et al. Indications and techniques of biliary drainage for acute cholangitis in updated Tokyo Guidelines 2018. J Hepatobiliary Pancreat Sci 2017 ; 24 : 537-549. (CPG)
11) Lai EC, Mok FP, Tan ES, Lo CM, Fan ST, You KT, et al. Endoscopic biliary drainage for severe acute cholangitis. N Engl J Med 1992 ; 326 : 1582-1586. (RCT)
12) Leung JW, Chung SC, Sung JJ, Banez VP, Li AK. Urgent endoscopic drainage for acute suppurative cholangitis. Lancet 1989 ; 333 : 1307-1309. (OS)
13) Boender J, Nix GA, de Ridder MA, Dees J, Schütte HE, van Buuren HR, et al. Endoscopic sphincterotomy and biliary drainage in patients with cholangitis due to common bile duct stones. Am J Gastroenterol 1995 ; 90 : 233-238. (OS)
14) Lau JY, Chung SC, Leung JW, Ling TK, Yung MY, Li AK. Endoscopic drainage aborts endotoxaemia in acute cholangitis. Br J Surg 1996 ; 83 : 181-184. (OS)
15) Saad WE, Wallace MJ, Wojak JC, Kundu S, Cardella JF. Quality improvement guidelines for percutaneous transhepatic cholangiography, biliary drainage, and percutaneous cholecystostomy. J Vasc Interv Radiol 2010 ; 21 : 789-795. (OS)
16) Giovannini M, Moutardier V, Pesenti C, Bories E, Lelong B, Delpero JR. Endoscopic ultrasound-guided bilioduodenal anastomosis : A new technique for biliary drainage. Endoscopy 2001 ; 33 : 898-900. (CS)
17) Itoi T, Itokawa F, Sofuni A, Kurihara T, Tsuchiya T, Ishii K, et al. Endoscopic ultrasound-guided choledochoduodenostomy in patients with failed endoscopic retrograde cholangiopancreatography. World J Gastroenterol 2008 ; 14 : 6078-6082. (CS)
18) Hara K, Yamao K, Niwa Y, Sawaki A, Mizuno N, Hijioka S, et al. Prospective clinical study of EUS-guided choledochoduodenostomy for malignant lower biliary tract obstruction. Am J Gastroenterol 2011 ; 106 : 1239-1245. (CS)
19) Sharaiha RZ, Khan MA, Kamal F, Tyberg A, Tombazzi CR, Ali B, et al. Efficacy and safety of EUS-guided biliary drainage in comparison with percutaneous biliary drainage when ERCP fails : a systematic review and meta-analysis. Gastrointest Endosc 2017 ; 85 : 904-914. (MA)
20) Artifon EL, Aparicio D, Paione JB, Lo SK, Bordini A, Rabello C, et al. Biliary drainage in patients with unresectable, malignant obstruction where ERCP fails : endoscopic ultrasonography-guided choledochoduodenostomy versus percutaneous drainage. J Clin Gastroenterol 2012 ; 46 : 768-774. (RCT)
21) Lee TH, Choi JH, Park do H, Song TJ, Kim DU, Paik WH, et al. Similar Efficacies of Endoscopic Ultrasound-guided Transmural and Percutaneous Drainage for Malignant Distal Biliary Obstruction. Clin Gastroenterol Hepatol 2016 ; 14 : 1011-1019. (RCT)
22) Bapaye A, Dubale N, Aher A. Comparison of endosonography-guided vs. percutaneous biliary stenting when papilla is inaccessible for ERCP. United European Gastroenterol J 2013 ; 1 : 285-293. (OS)
23) Khashab MA, Valeshabad AK, Afghani E, Singh VK, Kumbhari V, Messallam A, et al. A comparative evaluation of EUS-guided biliary drainage and percutaneous drainage in patients with distal malignant biliary obstruction and failed ERCP. Dig Dis Sci 2015 ; 60 : 557-565. (OS)
24) Sharaiha RZ, Kumta NA, Desai AP, DeFilippis EM, Gabr M, Sarkisian AM, et al. Endoscopic ultrasound-guided biliary drainage versus percutaneous transhepatic biliary drainage : predictors of successful outcome in pa-

tients who fail endoscopic retrograde cholangiopancreatography. Surg Endosc 2016 ; 30 : 5500-5505. (OS)
25) Vila JJ, Pérez-Miranda M, Vazquez-Sequeiros E, Abadia MA, Pérez-Millán A, González-Huix F, et al. Initial experience with EUS-guided cholangiopancreatography for biliary and pancreatic duct drainage : A Spanish national survey. Gastrointest Endosc 2012 ; 76 : 1133-1141. (CS)
26) Saltzstein EC, Peacock JB, Mercer LC. Early operation for acute biliary tract stone disease. Surgery 1983 ; 94 : 704-708. (OS)
27) Umeda J, Itoi T. Current status of preoperative biliary drainage. J Gastroenterol 2015 ; 50 : 940-954. (SR)
28) Isogai M, Yamaguchi A, Harada T, Kaneoka Y, Suzuki M. Cholangitis score : a scoring system to predict severe cholangitis in gallstone pancreatitis. J Hepatobiliary Pancreat Surg 2002 ; 9 : 98-104. (OS)
29) Fan ST, Lai EC, Mok FP, Lo CM, Zheng SS, Wong J. Early treatment of acute biliary pancreatitis by endoscopic papillotomy. N Engl J Med 1993 ; 328 : 228-232. (RCT)
30) Apel D, Riemann JF. Emergency endoscopy. Can J Gastroenterol 2000 ; 14 : 199-203. (SR)
31) Kiriyama S, Takada T, Strasberg SM, Solomkin JS, Mayumi T, Pitt HA, et al. New diagnostic criteria and severity assessment of acute cholangitis in revised Tokyo Guidelines. J Hepatobiliary Pancreat Sci 2012 ; 19 : 548-556. (CPG)
32) Jang SE, Park SW, Lee BS, Shin CM, Lee SH, Kim JW, et al. Management for CBD stone-related mild to moderate acute cholangitis : urgent versus elective ERCP. Dig Dis Sci 2013 ; 58 : 2082-2087. (OS)
33) Nagino M, Takada T, Kawarada Y, Nimura Y, Yamashita Y, Tsuyuguchi T, et al. Methods and timing of biliary drainage for acute cholangitis : Tokyo Guidelines. J Hepatobiliary Pancreat Surg 2007 ; 14 : 68-77. (CPG)
34) Khashab MA, Tariq A, Tariq U, Kim K, Ponor L, Lennon AM, et al. Delayed and unsuccessful endoscopic retrograde cholangiopancreatography are associated with worse outcomes in patients with acute cholangitis. Clin Gastroenterol Hepatol 2012 ; 10 : 1157-1161. (OS)
35) Lee DW, Chan AC, Lam YH, Ng EK, Lau JY, Law BK, et al. Biliary decompression by nasobiliary catheter or biliary stent in acute suppurative cholangitis : a prospective randomized trial. Gastrointest Endosc 2002 ; 56 : 361-365. (RCT)
36) Sharma BC, Kumar R, Agarwal N, Sarin SK. Endoscopic biliary drainage by nasobiliary drain or by stent placement in patients with acute cholangitis. Endoscopy 2005 ; 37 : 439-443. (RCT)
37) Zhang RL, Cheng L, Cai XB, Zhao H, Zhu F, Wan XJ. Comparison of the safety and effectiveness of endoscopic biliary decompression by nasobiliary catheter and plastic stent placement in acute obstructive cholangitis. Swiss Med Wkly 2013 ; 143 : w13823. (RCT)
38) Park SY, Park CH, Cho SB, Yoon KW, Lee WS, Kim HS, et al. The safety and effectiveness of endoscopic biliary decompression by plastic stent placement in acute suppurative cholangitis compared with nasobiliary drainage. Gastrointest Endosc 2008 ; 68 : 1076-1080. (OS)
39) Otani K, Ueki T, Matsumura K, Maruo T, Minoda R, Otsuka Y, et al. Comparison Between Endoscopic Biliary Stenting and Nasobiliary Drainage in Patients with Acute Cholangitis due to Choledocholithiasis : Is Endoscopic Biliary Stenting Useful? Hepatogastroenterology 2015 ; 62 : 558-563. (OS)
40) Kawakami H, Kuwatani M, Onodera M, Haba S, Eto K, Ehira N, et al. Endoscopic nasobiliary drainage is the most suitable preoperative biliary drainage method in the management of patients with hilar cholangiocarcinoma. J Gastroenterol 2011 ; 46 : 242-248. (OS)
41) Kawakubo K, Kawakami H, Kuwatani M, Haba S, Kudo T, Taya YA, et al. Lower incidence of complications in endoscopic nasobiliary drainage for hilar cholangiocarcinoma. World J Gastrointest Endosc 2016 ; 8 : 385-390. (OS)
42) Cheung J, Tsoi KK, Quan WL, Lau JY, Sung JJ. Guidewire versus conventional contrast cannulation of the common bile duct for the prevention of post-ERCP pancreatitis : a systematic review and meta-analysis. Gastrointest Endosc 2009 ; 70 : 1211-1219. (MA)
43) Cennamo V, Fuccio L, Zagari RM, Eusebi LH, Ceroni L, Laterza L, et al. Can a wire-guided cannulation technique increase bile duct cannulation rate and prevent post-ERCP pancreatitis? : A meta-analysis of randomized controlled trials. Am J Gastroenterol 2009 ; 104 : 2343-2350. (MA)
44) Nambu T, Ukita T, Shigoka H, Omuta S, Maetani I. Wire-guided selective cannulation of the bile duct with a sphincterotome : a prospective randomized comparative study with standard method. Scand J Gastroenterol 2011 ; 46 : 109-115. (RCT)
45) Kawakami H, Maguchi H, Mukai T, Hayashi T, Sasaki T, Isayama H, et al. A multicenter, prospective, randomized study of selective bile duct cannulation performed by multiple endoscopists : the BIDMEN study. Gastroin-

test Endosc 2012 ; 75 : 362-372.（RCT）
46) Mukai S, Itoi T. Selective biliary cannulation techniques for endoscopic retrograde cholangiopancreatography procedures and prevention of post- endoscopic retrograde cholangiopancreatography pancreatitis. Expert Rev Gastroenterol Hepatol 2016 ; 10 : 709-722.（SR）
47) Mukai S, Itoi T. How should we use endoscopic ultrasonography-guided biliary drainage techniques separately? Endosc Ultrasound 2016 ; 5 : 65-68.（EO）
48) Burmester E, Niehaus J, Leineweber T, Huetteroth T. EUS-cholangio-drainage of the bile duct : report of 4 cases. Gastrointest Endosc 2003 ; 57 : 246-251.（CS）
49) Giovannini M, Dotti M, Bories E, Moutardier V, Pesenti C, Danisi C, et al. Hepaticogastrostomy by echo-endoscopy as a palliative treatment in a patient with metastatic biliary obstruction. Endoscopy 2003 ; 35 : 1076-1078.（CS）
50) Kahaleh M, Hernandez AJ, Tokar J, Adams RB, Shami VM, Yeaton P. Interventional EUS-guided cholangiography : evaluation of a technique in evolution. Gastrointest Endosc 2006 ; 64 : 52-59.（OS）
51) Artifon EL, Chaves DM, Ishioka S, Souza TF, Matuguma SE, Sakai P. Echoguided hepatico-gastrostomy : a case report. Clinics（Sao Paulo）2007 ; 62 : 799-802.（CS）
52) Bories E, Pesenti C, Caillol F, Lopes C, Giovannini M. Transgastric endoscopic ultrasonography-guided biliary drainage : results of a pilot study. Endoscopy 2007 ; 39 : 287-291.（OS）
53) Park DH, Koo JE, Oh J, Lee YH, Moon SH, Lee SS, et al. EUS-guided biliary drainage with one-step placement of a fully covered metal stent for malignant biliary obstruction : a prospective feasibility study. Am J Gastroenterol 2009 ; 104 : 2168-2174.（OS）
54) Horaguchi J, Fujita N, Noda Y, Kobayashi G, Ito K, Obana T, et al. Endosonography-guided biliary drainage in cases with difficult transpapillary endoscopic biliary drainage. Dig Endosc 2009 ; 21 : 239-244.（OS）
55) Yamao K, Bhatia V, Mizuno N, Sawaki A, Ishikawa H, Tajika M, et al. EUS-guided choledochoduodenostomy for palliative biliary drainage in patients with malignant biliary obstruction : results of long-term follow-up. Endoscopy 2008 ; 40 : 340-342.（OS）
56) Binmoeller KF, Nguyen-Tang T. Endoscopic ultrasound-guided anterograde cholangiopancreatography. J Hepatobiliary Pancreat Sci 2011 ; 18 : 319-331.（OS）
57) Iwashita T, Doi S, Yasuda I. Endoscopic ultrasound-guided biliary drainage : A review. Clin J Gastroenterol 2014 ; 7 : 94-102.（SR）
58) Park DH, Jang JW, Lee SS, Seo DW, Lee SK, Kim MH. EUS-guided biliary drainage with transluminal stenting after failed ERCP : Predictors of adverse events and long-term results. Gastrointest Endosc 2011 ; 74 : 1276-1284.（OS）
59) Khashab MA, Levy MJ, Itoi T, Artifon EL. EUS-guided biliary drainage. Gastrointest Endosc 2015 ; 82 : 993-1001.（SR）
60) Itoi T, Isayama H, Sofuni A, Itokawa F, Kurihara T, Tsuchiya T, et al. Stent selection and tips of placement technique of EUS-guided biliary drainage : transduodenal and transgastric stenting. J Hepatobiliary Pancreat Sci 2011 ; 18 : 664-672.（EO）
61) Glessing BR, Mallery S, Freeman ML, Newcomb MD, Arain MA. EUS-guided choledochoduodenostomy with a lumen-apposing metal stent before duodenal stent placement for malignant biliary and duodenal obstruction. Gastrointest Endosc 2015 ; 81 : 1019-1020.（CS）
62) Mukai S, Itoi T, Tsuchiya T, Tanaka R, Tonozuka R. EUS-guided intrahepatic bile duct stone extraction via choledochoduodenostomy created by a lumen-apposing metal stent. Gastrointest Endosc 2016 ; 83 : 832-833.（CS）
63) Park DH, Lee TH, Paik WH, Choi JH, Song TJ, Lee SS, et al. Feasibility and safety of a novel dedicated device for one-step EUS-guided biliary drainage : A randomized trial. J Gastroenterol Hepatol 2015 ; 30 : 1461-1466.（RCT）
64) Umeda J, Itoi T, Tsuchiya T, Sofuni A, Itokawa F, Ishii K, et al. A newly designed plastic stent for EUS-guided hepaticogastrostomy : A prospective preliminary feasibility study（with videos）. Gastrointest Endosc 2015 ; 82 : 390-396.e2.（OS）
65) Artifon EL, Sakai P, Ishioka S, Marques SB, Lino AS, Cunha JE, et al. Endoscopic sphincterotomy before deployment of covered metal stent is associated with greater complication rate : a prospective randomized control trial. J Clin Gastroenterol 2008 ; 42 : 815-819.（RCT）
66) Hayashi T, Kawakami H, Osanai M, Ishiwatari H, Naruse H, Hisai H, et al. No benefit of endoscopic sphincterot-

omy before biliary placement of self-expandable metal stents for unresectable pancreatic cancer. Clin Gastroenterol Hepatol 2015 ; 13 : 1151-1158. e2.（RCT）

67) Sofi AA, Nawras A, Alaradi OH, Alastal Y, Khan MA, Lee WM. Does endoscopic sphincterotomy reduce the risk of post-endoscopic retrograde cholangiopancreatography pancreatitis after biliary stenting? A systematic review and meta-analysis. Dig Endosc 2016 ; 28 : 394-404.（MA）

68) Zhou H, Li L, Zhu F, Luo SZ, Cai XB, Wan XJ. Endoscopic sphincterotomy associated cholangitis in patients receiving proximal biliary self-expanding metal stents. Hepatobiliary Pancreat Dis Int 2012 ; 11 : 643-649.（RCT）

69) Kaffes AJ, Hourigan L, De Luca N, Byth K, Williams SJ, Bourke MJ. Impact of endoscopic intervention in 100 patients with suspected postcholecystectomy bile leak. Gastrointest Endosc 2005 ; 61 : 269-275.（OS）

70) Simmons DT, Petersen BT, Gostout CJ, Levy MJ, Topazian MD, Baron TH. Risk of pancreatitis following endoscopically placed large-bore plastic biliary stents with and without biliary sphincterotomy for management of postoperative bile leaks. Surg Endosc 2008 ; 22 : 1459-1463.（OS）

71) Kim KH, Kim TN. Endoscopic management of bile leakage after cholecystectomy : a single-center experience for 12 years. Clin Endosc 2014 ; 47 : 248-253.（OS）

72) Tarnasky PR, Cunningham JT, Hawes RH, Hoffman BJ, Uflacker R, Vujic I, et al. Transpapillary stenting of proximal biliary strictures : does biliary sphincterotomy reduce the risk of postprocedure pancreatitis? Gastrointest Endosc 1997 ; 45 : 46-51.（OS）

73) Giorgio PD, Luca LD. Comparison of treatment outcomes between biliary plastic stent placements with and without endoscopic sphincterotomy for inoperable malignant common bile duct obstruction. World J Gastroenterol 2004 ; 10 : 1212-1214.（RCT）

74) Zhang RL, Zhao H, Dai YM, Zhu F, Li L, Li BW, et al. Endoscopic nasobiliary drainage with sphincterotomy in acute obstructive cholangitis : a prospective randomized controlled trial. J Dig Dis 2014 ; 15 : 78-84.（RCT）

75) Margulies C, Siqueira ES, Silverman WB, Lin XS, Martin JA, Rabinovitz M, et al. The effect of endoscopic sphincterotomy on acute and chronic complications of biliary endoprostheses. Gastrointest Endosc 1999 ; 49 : 716-719.（OS）

76) Wilcox CM, Kim H, Ramesh J, Trevino J, Varadarajulu S. Biliary sphincterotomy is not required for bile duct stent placement. Dig Endosc 2014 ; 26 : 87-92.（OS）

77) Kim KO, Kim TN, Kim SB, Lee JY. Characteristics of delayed hemorrhage after endoscopic sphincterotomy. J Gastroenterol Hepatol 2010 ; 25 : 532-538.（OS）

78) Freeman ML, Nelson DB, Sherman S, Haber GB, Herman ME, Dorsher PJ, et al. Complications of endoscopic biliary sphincterotomy. N Engl J Med 1996 ; 335 : 909-918.（OS）

79) Hamada T, Yasunaga H, Nakai Y, Isayama H, Matsui H, Horiguchi H, et al. Bleeding after endoscopic sphincterotomy or papillary balloon dilation among users of antithrombotic agents. Endoscopy 2015 ; 47 : 997-1004.（OS）

80) Gigot JF, Leese T, Dereme T, Coutinho J, Castaing D, Bismuth H. Acute cholangitis. Multivariate analysis of risk factors. Ann Surg 1989 ; 209 : 435-438.（OS）

81) Miura F, Takada T, Strasberg SM, Solomkin JS, Pitt HA, Gouma DJ, et al. TG13 flowchart for the management of acute cholangitis and cholecystitis. J Hepatobiliary Pancreat Sci 2013 ; 20 : 47-54.（CPG）

82) Sugiyama M, Atomi Y. The benefits of endoscopic nasobiliary drainage without sphincterotomy for acute cholangitis. Am J Gastroenterol 1998 ; 93 : 2065-2068.（OS）

83) Hui CK, Lai KC, Yuen MF, Ng M, Chan CK, Hu W, et al. Does the addition of endoscopic sphincterotomy to stent insertion improve drainage of the bile duct in acute suppurative cholangitis? Gastrointest Endosc 2003 ; 58 : 500-504.（OS）

84) Eto K, Kawakami H, Haba S, Yamato H, Okuda T, Yane K, et al. Single-stage endoscopic treatment for mild to moderate acute cholangitis associated with choledocholithiasis : a multicenter, non-randomized, open-label and exploratory clinical trial. J Hepatobiliary Pancreat Sci 2015 ; 22 : 825-830.（OS）

85) Ito T, Sai JK, Okubo H, Saito H, Ishii S, Kanazawa R, et al. Safety of immediate endoscopic sphincterotomy in acute suppurative cholangitis caused by choledocholithiasis. World J Gastrointest Endosc 2016 ; 8 : 180-185.（CS）

86) Lee JK, Lee SH, Kang BK, Kim JH, Koh MS, Yang CH, et al. Is it necessary to insert a nasobiliary drainage tube routinely after endoscopic clearance of the common bile duct in patients with choledocholithiasis-induced cholangitis? A prospective, randomized trial. Gastrointest Endosc 2010 ; 71 : 105-110.（RCT）

87) Lee JC, Moon JH, Choi HJ, Kim DC, Choi MH, Lee TH, et al. Delayed endoscopic papillary large balloon dilation after sphincterotomy for removing large bile duct stones in patients with acute cholangitis. Dig Dis Sci 2014 ;

59 : 1302-1306.（RCT）
88) Komatsu Y, Kawabe T, Toda N, Ohashi M, Isayama M, Tateishi K, et al. Endoscopic papillary balloon dilation for the management of common bile duct stones : experience of 226 cases. Endoscopy 1998 ; 30 : 12-17.（CS）
89) Weinberg BM, Shindy W, Lo S. Endoscopic balloon sphincter dilation (sphincteroplasty) versus sphincterotomy for common bile duct stones. Cochrane Database Syst Rev 2006 : CD004890.（SR）
90) Higuchi T, Kon Y. Endoscopic mechanical lithotripsy for the treatment of common bile duct stone. Experience with the improved double sheath basket catheter. Endoscopy 1987 ; 19 : 216-217.（CS）
91) Moriai T, Hasegawa T, Fuzita M, Kimura A, Tani T, Makino I. Successful removal of massive intragastric gallstones by endoscopic electrohydraulic lithotripsy and mechanical lithotripsy. Am J Gastroenterol 1991 ; 86 : 627-629.（CS）
92) Ersoz G, Tekesin O, Ozutemiz AO, Gunsar F. Biliary sphincterotomy plus dilation with a large balloon for bile duct stones that are difficult to extract. Gastrointest Endosc 2003 ; 57 : 156-159.（CS）
93) Jeong S, Ki SH, Lee DH, Lee JI, Lee JW, Kwon KS, et al. Endoscopic large-balloon sphincteroplasty without preceding sphincterotomy for the removal of large bile duct stones : a preliminary study. Gastrointest Endosc 2009 ; 70 : 915-922.（CS）
94) Minami A, Hirose S, Nomoto T, Hayakawa S. Small sphincterotomy combined with papillary dilation with large balloon permits retrieval of large stones without mechanical lithotripsy. World J Gastroenterol 2007 ; 13 : 2179-2182.（CS）
95) Heo JH, Kang DH, Jung HJ, Kwon DS, An JK, Kim BS, et al. Endoscopic sphincterotomy plus large-balloon dilation versus endoscopic sphincterotomy for removal of bile-duct stones. Gastrointest Endosc 2007 ; 66 : 720-726.（RCT）
96) Itoi T, Itokawa F, Sofuni A, Kurihara T, Tsuchiya T, Ishii K, et al. Endoscopic sphincterotomy combined with large balloon dilation can reduce the procedure time and fluoroscopy time for removal of large bile duct stones. Am J Gastroenterol 2009 ; 104 : 560-565.（OS）
97) Draganov PV, Evans W, Fazel A, Forsmark CE. Large size balloon dilation of the ampulla after biliary sphincterotomy can facilitate endoscopic extraction of difficult bile duct stones. J Clin Gastroenterol 2009 ; 43 : 782-786.（CS）
98) Teoh AY, Cheung FK, Hu B, Pan YM, Lai LH, Chiu PW, et al. Randomized trial of endoscopic sphincterotomy with balloon dilation versus endoscopic sphincterotomy alone for removal of bile duct stones. Gastroenterology 2013 ; 144 : 341-345.（RCT）
99) Tonozuka R, Itoi T, Sofuni A, Itokawa F, Kurihara T, Tsuchiya T, et al. Efficacy and safety of endoscopic papillary large balloon dilation for large bile duct stones in elderly patients. Dig Dis Sci 2014 ; 59 : 2299-2307.（OS）
100) Kim JH, Yang MJ, Hwang JC, Yoo BM. Endoscopic papillary large balloon dilation for the removal of bile duct stones. World J Gastroenterol 2013 ; 19 : 8580-8594.（SR）
101) Itoi T, Sofuni A, Itokawa F, Kurihara T, Tsuchiya T, Ishii K, et al. New large-diameter balloon-equipped sphincterotome for removal of large bile duct stones (with videos). Gastrointest Endosc 2010 ; 72 : 825-830.（CS）
102) Fujimoto K, Fujishiro M, Kato M, Higuchi K, Iwakiri R, Sakamoto C, et al. Guidelines for gastroenterological endoscopy in patients undergoing antithrombotic treatment. Dig Endosc 2014 ; 26 : 1-14.（CPG）
103) ASGE Standards of Practice Committee, Acosta RD, Abraham NS, Chandrasekhara V, Chathadi KV, Early DS, et al. The management of antithrombotic agents for patients undergoing GI endoscopy. Gastrointest Endosc 2016 ; 83 : 3-16.（CPG）
104) Hussain N, Alsulaiman R, Burtin P, Touboutí Y, Rahme E, Boivin JF, et al. The safety of endoscopic sphincterotomy in patients receiving antiplatelet agents : a case-control study. Aliment Pharmacol Ther 2007 ; 25 : 579-584.（OS）
105) Lee MG, Kim J, Lee SH, Lee BS, Lee SJ, Lee YS, et al. Effect of sustained use of platelet aggregation inhibitors on post-endoscopic sphincterotomy bleeding. Dig Endosc 2014 ; 26 : 737-744.（OS）
106) Patel IJ, Davidson JC, Nikolic B, Salazar GM, Schwartzberg MS, Walker TG, et al. Consensus guidelines for periprocedural management of coagulation status and hemostasis risk in percutaneous image-guided interventions. J Vasc Interv Radiol 2012 ; 23 : 727-736.（CPG）
107) Hamada T, Yasunaga H, Nakai Y, Isayama H, Horiguchi H, Fushimi K, et al. Severe bleeding after percutaneous transhepatic drainage of the biliary system : effect of antithrombotic agents-analysis of 34606 cases from a Japanese nationwide administrative database. Radiology 2015 ; 274 : 605-613.（OS）

108) Palareti G, Legnani C, Guazzaloca G, Frascaro M, Grauso F, De Rosa F, et al. Activation of blood coagulation after abrupt of stepwise withdrawal of oral anticoagulants-a prospective study. Thromb Haemost 1994 ; 72 : 222-226.（OS）
109) Singh M, Mehta N, Murthy UK, Kaul V, Arif A, Newman N. Postpolypectomy bleeding in patients undergoing colonoscopy on uninterrupted clopidogrel therapy. Gastrointest Endosc 2010 ; 71 : 998-1005.（OS）
110) Douketis JD, Spyropoulos AC, Kaatz S, Becker RC, Caprini JA, Dunn AS, et al. Perioperative Bridging Anticoagulation in Patients with Atrial Fibrillation. N Engl J Med 2015 ; 373 : 823-833.（RCT）
111) Mabe K, Kato M, Oba K, Nakagawa S, Seki H, Katsuki S, et al. A prospective, multicenter survey on the validity of shorter periendoscopic cessation of antithrombotic agents in Japan. J Gastroenterol 2017 ; 52 : 50-60.（OS）
112) Matsumoto M, Mabe K, Tsuda M, Ono M, Omori S, Takahashi M, et al. Multicenter study on hemorrhagic risk of heparin bridging therapy for periendoscopic thromboprophylaxis. BMC Gastroenterol 2015 ; 15 : 89.（OS）
113) 加藤元嗣，上堂文也，掃本誠治，家子正裕，樋口和秀，村上和成，ほか：抗血栓薬服用者に対する消化器内視鏡診療ガイドライン　直接経口抗凝固薬（DOAC）を含めた抗凝固薬に関する追補2017．Gastroenterol Endosc 2017 ; 59 : 1547-1558.（CPG）
114) Baron TH, Harewood GC. Endoscopic balloon dilation of the biliary sphincter compared to endoscopic biliary sphincterotomy for removal of common bile duct stones during ERCP : a metaanalysis of randomized, controlled trials. Am J Gastroenterol 2004 ; 99 : 1455-1460.（MA）
115) Skinner M, Popa D, Neumann H, Wilcox CM, Mönkemüller K. ERCP with the overtube-assisted enteroscopy technique : a systematic review. Endoscopy 2014 ; 46 : 560-572.（SR）
116) Aabakken L, Bretthauer M, Line PD. Double-balloon enteroscopy for endoscopic retrograde cholangiography in patients with a Roux-en-Y anastomosis. Endoscopy 2007 ; 39 : 1068-1071.（CS）
117) Emmett DS, Mallat DB. Double-balloon ERCP in patients who have undergone Roux-en-Y surgery : a case series. Gastrointest Endosc 2007 ; 66 : 1038-1041.（CS）
118) Maaser C, Lenze F, Bokemeyer M, Ullerich H, Domagk D, Bruewer M, et al. Double balloon enteroscopy : a useful tool for diagnostic and therapeutic procedures in the pancreaticobiliary system. Am J Gastroenterol 2008 ; 103 : 894-900.（CS）
119) Shimatani M, Matsushita M, Takaoka M, Koyabu M, Ikeura T, Kato K, et al. Effective "short" double-balloon enteroscope for diagnostic and therapeutic ERCP in patients with altered gastrointestinal anatomy : a large case series. Endoscopy 2009 ; 41 : 849-854.（CS）
120) Itoi T, Ishii K, Sofuni A, Itokawa F, Tsuchiya T, Kurihara T, et al. Single-balloon enteroscopy-assisted ERCP in patients with Billroth II gastrectomy or Roux-en-Y anastomosis (with video). Am J Gastroenterol 2010 ; 105 : 93-99.（CS）
121) Wang AY, Sauer BG, Behm BW, Ramanath M, Cox DG, Ellen KL, et al. Single-balloon enteroscopy effectively enables diagnostic and therapeutic retrograde cholangiography in patients with surgically altered anatomy. Gastrointest Endosc 2010 ; 71 : 641-649.（CS）
122) Saleem A, Baron TH, Gostout CJ, Topazian MD, Levy MJ, Petersen BT, et al. Endoscopic retrograde cholangiopancreatography using a single-balloon enteroscope in patients with altered Roux-en-Y anatomy. Endoscopy 2010 ; 42 : 656-660.（CS）
123) Itoi T, Ishii K, Sofuni A, Itokawa F, Tsuchiya T, Kurihara T, et al. Long- and short-type double-balloon enteroscopy-assisted therapeutic ERCP for intact papilla in patients with a Roux-en-Y anastomosis. Surg Endosc 2011 ; 25 : 713-721.（CS）
124) Siddiqui AA, Chaaya A, Shelton C, Marmion J, Kowalski TE, Loren DE, et al. Utility of the short double-balloon enteroscope to perform pancreaticobiliary interventions in patients with surgically altered anatomy in a US multicenter study. Dig Dis Sci 2013 ; 58 : 858-864.（CS）
125) Yamauchi H, Kida M, Okuwaki K, Miyazawa S, Iwai T, Takezawa M, et al. Short-type single balloon enteroscope for endoscopic retrograde cholangiopancreatography with altered gastrointestinal anatomy. World J Gastroenterol 2013 ; 19 : 1728-1735.（CS）
126) Obana T, Fujita N, Ito K, Noda Y, Kobayashi G, Horaguchi J, et al. Therapeutic endoscopic retrograde cholangiography using a single-balloon enteroscope in patients with Roux-en-Y anastomosis. Dig Endosc 2013 ; 25 : 601-607.（CS）
127) Azeem N, Tabibian JH, Baron TH, Orhurhu V, Rosen CB, Petersen BT, et al. Use of a single-balloon enteroscope compared with variable-stiffness colonoscopes for endoscopic retrograde cholangiography in liver transplant patients with Roux-en-Y biliary anastomosis. Gastrointest Endosc 2013 ; 77 : 568-577.（OS）

128) Shah RJ, Smolkin M, Yen R, Ross A, Kozarek RA, Howell DA, et al. A multicenter, U.S. experience of single-balloon, double-balloon, and rotational overtube-assisted enteroscopy ERCP in patients with surgically altered pancreaticobiliary anatomy (with video). Gastrointest Endosc 2013 ; 77 : 593-600.（CS）
129) Trindade AJ, Mella JM, Slattery E, Cohen J, Dickstein J, Garud SS, et al. Use of a cap in single-balloon enteroscopy-assisted endoscopic retrograde cholangiography. Endoscopy 2015 ; 47 : 453-456.（OS）
130) Kawamura T, Uno K, Suzuki A, Mandai K, Nakase K, Tanaka K, et al. Clinical usefulness of a short-type, prototype single-balloon enteroscope for endoscopic retrograde cholangiopancreatography in patients with altered gastrointestinal anatomy : preliminary experiences. Dig Endosc 2015 ; 27 : 82-86.（CS）
131) Ishii K, Itoi T, Tonozuka R, Itokawa F, Sofuni A, Tsuchiya T, et al. Balloon enteroscopy-assisted ERCP in patients with Roux-en-Y gastrectomy and intact papillae (with videos). Gastrointest Endosc 2016 ; 83 : 377-386.（CS）
132) Khashab MA, El Zein MH, Sharzehi K, Marson FP, Haluszka O, Small AJ, et al. EUS-guided biliary drainage or enteroscopy-assisted ERCP in patients with surgical anatomy and biliary obstruction : an international comparative study. Endosc Int Open 2016 ; 4 : E1322-E1327.（OS）
133) Itoi T, Sofuni A, Tsuchiya T, Ijima M, Iwashita T. Endoscopic ultrasonography-guided transhepatic antegrade stone removal in patients with surgically altered anatomy : case series and technical review (with videos). J Hepatobiliary Pancreat Sci 2014 ; 21 : E86-E93.（CS）
134) Iwashita T, Nakai Y, Hara K, Isayama H, Itoi T, Park DH. Endoscopic ultrasound-guided antegrade treatment of bile duct stone in patients with surgically altered anatomy : a multicenter retrospective cohort study. J Hepatobiliary Pancreat Sci 2016 ; 23 : 227-233.（CS）

第Ⅸ章
急性胆嚢炎に対する胆嚢ドレナージの適応と手技

2007年に刊行されたTokyo Guidelines for the management of acute cholangitis and cholecystitis（TG 07）（Clinical practice guidelines：以下CPG）[1]，その後に改訂されたTokyo Guidelines 2013（TG 13）（CPG）[2]によって急性胆嚢炎の治療は確立してきたが，実際の臨床現場では高齢者や併存疾患を有する患者の合併症率および死亡率は依然高い（Systematic review：以下SR）[3]，（Observational study：以下OS）[4〜9]。TG 07では経皮経肝胆嚢ドレナージ（percutaneous transhepatic gallbladder drainage：PTGBD）の適応と手技の紹介がされたが，急性胆嚢炎に対するPTGBDの推奨度は述べられていなかった。TG 13では何らかの理由で早期手術治療を行えない手術リスクの高い急性胆嚢炎患者に対する有用な治療方法として推奨されるべきとされた（CPG）[2]。その後，代替治療法としてカテーテルを留置しない簡便なドレナージ法である経皮経肝胆嚢穿刺吸引法（percutaneous transhepatic gallbladder aspiration：PTGBA）の有用性に関する報告がされてきた（Randomized controlled trial：以下RCT）[10]，（OS）[11〜13]。さらに，他の代替治療法として内視鏡下ドレナージ法である内視鏡的経乳頭的胆嚢ドレナージ（endoscopic transpapillary gallbladder drainage：ETGBD）と超音波内視鏡下胆嚢ドレナージ（endoscopic ultrasound-guided gallbladder drainage：EUS-GBD）があげられる。ETGBDは内視鏡的逆行性胆管膵管造影（endoscopic retrograde cholangiopancreatography：ERCP）下に行う内視鏡的経鼻胆嚢ドレナージ（endoscopic naso-gallbladder drainage：ENGBD）と内視鏡的胆嚢ステント留置術（endoscopic gallbladder stenting：EGBS）があり，特に凝固異常，抗血栓薬服用，腹水貯留，解剖学的にPTGBDが困難な例などの際に有用である。EUS-GBDは最近その有用性に関する報告が増えてきた。TG 13ではこれらの内視鏡下ドレナージ法は有効性と安全性に関する十分な評価がされていなかったため手技の紹介のみに留めていた。TG 13の刊行以降，内視鏡下ドレナージ法に関する多くの報告がされてきており，手術リスクの高い急性胆嚢炎患者に対する最適なドレナージ法について再度明確にする必要がある。また，抗血栓薬内服や凝固異常を伴う胆嚢炎患者に対するドレナージの際の対処や経乳頭的ドレナージの際にENGBDあるいはEGBSのどちらが推奨されるか，さらにEUS-GBDの手技と最新のoutcomeについても言及する。また今回のTokyo Guidelines 2018（TG 18）の刊行に伴い，それぞれのドレナージ法についての推奨の強さ（CPG）[14]を決定した。

Q 60. 手術リスクの高い急性胆嚢炎患者における標準的胆嚢ドレナージ法は？
［Foreground Question（Clinical Question）］

手術リスクの高い急性胆嚢炎患者には標準的ドレナージ法としてPTGBDを推奨する。（推奨度1，レベルB）ただし，治療内視鏡のエキスパートのいる施設では経乳頭的あるいは超音波内視鏡下ドレナージを考慮してもよい。（レベルB）

1. PTGBD

PTGBDはこれまで多くの症例集積研究によりその安全性と有効性が確認されており，手術リスクの高い急性胆嚢炎患者に対する標準的ドレナージ法として推奨されている（OS）[15〜21]，（Expert opinion：以下EO）[22,23]。PTGBDの手技の詳細についてはTG 13[2]に述べられているが，その手技は一般臨床医であれば比較的容易に施行可能である。超音波ガイド下に経肝的に胆嚢を18ゲージ針で穿刺した後，透視下にガイドワイヤーを利用して胆嚢内に6〜10 Frのドレナージチューブを留置する。ただし，TG 13における急性胆嚢炎Grade Ⅲに対するPTGBDは死亡率上昇，在院日数延長，合併症増加，再入院率上昇に関与するとの報告もある（OS）[24]。

2. 内視鏡下胆囊ドレナージ

　近年，急性胆囊炎患者に対する新しい代替治療法として ERCP 下に経乳頭的に行う ETGBD および EUS 下に行う EUS-GBD の普及に伴い，その有用性に関する報告も増えてきた (RCT)[25〜27]，(OS)[28,29,31,34〜37,39〜43,48〜51]，(SR)[32,38,44,45]，(EO)[30,33,46]，(Case series：以下 CS)[47,52,53]。PTCD と ETGBD を直接比較した論文は少ないが，PTCD と EUS-GBD との SR では手技成功率／臨床的奏効率／偶発症率に差は認めないとされている (SR)[32,38,44]。一方，PTGBD は外瘻となるため処置後の疼痛の原因となり得るが，EGBS や EUS-GBD は内瘻化が可能であり，手技が成功すれば患者負担も軽く，入院期間短縮効果も期待される。しかし ETGBD や EUS-GBD などの内視鏡的ドレナージの報告の多くは胆膵治療内視鏡のエキスパートによる high-volume center からのものであり，標準ドレナージ法として確立したものとはいまだ言えない。このため，治療内視鏡のエキスパートのいる施設では ETGBD あるいは EUS-GBD を考慮しても良いが，そのような体制ではない施設では PTGBD を標準的ドレナージとして選択するべきである。

3. PTGBA

　PTGBA はベッドサイドでも行える手技的に容易なドレナージ法であり，その有用性に関する報告が散見されるが，PTGBA では濃縮胆汁や膿性胆汁はドレナージが十分でないとされており，標準的ドレナージとして推奨する根拠に乏しい (RCT)[10]，(OS)[11,12,13]。

　なお，最新の経皮的ドレナージ (PTGBD，PTGBA) と ETGBD との国際的比較試験では，3日以内の PTGBA がもっとも治療奏効率が高く (7日以内となると有意差なし)，合併症率が少ないという結果が報告された (OS)[48]。これまでの報告と異なる理由としては，胆囊内容液の性状の違いや PTGBA 手技の違い (単なる吸引のみではなく，洗浄を追加するなど) が考えられる。また PTGBA は PTGBD と同様に手技成功率が高く，PTGBD とは異なり外瘻とはならないこと，ETGBD で常に問題となる術後膵炎が起こらないことから，統一したドレナージ手技での前向き比較試験が期待される。

4. 凝固異常や抗血栓薬内服中の患者に対する胆囊ドレナージ

　凝固異常や抗血栓薬内服中の胆囊炎患者に対する PTGBD は，出血リスクが高いため注意が必要であるが，その取り扱いや休薬について明記されたものは少ない (CPG)[54]，(OS)[55,56]。抗血小板薬内服継続下の PTGBD においては，出血リスクが高まるとの報告がある一方で，内服していない群との比較で出血リスクに有意差はないとする報告もあり十分なコンセンサスは得られていない (OS)[55,56]。Interventional radiology に関するガイドラインでは，血栓塞栓のリスクが高い場合，抗血小板薬であるアスピリン1剤の内服であれば休薬をせずに PTGBD を施行することが許容され，クロピドグレルの場合は5日間の休薬が推奨されている (CPG)[54]。抗凝固薬内服は，PT-INR < 1.5 での処置が推奨されているため，ヘパリン置換が望ましい (CPG)[54]。多剤併用の場合は明記がなく，処置の延期が好ましい。熟練した胆膵内視鏡医がいる施設では，抗血栓薬内服中でも施行可能な ETGBD が考慮され得る。

Q 61. 術前のドレナージとして経乳頭的胆嚢ドレナージの際にENGBDあるいはEGBSのどちらが推奨されるか？ ［Foreground Question（Clinical Question）］

急性胆嚢炎に対する経乳頭的胆嚢ドレナージでENGBDとEGBSのどちらを用いてもよい。（推奨度1，レベルB）

5. ENGBDとEGBSの手技

　Q 60で述べたように，治療内視鏡のエキスパートのいる施設ではETGBDを考慮してもよい。ETGBDには経鼻胆嚢ドレナージ（ENGBD）と経乳頭的胆嚢ステント留置術（EGBS）の2通りの手法がある。ENGBDは通常ESTを必要とせず，経鼻胆嚢ドレナージチューブを留置する。ENGBDの手技の詳細は以下に述べる。通常通り胆管へカニュレーション後に0.025～0.035インチのガイドワイヤーを胆嚢管へ誘導（図1a）したのちに，胆嚢内へ進める（図1b）。その後ガイドワイヤーを胆嚢内へ留置し5～8.5Fr経鼻胆嚢ドレナージチューブを留置する（図1c）。以上の一連の手技の典型的な動画を示す（動画①）。
動画①URL【http://www.igakutosho.co.jp/movie/movie 09-1.html】（ユーザー名：igakutosho，パスワード：19641212）
　一方，EGBSはガイドワイヤーを胆嚢内へ留置後に6～10 Frの内瘻ステントを経乳頭的に留置する。ただし，急性胆嚢炎の場合，胆嚢管はしばしば造影されないこともあり，また結石による胆嚢管の閉塞や胆嚢頸部の結石嵌頓，Heister弁の屈曲などによってガイドワイヤーやステントを誘導することができないこともあるため，手技が不成功になることもある（RCT）[27]。検査時間の延長や不適切な手技によってERCP後膵炎や胆嚢管あるいは胆嚢の穿孔をきたす恐れがあるため，これらの一連の手技は熟練した技術が必要である。このため胆膵治療内視鏡医は十分な知識と選択的胆管挿管や適切なガイドワイヤー操作を含めた内視鏡技術を身に付ける必要がある。

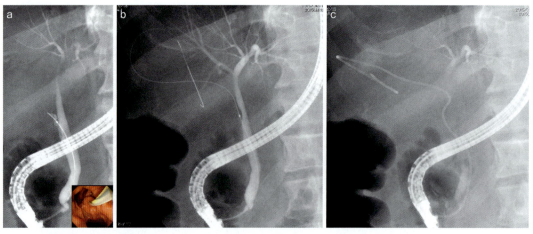

図1　内視鏡的経鼻胆嚢ドレナージ（ENGBD）の手技
　a：通常通り胆管へカニュレーション後に0.025～0.035インチのガイドワイヤーを胆嚢管へ誘導する。
　b：ガイドワイヤーを胆嚢内へ誘導し留置する。
　c：5～8.5 Fr経鼻胆嚢ドレナージチューブを留置する。

6. ENGBD か EGBS どちらが選択されるべきか

近年，ETGBD の妥当性，安全性，有用性に関する報告がなされてきた（SR）[44]，（RCT）[25,27]，（EO）[33]。これらの手技は凝固異常や血小板減少症のある患者，抗血栓薬内服例，腹水貯留例，また解剖学的に PTGBD が困難な患者に対して有用なドレナージ法である。ENGBD と EGBS のどちらが妥当かを比較した報告はこれまでに 2 編の RCT[25,27] と 1 編の SR[44] がある。今回 TG 18 ではこの 2 編の RCT で meta-analysis を行ったところ（CPG）[57]，どちらの手技でも手技成功率／臨床的奏効率／偶発症率で有意差は認めなかった（手技成功率［オッズ比（OR）：1.18（95％信頼区間（CI）：0.36-3.89）］，臨床的奏効率［OR：1.82（95％ CI：0.40-8.26）］，偶発症発生率［OR：1.04（95％ CI：0.29-3.81）］）（図 2～4）。ただし，ENGBD については，鼻腔からドレナージチューブが出るため，患者の不快感は強くなる可能性があり，自己抜去の可能性がある。一方，EGBS は胆汁内容の性状によってはステント閉塞が懸念されるが，ENGBD は適宜洗浄が可能である（RCT）[27]。以上より，それぞれのドレナージ法の益と害のバランスは同等と考えられ，患者背景，胆汁の性状などを考慮した上で内視鏡医の判断でどちらを選択してもよい。

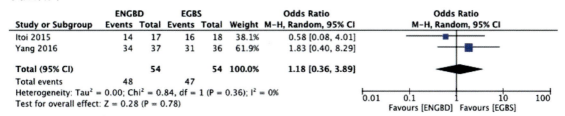

図 2　内視鏡的経鼻胆囊ドレナージ（ENGBD）と内視鏡的胆囊ステント留置術（EGBS）における手技成功率の forest plot

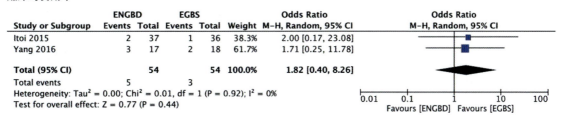

図 3　内視鏡的経鼻胆囊ドレナージ（ENGBD）と内視鏡的胆囊ステント留置術（EGBS）における臨床的奏効率の forest plot

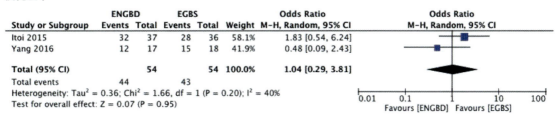

図 4　内視鏡的経鼻胆囊ドレナージ（ENGBD）と内視鏡的胆囊ステント留置術（EGBS）における偶発症率の forest plot

7. 特殊な胆嚢ドレナージ：超音波内視鏡下胆嚢ドレナージ（EUS-GBD）

1）EUS-GBD の手技

EUS ガイド下に経胃前庭部または経十二指腸的に胆嚢を観察し，血管が介在していないことを確認しながら 19 ゲージ針で穿刺後に 0.035 インチガイドワイヤーを胆嚢内に留置する．穿刺ルートを mechanical dilator, electrocautery dilator あるいは 4 mm 程度の胆道拡張用バルーンで拡張する．最終的に経鼻胆嚢ドレナージチューブ（naso-gallbladder drainage tube：NGBT），ダブルピッグテイルプラスチックステント（plastic stent：PS）または胆管用メタルステント（self-expandable metal stent：SEMS）を留置する（図 5，動画②）。
動画②URL【http://www.igakutosho.co.jp/movie/movie09-2.html】（ユーザー名：igakutosho，パスワード：19641212）

なお，最近では胆嚢ドレナージ専用の LAMS（lumen-apposing metal stent）（図 6 a, b）やアンカーフラップ装着型 metal stent（図 6 c）やダンベル型 metal stent（図 6 d）が発売されており，より安全で確実な留置が可能となっている。

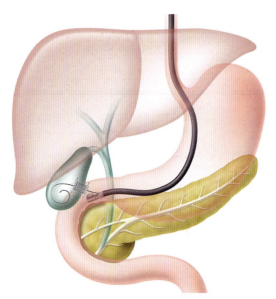

図 5　超音波内視鏡下胆嚢ドレナージ（EUS-GBD）のシェーマ

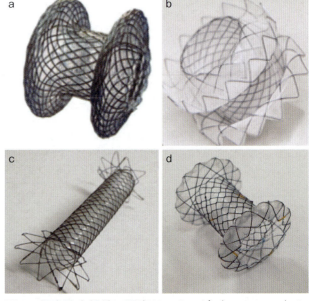

図 6　超音波内視鏡下胆嚢ドレナージ（EUS-GBD）に使用されるメタルステント
a：Fully-covered 10-mm-diameter lumen-apposing stent with dual anchor flanges
b：Fully-covered metal stent with folding-back wide anchoring flanges for lumen apposition
c：The flared end of a covered self-expandable metal stent
d：Biflanged metal stent

2）EUS-GBD の成績

最新のデータで手技成功率は 98.0％（194/198），治療奏効率 94.4％（187/198），偶発症発生率 12.1％（24/198）である（表 1）[45]。各ステント別（NGBT, PS, SEMS, LAMS）の手技成功率，臨床的奏効率を検討すると，表 1 のごとくそれぞれ 100％ vs. 100％ vs. 98.6％ vs. 95.8％，100％ vs. 100％ vs. 94.5％ vs.

90.1％となっており有意差は認めていない。留置したステント別の偶発症発生はPS，SEMS，LAMSの順で偶発症が少なくなっている。さらに，胆嚢と消化管は解剖学的に離れている臓器であるため，ドレナージにふさわしいステントは2つの臓器を密着させるために作られたLAMSの使用が推奨される[45]。現時点では本邦のように使用できない国もあるが，承認されれば最も推奨されるステントと考えられる。

表1 超音波内視鏡下胆嚢ドレナージ（EUS-GBD）における各ステント別の手技成功率，臨床的奏効率，偶発症率

	手技成功率	臨床的奏効率	偶発症率
NGBT	100％（32/32）	100％（32/32）	12.5％（4/32）
PS	100％（22/22）	100％（22/22）	18.2％（4/22）
SEMS	98.6％（72/73）	94.5％（69/73）	12.3％（9/73）
LAMS	95.8％（68/71）	90.1％（64/71）	9.9％（7/71）
Total	98.0％（194/198）	94.4％（187/198）	12.1％（24/198）

NGBT：naso-gallbladder drainage tube
PS：plastic stent
SEMS：self-expandable metal stent
LAMS：lumen-apposing metal stent

3) Questions

① EUS-GBDの際に経胃ルートと経十二指腸ルートはどちらが最適か？

解剖学的には胆嚢へは経胃ルートより経十二指腸ルートのほうが距離が近いことから，経十二指腸ルートからのアプローチが望ましい。しかし，十二指腸球部の変形や胆嚢の解剖学的位置異常がある場合には，経胃的ドレナージを行うこともある。その場合には，LAMSまたは長いステント長のものを使用するのが望ましい。

② 胆嚢ドレナージ後に胆嚢摘出術を行うことが見込まれる急性胆嚢炎患者に対して，EUS-GBDを行うことを考慮すべきか。

Jangら[26]はEUS-GBD 30例とPTGBD 29例のRCTの中で，それぞれ23例，26例に対し炎症改善後に胆嚢摘出術を行い，腹腔鏡下胆嚢摘出術から開腹手術への移行率は9％ vs. 12％と同等であったとし，術前ドレナージとしてのEUS-GBDの可能性を報告している。しかし，現状は世界的に見ても，本邦においてもEUS-GBDは悪性胆道閉塞に対する胆道ドレナージ後の胆嚢炎や手術リスクの高い胆嚢炎患者に対して行われているのが現状であるが，いまだ十分に普及しているとは言えず，極めて専門的な医師が存在している施設に限られている。今後は，手技の普遍化とともに使用器具などの改良などをも加えて，まず，EUS-GBDの安定的な普及が望まれるところである。このことから，現時点ではPTGBDの成功率の高さと，EUS-GBDによってもたらされる手術への影響が不明であるため，PTGBDが選択されるべきである。

引用文献

1) Tsuyuguchi T, Takada T, Kawarada Y, Nimura Y, Wada K, Nagino M, et al. Techniques of biliary drainage for acute cholecystitis：Tokyo Guidelines. J Hepatobiliary Pancreat Surg 2007；14：46-51.（CPG）
2) Tsuyuguchi T, Itoi T, Takada T, Strasberg SM, Pitt HA, Kim MH, et al. TG13 indications and techniques for gallbladder drainage in acute cholecystitis（with videos）. J Hepatobiliary Pancreat Sci 2013；20：81-88.（CPG）
3) Loozen CS, van Ramshorst B, van Santvoort HC, Boerma D. Early Cholecystectomy for Acute Cholecystitis in

the Elderly Population : A Systematic Review and Meta-Analysis. Dig Surg 2017 ; 34 : 371-379.（SR）
4) Yokoe M, Takada T, Hwang TL, Endo I, Akazawa K, Miura F, et al. Descriptive review of acute cholecystitis : Japan-Taiwan collaborative epidemiological study. J Hepatobiliary Pancreat Sci 2017 ; 24 : 319-328.（OS）
5) Yokoe M, Takada T, Hwang TL, Endo I, Akazawa K, Miura F, et al. Validation of TG13 severity grading in acute cholecystitis : Japan-Taiwan collaborative study for acute cholecystitis. J Hepatobiliary Pancreat Sci 2017 ; 24 : 338-345.（OS）
6) Iwashita Y, Hibi T, Ohyama T, Honda G, Yoshida M, Miura F, et al. An opportunity in difficulty : Japan-Korea-Taiwan expert Delphi consensus on surgical difficulty during laparoscopic cholecystectomy. J Hepatobiliary Pancreat Sci 2017 ; 24 : 191-198.（OS）
7) Hibi T, Iwashita Y, Ohyama T, Honda G, Yoshida M, Takada T, et al. The "right" way is not always popular : comparison of surgeons' perceptions during laparoscopic cholecystectomy for acute cholecystitis among experts from Japan, Korea and Taiwan. J Hepatobiliary Pancreat Sci 2017 ; 24 : 24-32.（OS）
8) Asai K, Watanabe M, Kusachi S, Matsukiyo H, Saito T, Ishii T, et al. Evaluating the timing of laparoscopic cholecystectomy for acute cholecystitis in an experienced center based on propensity score matching. Asian J Endosc Surg 2017 ; 10 : 166-172.（OS）
9) Endo I, Takada T, Hwang TL, Akazawa K, Mori R, Miura F, et al. Optimal treatment strategy for acute cholecystitis based on predictive factors : Japan-Taiwan multicenter cohort study. J Hepatobiliary Pancreat Sci 2017 ; 24 : 346-361.（OS）
10) Ito K, Fujita N, Noda Y, Kobayashi G, Kimura K, Sugawara T, et al. Percutaneous cholecystostomy versus gallbladder aspiration for acute cholecystitis : a prospective randomized controlled trial. AJR Am J Roentgenol 2004 ; 183 : 193-196.（RCT）
11) Komatsu S, Tsuchida S, Tsukamoto T, Wakahara T, Ashitani H, Ueno N, et al. Current role of percutaneous transhepatic gallbladder aspiration : from palliative to curative management for acute cholecystitis. J Hepatobiliary Pancreat Sci 2016 ; 23 : 708-714.（OS）
12) Tsutsui K, Uchida N, Hirabayashi S, Kamada H, Ono M, Ogawa M, et al. Usefulness of single and repetitive percutaneous transhepatic gallbladder aspiration for the treatment of acute cholecystitis. J Gastroenterol 2007 ; 42 : 583-588.（OS）
13) Chopra S, Dodd GD 3 rd, Mumbower AL, Chintapalli KN, Schwesinger WH, Sirinek KR, et al. Treatment of acute cholecystitis in non-critically ill patients at high surgical risk : comparison of clinical outcomes after gallbladder aspiration and after percutaneous cholecystostomy. AJR Am J Roentgenol 2001 ; 176 : 1025-1031.（OS）
14) Takada T, Strasberg SM, Solomkin JS, Pitt HA, Gomi H, Yoshida M, et al. TG13 : Updated Tokyo Guidelines for the management of acute cholangitis and cholecystitis. J Hepatobiliary Pancreat Sci 2013 ; 20 : 1-7.（CPG）
15) Kiviniemi H, Mäkelä JT, Autio R, Tikkakoski T, Leinonen S, Siniluoto T, et al. Percutaneous cholecystostomy in acute cholecystitis in high-risk patients : an analysis of 69 patients. Int Surg 1998 ; 83 : 299-302.（OS）
16) Sugiyama M, Tokuhara M, Atomi Y. Is percutaneous cholecystostomy the optimal treatment for acute cholecystitis in the very elderly? World J Surg 1998 ; 22 : 459-463.（OS）
17) Akhan O, Akinci D, Ozmen MN. Percutaneous cholecystostomy. Eur J Radiol 2002 ; 43 : 229-236.（OS）
18) Donald JJ, Cheslyn-Curtis S, Gillams AR, Russell RC, Lees WR. Percutaneous cholecystolithotomy : is gall stone recurrence inevitable? Gut 1994 ; 35 : 692-695.（OS）
19) Hultman CS, Herbst CA, McCall JM, Mauro MA. The efficacy of percutaneous cholecystostomy in critically ill patients. Am Surg 1996 ; 62 : 263-269.（OS）
20) Melin MM, Sarr MG, Bender CE, van Heerden JA. Percutaneous cholecystostomy : a valuable technique in high-risk patients with presumed acute cholecystitis. Br J Surg 1995 ; 82 : 1274-1277.（OS）
21) Davis CA, Landercasper J, Gundersen LH, Lambert PJ. Effective use of percutaneous cholecystostomy in high-risk surgical patients : techniques, tube management, and results. Arch Surg 1999 ; 134 : 727-731.（OS）
22) Babb RR. Acute acalculous cholecystitis. A review. J Clin Gastroenterol 1992 ; 15 : 238-241.（EO）
23) Lillemoe KD. Surgical treatment of biliary tract infections. Am Surg 2000 ; 66 : 138-144.（EO）
24) Dimou FM, Adhikari D, Mehta HB, Riall TS. Outcomes in Older Patients with Grade III Cholecystitis and Cholecystostomy Tube Placement : A Propensity Score Analysis. J Am Coll Surg 2017 ; 224 : 502-511.e1.（OS）
25) Yang MJ, Yoo BM, Kim JH, Hwang JC, Baek NH, Kim SS, et al. Endoscopic naso-gallbladder drainage versus gallbladder stenting before cholecystectomy in patients with acute cholecystitis and a high suspicion of choledocholithiasis : a prospective randomized preliminary study. Scand J Gastroenterol 2016 ; 51 : 472-478.（RCT）
26) Jang JW, Lee SS, Song TJ, Hyun YS, Park DY, Seo DW, et al. Endoscopic ultrasound-guided transmural and

percutaneous transhepatic gallbladder drainage are comparable for acute cholecystitis. Gastroenterology 2012 ; 142 : 805-811.（RCT）
27) Itoi T, Kawakami H, Katanuma A, Irisawa A, Sofuni A, Itokawa F, et al. Endoscopic nasogallbladder tube or stent placement in acute cholecystitis : a preliminary prospective randomized trial in Japan（with videos）. Gastrointest Endosc 2015 ; 81 : 111-118.（RCT）
28) Walter D, Teoh AY, Itoi T, Pérez-Miranda M, Larghi A, Sanchez-Yague A, et al. EUS-guided gall bladder drainage with a lumen-apposing metal stent : a prospective long-term evaluation. Gut 2016 ; 65 : 6-8.（OS）
29) Choi JH, Lee SS, Choi JH, Park DH, Seo DW, Lee SK, et al. Long-term outcomes after endoscopic ultrasonography-guided gallbladder drainage for acute cholecystitis. Endoscopy 2014 ; 46 : 656-661.（OS）
30) Widmer J, Singhal S, Gaidhane M, Kahaleh M. Endoscopic ultrasound-guided endoluminal drainage of the gallbladder. Dig Endosc 2014 ; 26 : 525-531.（EO）
31) Kedia P, Sharaiha RZ, Kumta NA, Widmer J, Jamal-Kabani A, Weaver K, et al. Endoscopic gallbladder drainage compared with percutaneous drainage. Gastrointest Endosc 2015 ; 82 : 1031-1036.（OS）
32) Khan MA, Atiq O, Kubiliun N, Ali B, Kamal F, Nollan R, et al. Efficacy and safety of endoscopic gallbladder drainage in acute cholecystitis : is it better than percutaneous gallbladder drainage? Gastrointest Endosc 2017 ; 85 : 76-87. e3.（SR）
33) Itoi T. New era in acute cholecystitis treatment : encouraging results for interventional endoscopists. Gastrointest Endosc 2017 ; 85 : 88-89.（EO）
34) Tyberg A, Saumoy M, Sequeiros EV, Giovannini M, Artifon E, Teoh A, et al. EUS-guided versus percutaneous gallbladder drainage : isn't it time to convert? J Clin Gastroenterol 2018 ; 52 : 79-84.（OS）
35) Teoh AYB, Serna C, Penas I, Chong CCN, Perez-Miranda M, Ng EKW, et al. Endoscopic ultrasound-guided gallbladder drainage reduces adverse events compared with percutaneous cholecystostomy in patients who are unfit for cholecystectomy. Endoscopy 2017 ; 49 : 130-138.（OS）
36) Mutignani M, Iacopini F, Perri V, Familiari P, Tringali A, Spada C, et al. Endoscopic gallbladder drainage for acute cholecystitis : technical and clinical results. Endoscopy 2009 ; 41 : 539-546.（OS）
37) Pannala R, Petersen BT, Gostout CJ, Topazian MD, Levy MJ, Baron TH. Endoscopic transpapillary gallbladder drainage : 10-year single center experience. Minerva Gastroenterol Dietol 2008 ; 54 : 107-113.（OS）
38) Peñas-Herrero I, de la Serna-Higuera C, Perez-Miranda M. Endoscopic ultrasound-guided gallbladder drainage for the management of acute cholecystitis（with video）. J Hepatobiliary Pancreat Sci 2015 ; 22 : 35-43.（SR）
39) Maekawa S, Nomura R, Murase T, Ann Y, Oeholm M, Harada M. Endoscopic gallbladder stenting for acute cholecystitis : a retrospective study of 46 elderly patients aged 65 years or older. BMC Gastroenterol 2013 ; 13 : 65.（OS）
40) Song TJ, Park DH, Eum JB, Moon SH, Lee SS, Seo DW, et al. EUS-guided cholecystoenterostomy with single-step placement of a 7 F double-pigtail plastic stent in patients who are unsuitable for cholecystectomy : a pilot study（with video）. Gastrointest Endosc 2010 ; 71 : 634-640.（OS）
41) Kahaleh M, Perez-Miranda M, Artifon EL, Sharaiha RZ, Kedia P, Peñas I, et al. International collaborative study on EUS-guided gallbladder drainage : are we ready for prime time? Dig Liver Dis 2016 ; 48 : 1054-1057.（OS）
42) Kwan V, Eisendrath P, Antaki F, Le Moine O, Devière J. EUS-guided cholecystenterostomy : a new technique（with videos）. Gastrointest Endosc 2007 ; 66 : 582-586.（OS）
43) Dollhopf M, Larghi A, Will U, Rimbaş M, Anderloni A, Sanchez-Yague A, et al. EUS-guided gallbladder drainage in patients with acute cholecystitis and high surgical risk using an electrocautery-enhanced lumen-apposing metal stent device. Gastrointest Endosc 2017 ; 86 : 636-643.（OS）
44) Itoi T, Coelho-Prabhu N, Baron TH. Endoscopic gallbladder drainage for management of acute cholecystitis. Gastrointest Endosc 2010 ; 71 : 1038-1045.（SR）
45) Anderloni A, Buda A, Vieceli F, Khashab MA, Hassan C, Repici A. Endoscopic ultrasound-guided transmural stenting for gallbladder drainage in high-risk patients with acute cholecystitis : a systematic review and pooled analysis. Surg Endosc 2016 ; 30 : 5200-5208.（SR）
46) Choi JH, Lee SS. Endoscopic ultrasonography-guided gallbladder drainage for acute cholecystitis : from evidence to practice. Dig Endosc 2015 ; 27 : 1-7.（EO）
47) Itoi T, Itokawa F, Sofuni A, Kurihara T, Tsuchiya T, Ishii K, et al. Endoscopic ultrasound-guided choledochoduodenostomy in patients with failed endoscopic retrograde cholangiopancreatography. World J Gastroenterol 2008 ; 14 : 6078-6082.（CS）

48) Itoi T, Takada T, Hwang TL, Endo I, Akazawa K, Miura F, et al. Percutaneous and endoscopic gallbladder drainage for acute cholecystitis : international multicenter comparative study using propensity score-matched analysis. J Hepatobiliary Pancreat Sci 2017 ; 24 : 362-368.（OS）
49) Irani S, Ngamruengphong S, Teoh A, Will U, Nieto J, Abu Dayyeh BK, et al. Similar Efficacies of Endoscopic Ultrasound Gallbladder Drainage With a Lumen-Apposing Metal Stent Versus Percutaneous Transhepatic Gallbladder Drainage for Acute Cholecystitis. Clin Gastroenterol Hepatol 2017 ; 15 : 738-745.（OS）
50) Itoi T, Binmoeller KF, Shah J, Sofuni A, Itokawa F, Kurihara T, et al. Clinical evaluation of a novel lumen-apposing metal stent for endosonography-guided pancreatic pseudocyst and gallbladder drainage (with videos). Gastrointest Endosc 2012 ; 75 : 870-876.（OS）
51) Moon JH, Choi HJ, Kim DC, Lee YN, Kim HK, Jeong SA, et al. A newly designed fully covered metal stent for lumen apposition in EUS-guided drainage and access : a feasibility study (with videos). Gastrointest Endosc 2014 ; 79 : 990-995.（OS）
52) Jang JW, Lee SS, Park DH, Seo DW, Lee SK, Kim MH. Feasibility and safety of EUS-guided transgastric/transduodenal gallbladder drainage with single-step placement of a modified covered self-expandable metal stent in patients unsuitable for cholecystectomy. Gastrointest Endosc 2011 ; 74 : 176-181.（CS）
53) Mukai S, Tsuchiya T, Itoi T, Tsuji S, Tanaka R, Tonozuka R, et al. Prospective evaluation of a new biflanged metal stent for the treatment of pancreatic fluid collections (with videos). Gastrointest Endosc 2017 ; 86 : 203-207.（CS）
54) Patel IJ, Davidson JC, Nikolic B, Salazar GM, Schwartzberg MS, Walker TG, et al. Consensus guidelines for periprocedural management of coagulation status and hemostasis risk in percutaneous image-guided interventions. J Vasc Interv Radiol 2012 ; 23 : 727-736.（CPG）
55) Hamada T, Yasunaga H, Nakai Y, Isayama H, Horiguchi H, Fushimi K, et al. Severe bleeding after percutaneous transhepatic drainage of the biliary system : effect of antithrombotic agents-analysis of 34 606 cases from a Japanese nationwide administrative database. Radiology 2015 ; 274 : 605-613.（OS）
56) Shibasaki S, Takahashi N, Toi H, Tsuda I, Nakamura T, Hase T, et al. Percutaneous transhepatic gallbladder drainage followed by elective laparoscopic cholecystectomy in patients with moderate acute cholecystitis under antithrombotic therapy. J Hepatobiliary Pancreat Sci 2014 ; 21 : 335-342.（OS）
57) Mori Y, Itoi T, Baron TH, Takada T, Strasberg SM, Pitt HA, et al. Tokyo Guidelines 2018 : management strategies for gallbladder drainage in patients with acute cholecystitis (with videos). J Hepatobiliary Pancreat Sci 2018 ; 25 : 87-95.（CPG）

第X章
急性胆嚢炎診療フローチャート

われわれは，急性胆管炎・胆嚢炎診療ガイドライン第1版（2005年出版）（Clinical practice guidelines：以下CPG）[1]，第2版（2013年出版）（CPG）[2]において，急性胆嚢炎に対する診療フローチャートを発表してきた。フローチャートは，臨床の現場において一目で診療の流れを把握することができるため，急性胆嚢炎の診療の目安に用いられてきた。第1版では急性胆嚢炎の診断，治療への道筋を，第2版では急性胆嚢炎の重症度ごとの治療指針を示した。邦文版第2版の出版前に国際版として，Journal of Hepato-Biliary-Pancreatic Sciences（JHBPS）から世界に発信されたTokyo Guidelines 2013（TG 13）が，爆発的な世界中へのガイドラインの普及に貢献し，国内外から多くの臨床研究論文が報告されるようになった。その後，邦文版第2版が出版され，さらに，手術手技・器械の発展，集学的治療の進歩により臨床の現場では大きな変化がもたらされた。その結果，第2版（TG 13）で発表された急性胆嚢炎の診療フローチャートに変更すべき点があることが指摘された。また，第2版（TG 13）では，患者の併存疾患，全身状態，手術の危険因子（予後因子）については考慮されていなかった。

これに対し，2012年から，日本・台湾共同研究で第2版（TG 13）の検証を中心に疫学的研究が行われ，12,753例（うち，急性胆嚢炎は5,459例）が蓄積され上記の検証が行われた。この報告に第2版発表後に報告された臨床研究に基づくエビデンスも加えて，第3版（TG 18）[3]では新たなフローチャートを作成した。

TG 13ならびに邦文版第2版までは急性胆嚢炎 Grade Ⅲ（重症）と判定された場合，胆嚢ドレナージが適応であったが，今回の改訂（第3版（TG 18））では，膨大な臨床データ報告により，患者の併存疾患，全身状態，手術の危険因子（予後因子）を評価・判定することで早期の胆嚢摘出術（Lap-C）の適応になる症例もあることが示された。すなわち，すべての重症度において，厳重な安全条件のもとにLap-Cの適応がきめられたのが，今回の大改訂において特記すべきことである。しかし，様々な条件は，これまで日本では一般的に普及していないものもあるため丁寧に説明する。本ガイドラインの十分な理解により，臨床の現場で「患者のために安全な医療」が行われることが重要である。

1. 第3版で提示する急性胆嚢炎診療フローチャートの作成基準

1. 重症度別に手術危険因子（併存疾患，全身状態，Grade Ⅲ（重症）では臓器障害の種類）を治療方針選択の基準とした。また，急性胆嚢炎に対する腹腔鏡下胆嚢摘出術（以下Lap-C）は，重症度ごとに提示された条件を満たした場合に考慮できることとした。

2. 手術の危険因子には；Grade Ⅰ（軽症），Grade Ⅱ（中等症）では年齢調整を含めたチャールソン併存疾患指数（age-adjusted Charlson comorbidity index：以下CCI），ならびに，米国麻酔科学会による術前状態分類（American Society of Anesthesiologists physical status classification：以下ASA-PS）を用いた。Grade Ⅲ（重症）ではCCI，ASA-PSに加え，臓器障害の種類（治療反応性臓器障害または致死性臓器障害）を用いた。

3. 上記の条件に加え，Grade Ⅱ（中等症），Grade Ⅲ（重症）の手術難度が高いと思われる患者に対するLap-Cは，急性胆嚢炎手術に熟練した内視鏡外科医のもとで行い，Grade Ⅲ（重症）症例は集中治療を含めた全身管理の可能な施設において診療を行うことを原則とした。

1）米国麻酔科学会による術前状態分類

米国麻酔科学会が提供する外科手術患者の術前状態把握のために作成された指標である。米国麻酔科学会のホームページに提供されている図を表に改変して示す（表1）（Expert opinion：以下EO）[4]。なお，表中には

表1 米国麻酔科学会による術前状態分類

ASA-PS分類	定義	凡例（以下を含むが，これに限定しない）
ASA-PS 1	健常者	健康　非喫煙者　飲酒しないまたは少量飲酒
ASA-PS 2	軽症の全身疾患を持つ者	（軽症の疾患のみで実質的に機能制限なし） 喫煙者，つきあい程度の飲酒，妊婦，肥満（BMI 30～40），コントロール良好な糖尿病または高血圧，軽度の肺疾患
ASA-PS 3	重度の全身疾患を持つ者	（実質的な機能制限あり：一つ以上の中等度～重度の疾患あり） コントロール不良な糖尿病または高血圧，慢性閉塞性肺疾患，高度肥満（BMI 40以上），活動性肝炎，アルコール依存症，ペースメーカー埋め込み後，中等度の心機能低下，透析導入後の腎不全，60週未満の早産児，3ヵ月経過した心筋梗塞または脳血管障害または一過性脳虚血発作またはステント挿入した冠動脈疾患
ASA-PS 4	常に生命を脅かす全身疾患を持つ者	3ヵ月未満の心筋梗塞または脳血管障害または一過性脳虚血発作またはステント挿入した冠動脈疾患，不安定な心筋虚血や重度の弁膜症，重度の心機能低下，敗血症，DIC，透析導入前の急性腎不全または末期腎不全
ASA-PS 5	手術無しでは生存不可能な瀕死状態の者	胸腹部動脈瘤破裂，多発外傷，症状のある頭蓋内出血，心不全または多臓器不全をきたした腸管虚血
ASA-PS 6	臓器摘出時の脳死患者	

ASA PHYSICAL STATUS CLASSIFICATION SYSTEM. Last approved by the ASA House of Delegates on October 15, 2014.
（https://www.asahq.org/resources/clinical-information/asa-physical-status-classification-system より改変）

運用のための具体例も示されている。

2）年齢調整を含めたチャールソン併存疾患指数

　チャールソン併存疾患指数は，国際疾病分類コード（ICD）に基づいた患者の併存疾患を分類する指標である（Observational study：以下OS）[5～9]。各項目は，死亡率または医療資源の使用により調整されたリスクに基づいて重み付け（1点～6点）されており，すべての重み係数の合計は，患者の併存症スコアを示している。0点は，併存疾患がないことを示し，点数が高いほど予測される死亡率は高く，より多くの医療資源が必要とされることを意味する。今回われわれは，41歳以上は10歳につき1点加える年齢調整表を使用したため，提示する（表2）。

3）臓器障害の種類（治療反応性臓器障害または致死性臓器障害）

　急性胆管炎・胆囊炎診療ガイドライン第2版では，循環障害，中枢神経障害，呼吸機能障害，腎機能障害，肝機能障害（PT-INR 1.5以上），血液凝固異常の6種類の臓器障害を認めた症例をGrade Ⅲ（重症）と診断した。これらの臓器障害が存在する症例に対して，一期的にLap-Cを含めた胆囊摘出術を行うことは禁忌とされていた。しかし，2017年に横江らは日本・台湾の共同研究で，Grade Ⅲ（重症）に対してLap-Cを含めた胆囊摘出術がある程度の頻度で行われていることを報告している（OS）[10,11]。また，遠藤らは，5,329例の急性胆囊炎症例を分析し，臓器障害を伴うGrade Ⅲ（重症）症例の中には胆囊摘出術を安全に施行できる可能性がある群が含まれていることを報告した。さらに，中枢神経障害，呼吸機能障害の2つの臓器障害とともに，黄疸（T-Bil 2 mg/dL以上）が多変量解析にて有意に手術死亡率（30日死亡率）を増加させる独立因子であることも報告した（OS）[12]。

表2　年齢調整を含んだチャールソン並存疾患指数

点数	疾患
1	心筋梗塞，うっ血性心不全 末梢動脈疾患 脳血管疾患，認知症 慢性肺疾患 膠原病 潰瘍性疾患 軽度の肝疾患 末期臓器障害のない糖尿病
2	片麻痺 中等度～重度の腎疾患 末期臓器障害のある糖尿病 がん，白血病，悪性リンパ腫
3	中等度～重度の肝疾患
6	転移性固形がん AIDS

以下の様に年齢調整を行ったうえで該当する疾患の点数を合計する
40歳以下：0　41～50歳：＋1　51～60歳：＋2　61～70歳：＋3　71～80歳：＋4　81歳以上：＋5
(Charlson ME, Pompei P, Ales KL, et al. A new method of classifying prognostic comorbidity in longitudinal studies: development and validation. J Chronic Dis. 1987 ; 40 : 373-83. Charlson M, Szatrowski TP, Peterson J, et al. Validation of a combined comorbidity index.J Clin Epidemiol. 1994 ; 47 : 1245-51. より改変)

このことから，急性胆管炎・胆嚢炎診療ガイドライン第3版でのGrade Ⅲ（重症）では，中枢神経障害，呼吸機能障害，黄疸を致死性臓器障害（死に至る可能性の高い臓器障害）とした。一方，他の臓器障害因子（循環障害，腎機能障害）は，治療反応性臓器障害（治療により早期に回復する可能性のある臓器障害）であると規定した。

Q 62. 急性胆嚢炎に対する初期診療は？ [Background Question]

手術療法や胆嚢ドレナージの適応検討に先立ち，十分な輸液と電解質の補正，抗菌薬や鎮痛薬の投与を行う。また，絶食とし呼吸循環動態を看視する。（レベル C）

急性胆嚢炎と診断された症例に対しては重症度を判定し（第Ⅵ章 6. 重症度判定基準参照），初期診療として，呼吸，循環動態のモニタリングをしながら，十分な輸液と電解質の補正，抗菌薬，鎮痛薬の投与を行う（第Ⅳ章 1）初期治療参照）。また，胆道感染症の特徴を把握するためにも五味らの報告などを基に(OS)[13]，(Randomized controlled trial：以下RCT)[14]，抗菌薬の選択や至適投与日数，血液・胆汁培養などの詳細を必ず確認し実践すべきである。具体的な抗菌薬名などについては，第Ⅶ章 急性胆管炎・胆嚢炎の抗菌薬治療を参照してほしい。

Q 63. 急性胆嚢炎に対しては，開腹胆嚢摘出術よりも腹腔鏡下胆嚢摘出術が推奨されるか？ [Foreground Question (Clinical Question)]

急性胆嚢炎に対しては，開腹胆嚢摘出術に比べ，腹腔鏡下胆嚢摘出術を提案する。
（推奨度2，レベルA）

「急性胆嚢炎に対してLap-Cまたは開腹胆嚢摘出術のどちらを選択するか」に関しては長期間にわたり議

論されてきた。1993年に発表されたSAGESガイドラインでは，急性胆嚢炎はLap-Cの相対的禁忌とされていた（CPG）[15]。しかし，その後の手術手技・器械の発展，集学的治療の進歩に伴い急性胆嚢炎に対するLap-Cは徐々に普及しつつある。急性胆管炎・胆嚢炎診療ガイドライン第2版には，「開腹胆嚢摘出術よりもLap-Cが好ましい」，と記載されている（CPG）[2]。

第2版出版後の2013年1月〜2016年12月までの期間で「acute cholecystitis」「laparoscopic cholecystectomy」「open cholecystectomy」をキーワードとした文献検索では，1編のシステマティックレビュー，1編のランダム化比較試験が検索できた。手術合併症発生率に関しては，システマティックレビュー（Systematic review：以下SR，Meta analysis：以下MA）[16]では研究間のばらつきが検出されているにもかかわらず母数効果モデルが採用されていたため，本ガイドライン作成チームでは合計4編のランダム化比較試験（RCT）[17〜20]に対して，変量効果モデルを用いたメタ解析を独自に行った。手術合併症発生率のオッズ比は0.34（95% CI：0.07-1.60）であり，腹腔鏡下手術の有効性が示唆されるものの有意差を認めなかった（図1）。在院期間は3編のランダム化比較試験（RCT）[17〜19]に対してメタ解析を行い，Lap-Cは開腹手術よりも約1.7日入院期間が短く，Lap-Cの有効性が示唆されるものの有意差を認めなかった（図2）。

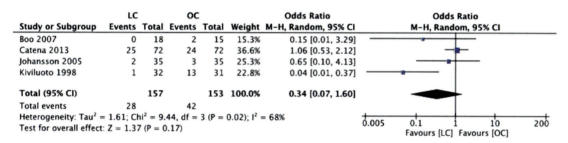

図1　メタ解析：手術合併症（腹腔鏡下胆嚢摘出術 vs. 開腹胆嚢摘出術）
　　　LC：腹腔鏡下胆嚢摘出術，OC：開腹胆嚢摘出術

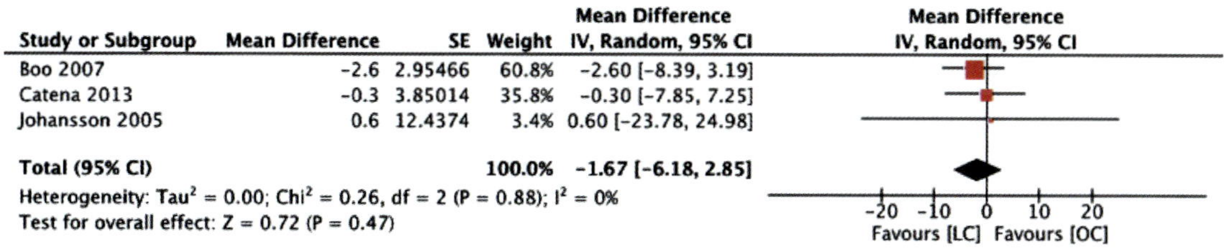

図2　メタ解析：在院期間（日）（腹腔鏡下胆嚢摘出術 vs. 開腹胆嚢摘出術）
　　　LC：腹腔鏡下胆嚢摘出術，OC：開腹胆嚢摘出術

第2版出版以降に，3編の急性胆嚢炎に対する多数例を対象とした観察研究が発表された。カナダのオンタリオ州で2004年から2011年までに急性胆嚢炎で手術された22,202例のうち21,280例（95.8%）にLap-Cが選択された（OS）[21]。Swedish Registry for Gallstone Surgery and Endoscopic Retrograde Cholangiopancreatography（GallRiks）によると2006年から2014年の期間に15,760例のうち12,522例（79%）にLap-Cが選択された（OS）[22]。日本，台湾での多施設共同研究では，2011年から2013年の期間に急性胆嚢炎に手術を施行された4,266例のうち，2,765例（64.8%）にLap-Cが選択された（OS）[10]。世界中で急性胆嚢炎に対してLap-Cが第一選択とされる傾向にあるが，地域による差異が存在する様子である。

一般的に，開腹手術と比較するとLap-Cでは創痛の軽減，在院期間や社会復帰までの期間短縮，QOLの改善が予想される。費用の評価に関しては，Lap-Cでは開腹手術に比べて，手術費用は増加するが，在院期間

や社会復帰までの期間を考慮した総合的費用は同程度と予想される（RCT）[19]。手術の安全性が最も優先されるため患者の手術危険因子を考慮して術式を選択するべきであるが，手術が安全に施行できるのであればLap-Cの益が多い。

Q 64. 急性胆嚢炎の重症度別に，どのような診療が望ましいか？
[Foreground Question（Clinical Question）]

急性胆嚢炎の重症度，患者の併存疾患および全身状態を把握した上で，以下のように治療方針を選択することを提案する。

Grade Ⅰ（軽症）：CCI，ASA-PSを用いて耐術と判断すれば発症後早期の腹腔鏡下胆嚢摘出術（Lap-C）が望ましい。耐術と判断できなければ保存的治療を先行し，状態が改善した後に腹腔鏡下胆嚢摘出術（Lap-C）を考慮する。

Grade Ⅱ（中等症）：CCI，ASA-PSを用いて耐術と判断すれば発症後早期の腹腔鏡下胆嚢摘出術（Lap-C）が望ましい。ただし，胆管損傷を含めた術中損傷に注意し，所見によっては開腹移行を含めた危険を確実に回避できる手技への移行を検討すべきである。耐術と判断できなければ保存治療および胆嚢ドレナージを考慮する。

Grade Ⅲ（重症）：臓器障害の程度を判断し臓器サポートによる臓器障害の正常化に努め，抗菌薬を投与する。致死性臓器障害，治療反応性臓器障害，CCIやASA-PSなどを判定し，耐術と判断できれば，集中治療を含めた全身管理下に急性胆嚢炎手術に熟練した内視鏡外科医による早期の腹腔鏡下胆嚢摘出術（Lap-C）を考慮できる。耐術と判断できなければ全身管理を含めた保存的治療を行い，胆嚢の炎症をコントロールできなければ緊急または早期の胆嚢ドレナージを検討する。（推奨度2，レベルD）

急性胆管炎・胆嚢炎診療ガイドライン第2版出版後の2013年1月～2016年12月までの期間で，「acute cholecystitis」「laparoscopic cholecystectomy」「grade」「cholecystectomy」「cholecystostomy」をキーワードとして，文献検索を行った。コホート研究2編（OS）[23,24]，症例集積報告8編（OS）[12,25～31]が検索できた。2編のコホート研究では重症度判定に従った治療方針の導入前後で胆管損傷，死亡率に差はなく，導入に伴い総在院期間の短縮，医療費用の減少を認めた。症例集積報告では重症度ごとに生存率，合併症率が異なるため，第2版の重症度に基づいた治療方針に肯定的な意見がみられた（OS）[23～27]。その一方で，耐術と判断した症例に早期手術を行ったところ胆嚢炎の重症度別手術成績が同等なため，第2版の手術の適応条件が厳しすぎる，といった意見もみられた（OS）[28,30,31]。

重症度に応じた胆嚢ドレナージの有用性に関しては，症状の軽減，血液検査における炎症反応の低下に有効であった（Case series：以下CS）[32]。一方，retrospectiveな検討ではあるが，ドレナージ非施行群に比較して施行群に手術時間，在院日数の延長，死亡率の増加を認め，開腹移行率は同等であり，胆嚢ドレナージの手術成績に対する有用性は示されない結果が報告された（OS）[33,34]。

重症度判定に従った治療方針の導入により，患者の状態に応じた的確な治療の選択，総在院期間の短縮，医療費用の減少が予想されるため（OS）[23,24]，導入による益が多いと予想される。今後，重症度ごとの最適な治療方針に関するエビデンスレベルの高い大規模な臨床研究が行われ，本ガイドラインがさらに改良されることを期待する。

コンセンサス会議では，Grade Ⅱ（中等症），Grade Ⅲ（重症）症例に対する手術の安全性を保つためには，急性胆嚢炎手術に熟練した内視鏡外科医の下でのみ手術を行うことを強調するべき，との意見が出された。

Q 65. 急性胆嚢炎に対する手術の至適な施行時期は？
[Foreground Question（Clinical Question）]

> 急性胆嚢炎の治療において耐術と判断したら，発症からの経過時間にこだわらず，早期に手術を行うことを提案する。（推奨度2，レベルB）

　急性胆嚢炎の手術時期は，急性胆管炎・胆嚢炎診療ガイドライン第1版では入院後早期の手術が，第2版では発症後72時間以内で入院後早期の手術が，推奨されてきた。急性胆嚢炎の診療上，症例が厳密に発症後何時間であるかの診断は難しい。また，受診した時点で発症から72時間を経過していると判断される症例もある。第1版および第2版で述べられてきた早期手術について，厳密に72時間以内を遵守すべきか，手術の至適時期について検討を加えた。

　第2版出版後の文献検索により，「acute cholecystitis, laparoscopic cholecystectomy」「early cholecystectomy」「delay cholecystectomy」「timing」をキーワードとして，ランダム化比較試験17編，メタ解析6編，システマティックレビュー3編が確認された。ランダム化比較試験17編中，1編はデータが抽出できず除外（CS）[35]，1編は胆管損傷発生率が通常の臨床に比して高頻度であり偏りがあると考えられたためこれも除外し（RCT）[36]，15編を採用した。

　手術術式は，検索した論文のすべてにおいてLap-Cが行われていた。急性胆嚢炎の診断は，第2版診断基準に則るもの1編（RCT）[37]，ほか14編は生化学データ，画像診断，自他覚症状によって診断していた。手術時期は，「early cholecystectomy」「delay cholecystectomy」と記載されていた。「early」の定義は，第2版で推奨された発症から72時間以内と記載したものは2編（RCT）[38,39]で，他は入院から24時間以内2編（RCT）[40,41]，研究（ランダム化）開始から24時間以内1編（RCT）[42]，受診（または入院）あるいは研究（ランダム化）開始から72時間以内6編（RCT）[43〜48]，4日以内1編[49]，発症から1週間以内1編（RCT）[50]，受診後できるだけ早く（時間記載なし）が2編であった（RCT）[37,51]。「delay」の定義も，診断からまたは症状が消褪してからなど，それぞれ定義が異なるが，6週間以降としているものが多かった。このため，「early」は（発症，受診，入院から）72時間以内と，72時間以内を含む1週間以内（「できるだけ早く」の記載を含む）の2群を対象として検討した。

　メタ解析

　ランダム化比較試験15編についてわれわれはメタ解析を行った。72時間以内早期手術（「early cholecystectomy」）または1週間以内早期手術を，待機手術（「delay cholecystectomy」）と比較した。重要視したアウトカムは，手術時間，胆管損傷の発生率，入院期間，治療にかかる全体の費用である。手術時間は，72時間以内と1週間以内早期手術のいずれでも，早期手術よりも待機手術において手術時間が短い傾向にあったが有意ではなかった（$P=0.16$, $P=0.06$）（図3）。胆管損傷発生率は，72時間以内早期手術と1週間以内早期手術のいずれに対しても，待機手術と差がなかった（$P=0.74$, $P=0.72$）（図4）。入院期間は，72時間以内と1週間以内早期手術のいずれも，早期手術が待機手術よりも短かった（$P<0.0001$, $P<0.00001$）（図5）。しかし，72時間以内早期手術と待機手術において術後の在院期間に差はなかった（$P=0.33$）（図6）。治療全体にかかる費用は，72時間以内早期手術は待機手術よりも費用が低かった（$P=0.002$）（図7）。今回行った15編のランダム化比較試験に対するメタ解析によれば，早期手術は待機手術に比べて死亡率や合併症発生率が劣る

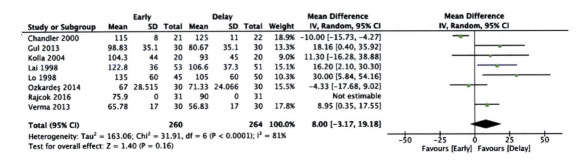

図3 メタ解析：手術時間（分）（上段：72時間以内早期手術 vs. 6週以降の待機手術，下段：7日以内早期手術 vs. 6週以降の待機手術）
Early：早期手術，Delay：待機手術

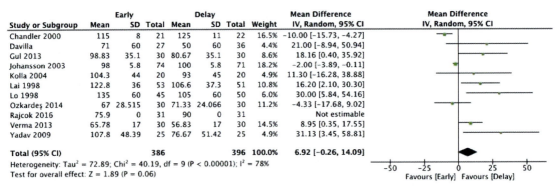

図4 メタ解析：胆管損傷（上段：72時間以内早期手術 vs. 6週以降の待機手術，下段：7日以内早期手術 vs. 6週以降の待機手術）
Experimental：早期手術，Control：待機手術（Faiziらの論文は，メタ解析から除外したためプロットはしていない）

Study or Subgroup	Experimental Mean	SD	Total	Control Mean	SD	Total	Weight (%)	Mean difference IV, Random, 95% CI
Chandler 2000	5.4	0.6	21	7.1	0.5	22	19.3	−1.70 [−2.03, −1.37]
Gul 2013	4.77	0	30	10.1	0	30		Not estimable
Gutt 2013	5.4	0.32	304	10.03	0.63	314	19.4	−4.63 [−4.71, −4.55]
Kolla 2004	4.1	8.6	20	10.1	6.1	20	7.1	−6.00 [−10.62, −1.38]
Lai 1998	7.6	3.6	53	11.6	3.4	51	16.9	−4.00 [−5.35, −2.65]
Ozkardeş 2014	5.2	1.4	30	7.8	1.65	30	18.5	−2.60 [−3.37, −1.83]
Saber 2014	2.4	1.1	60	5.7	2.32	60	18.8	−3.30 [−3.95, −2.65]
Total (95% CI)			**518**			**527**	**100.0**	**−3.43 [−4.97, −1.89]**

Heterogeneity: $\tau^2 = 3.16$; $\chi^2 = 320.28$, df = 5 ($P < 0.00001$); $I^2 = 98\%$
Test for overall effect: $Z = 4.37$ ($P < 0.0001$)

Study or Subgroup	Experimental Mean	SD	Total	Control Mean	SD	Total	Weight (%)	Mean difference IV, Random, 95% CI
Chandler 2000	5.4	0.6	21	7.1	0.5	22	15.0	−1.70 [−2.03, −1.37]
Gul 2013	4.77	0	30	10.1	0	30		Not estimable
Gutt 2013	5.4	0.32	304	10.03	0.63	314	15.1	−4.63 [−4.71, −4.55]
Johansson 2003	5	9.1	74	8	9.1	71	8.5	−3.00 [−5.96, −0.04]
Kolla 2004	4.1	8.6	20	10.1	6.1	20	5.3	−6.00 [−10.62, −1.38]
Lai 1998	7.6	3.6	53	11.6	3.4	51	13.0	−4.00 [−5.35, −2.65]
Ozkardeş 2014	5.2	1.4	30	7.8	1.65	30	14.4	−2.60 [−3.37, −1.83]
Saber 2014	2.4	1.1	60	5.7	2.32	60	14.6	−3.30 [−3.95, −2.65]
Yadav 2009	4.33	1.46	25	7.23	1.63	25	14.2	−2.90 [−3.76, −2.04]
Total (95% CI)			**617**			**623**	**100.0**	**−3.31 [−4.62, −2.00]**

Heterogeneity: $\tau^2 = 2.97$; $\chi^2 = 333.46$, df = 7 ($P < 0.00001$); $I^2 = 98\%$
Test for overall effect: $Z = 4.95$ ($P < 0.00001$)

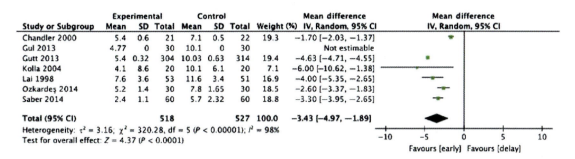

図 5　メタ解析：総在院期間（日）（上段：72 時間以内早期手術 vs. 6 週以降の待機手術，下段：7 日以内早期手術 vs. 6 週以降の待機手術）
Experimental：早期手術，Control：待機手術

Study or Subgroup	Experimental Mean	SD	Total	Control Mean	SD	Total	Weight (%)	Mean difference IV, Random, 95% CI
Chandler 2000	3.3	0.8	21	3.2	1	22	36.6	0.10 [−0.44, 0.64]
Gutt 2013	4.68	2.8353	304	4.89	5.6738	314	34.1	−0.21 [−0.91, 0.49]
Lai 1998	4.8	3.1	53	3	1.9	51	29.3	1.80 [0.82, 2.78]
Total (95% CI)			**378**			**387**	**100.0**	**0.49 [−0.51, 1.49]**

Heterogeneity: $\tau^2 = 0.64$; $\chi^2 = 11.45$, df = 2 ($P = 0.003$); $I^2 = 83\%$
Test for overall effect: $Z = 0.97$ ($P = 0.33$)

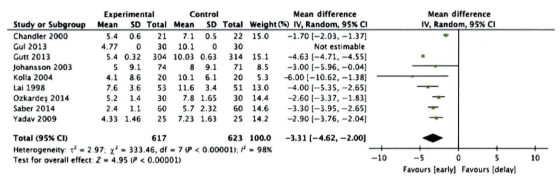

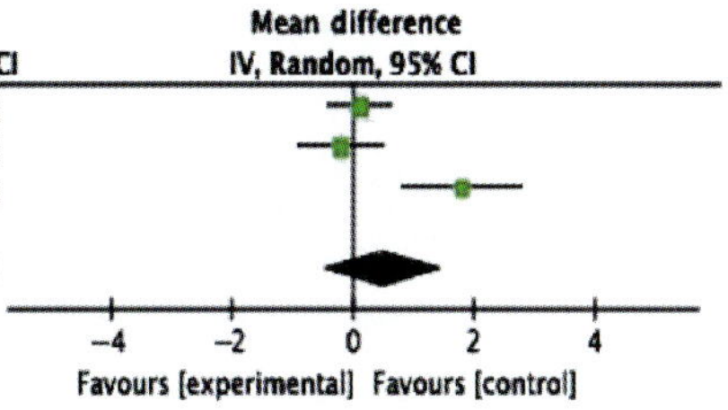

図 6　メタ解析：術後在院期間（日）（72 時間以内早期手術 vs. 6 週以降の待機手術）
Experimental：早期手術，Control：待機手術

Study or Subgroup	Experimental Mean	SD	Total	Control Mean	SD	Total	Weight (%)	Std. Mean difference IV, Random, 95% CI
Chandler 2000	16,297	1,646	21	21,427	1,480	22	21.5	−3.22 [−4.15, −2.29]
Gutt 2013	3,116.62	891.5277	304	4,550	1,963.3181	314	27.7	−0.93 [−1.10, −0.77]
Macafee 2009	7,286	6,561	36	7,558	6,490	36	26.0	−0.04 [−0.50, 0.42]
Ozkardeş 2014	670	204	30	995	138	30	24.8	−1.84 [−2.45, −1.23]
Total (95% CI)			**391**			**402**	**100.0**	**−1.42 [−2.32, −0.52]**

Heterogeneity: $\tau^2 = 0.76$; $\chi^2 = 45.94$, df = 3 ($P < 0.00001$); $I^2 = 93\%$
Test for overall effect: $Z = 3.08$ ($P = 0.002$)

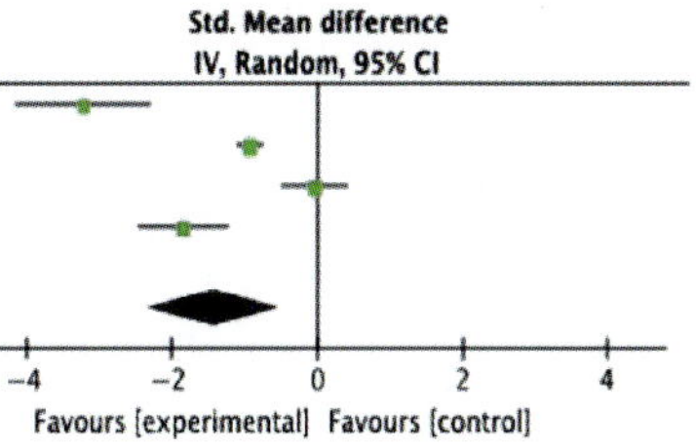

図 7　メタ解析：治療全体にかかる費用（72 時間以内早期手術 vs. 6 週以降の待機手術）
Experimental：早期手術，Control：待機手術

ことはなく，胆管損傷発生率も差はない。術後の入院期間には差がないが，全体の入院期間は早期手術が短く，したがって治療全体にかかる費用も低くなる。ただしランダム化比較試験では，症状が生じてから 72 時間～1 週間以上経過した急性胆嚢炎の症例は 5 編で除外され，待機中の症状の再燃は臨時手術を行い待機手術の検討から脱落している。したがって，慢性的な炎症やその急性増悪のような病態での急性胆嚢炎がどの程度含まれているかは明らかではない。一方，検討した 15 編のランダム化比較試験において，待機中に症状が再燃して臨時手術を施行した症例を 6～23 %に認めた。待機手術は，待機中の急性胆嚢炎の再燃というリスクを伴い，炎症を繰り返せば繰り返すほど組織の瘢痕化が進行して，手術難度が上がることも考えられる。この点から，待機手術はリスクをはらんでいる。急性胆管炎・胆嚢炎診療ガイドライン第 2 版において，急性胆嚢

炎の治療は基本的に早期の手術であり，発症72時間以内であれば，入院後早期の胆嚢摘出術が推奨された。発症から72時間以内での早期手術を待機手術と比較したランダム化比較試験は2編あり（RCT）[38,39]，どちらも全入院期間は早期手術が短く，手術時間も早期手術が短かった。胆管損傷発生率は記載がなかった。

症例集積研究のメタ解析によれば，受診または症状発現から72時間以内の早期手術は死亡率，合併症発生率，胆管損傷発生率，開腹移行率とも待機手術よりも低いが，72時間を超えて1週間以内の早期手術においても同様の結果が得られた（MA）[52]。したがって，症状が発現してから72時間以上経過した急性胆嚢炎の患者に対しても，早期に手術を行うことは益がある。

発症から24時間以内の早期手術と72時間以内早期手術を比較した検討では，24時間以内の早期手術が72時間以内早期手術に優る点は示されなかった（OS）[53]。早期手術に益があるとしても，緊急の時間外手術を推奨する意義はない。手術は，急性胆嚢炎手術に熟練した内視鏡外科医の下で行われることが望ましい（SR, MA）[54]。

可能であれば72時間以内，遅くとも1週間以内の早期手術は待機手術に比して，総合的に入院期間が短く，待機中の再燃による付加治療や臨時手術の可能性がないため，医療経済に寄与すると考えられる。

メタ解析の説明概略

メタ解析にみられるそれぞれの図はフォレストプロットと呼ばれるもので，評価指標（オッズ比，リスク比，リスク差，平均値差など）について各研究の結果とメタアナリシス統合値（最下段の◆）を表している。各研究のサンプルサイズ（患者数）は■の大きさで表され，これに比例して各研究の重み付け（Weight）が行われる。■を突き刺している横棒は95％信頼区間を表している。■と横棒が左側にシフトすれば介入群が有利で右側にシフトすればコントロール群が有利であることを意味する。この横棒が縦線（null value, 両群引き分けの値）をまたいでいれば有意差なしということになる。再下段の菱形で示した統合値が縦線をまたいでいなければ，メタアナリシス結果に有意差があることを表している。

Q 66. 胆嚢ドレナージ後，胆嚢摘出術の至適な施行時期は？ ［Future Research Question］

胆嚢ドレナージ後の適切な手術時期については科学的根拠の高い報告がなく，一定の見解は得られていない。（レベル C）

経皮経肝胆嚢ドレナージ（percutaneous transhepatic gallbladder drainage：以下 PTGBD）を含めた胆嚢ドレナージ施行後の適切な Lap-C 時期に関するランダム化比較試験は存在しない。4編のコホート研究は PTGBD から手術までの期間がまちまちであったため，エビデンスレベルはCとした。コホート研究の結果を表3に示す。

PTGBD は，主として併存疾患および全身状態により早期手術の適応とならない場合の治療目的に使用される。手術が危険な症例に PTGBD を行った場合，その後，期間をあけずに手術を行うことは困難と予想される。手術が危険な症例に対して PTGBD 後に早期/緊急手術を行った症例では手術時間が長い（OS）[55,56]，出血が多い（OS）[56,57]などの結果が示されている。一方，両者に大きな差はないとの報告も存在する（OS）[58]。さらに，早期手術（PTGBD なし）との比較試験（ランダム化比較試験1件（OS）[59]，コホート研究1件（OS）[60]）では，いずれも PTGBD 後4～6週後に行った Lap-C では，出血量，手術時間，開腹移行率，合併症率のす

表3 PTGBDから手術までの待機期間，手術成績

著者 （引用文献）	待機期間		手術成績
	早期手術群 （症例数）	待機手術群 （症例数）	
Han[55]	72時間未満 （21）	72時間以上 （46）	早期手術群は術後合併症が増加し，手術時間が延長。開腹移行率は同等。総入院期間は早期手術群で短縮。
Choi[56]	72時間未満 （63）	5日以上 （40）	早期手術群は出血量が増加し，手術時間が延長。
Jung[58]	10日未満 （30）	10日以上 （44）	術後合併症，手術時間，開腹移行率，総入院期間は同等。
Tanaka[57]	14日未満 （16）	14日以上 （47）	早期手術群は出血量が増加。

べての因子において良好な成績が報告されている。これらの結果から，手術が危険な症例にPTGBDを行った後に比較的早期のLap-Cを行うと，手術の危険性がさらに高まる恐れがある。一方で，費用面においては，PTGBD後早期にLap-Cを行った群で費用が少ない結果も報告されている（OS）[55]。現時点においては，PTGBD後の手術時期に関して一定の見解は得られておらず，治療にあたる医師が患者の危険因子を念頭に最適と考える時期を判断し対応することが望ましい。今後，APACHE IIスコア7〜14点の高リスク急性胆囊炎症例を対象とした，Lap-Cと胆囊ドレナージとの治療成績を検討したランダム化比較試験（CHOCOLATE trial（RCT）[61]）のような，エビデンスレベルの高い報告が待たれる。

Q 67. 急性胆囊炎に対する手術の延期を検討すべき危険因子は？
[Future Research Question]

> Grade I（軽症），Grade II（中等症）：CCI 6点以上，ASA-PS 3以上を手術危険因子と提案する。
> Grade III（重症）：臓器障害の危険因子として，中枢神経障害，呼吸機能障害，黄疸（T-Bil 2 mg/dL以上）を致死性臓器障害（死に至る可能性の高い臓器障害）と提案する。手術危険因子としてCCI 4点以上またはASA-PS 3以上を提案する。（レベルC）

　遠藤らは，日本および台湾の5,329例の急性胆囊炎のコホート研究を行い，Grade I（軽症）およびGrade II（中等症）では，多変量解析にてCCI 6点以上で統計学的に有意に30日死亡率が増加することを示した（表4）（OS）[12]。

　また，多変量解析を用いたGrade III（重症）の30日死亡の危険因子を表5に示した（OS）[12]。臓器障害の中でも，中枢神経障害（意識障害）および呼吸機能障害（PaO_2/FiO_2比300以下）を有する症例は有意に30日死亡率が増加していた。それに加えて，黄疸（T-Bil 2 mg/dL以上）を有する症例も，有意に30日死亡率が増加していた。Grade I（軽症），Grade II（中等症）ではCCI 6点を高リスクと判断したが，Grade III（重症）では，より慎重に手術適応を判断すべきとの意見がありCCI 4点以上を高リスクと規定した。Grade III（重症）における，治療法別の死亡率（上段に30日死亡率，下段に90日死亡率）を表6に示した。A群では，一期的に胆囊摘出術が行われ，B群では胆囊ドレナージ後に胆囊摘出術が行われ，C群では胆囊ドレナージのみ行われた。致死性臓器障害（中枢神経障害，呼吸機能障害，黄疸）のない症例では，治療法別にみて30日死亡率および90日死亡率に有意差を認めなかった（OS）[12]。

ASA-PSについては，いくつかの論文で急性胆嚢炎の診療における危険因子となり得る，と報告されていた。ASA-PS 3以上は，緊急Lap-Cの危険因子とする報告もあった（OS）[62,63,65]，（CS）[64]。ASA-PS 2～5は有意に死亡率が高いという論文もあった（CS）[66]。以上の検討から，ASA-PSも手術危険因子として採用した。しかし，ASA-PS 3以上であっても急性胆嚢炎手術に熟練した内視鏡外科医の下では死亡例を認めなかったという報告もあり（OS）[63]，手術の危険因子に関する詳細な検討が必要と思われる。

表4 30日死亡率（Grade Ⅰ（軽症）+Grade Ⅱ（中等症））

	生存 (n=2,677)	死亡 (n=21)	単変量解析 P値	多変量解析 P値	オッズ比	95% CI
ASA-PS						
0～2	2,571	17	<0.01	0.054		
3～4	106	4				
CCI						
0～5	2,140	9				
≥6	537	12	<0.01	<0.01	4.433	1.816-10.822

ASA-PS：米国麻酔科学会による術前状態分類
CCI：年齢調整を含んだチャールソン並存疾患指数

（Endo I, et al. J Hepatobiliary Pancreat Sci 2017より引用改変）

表5 30日死亡率（Grade Ⅲ（重症））

		生存 (n=591)	死亡 (n=20)	単変量解析 P値	多変量解析 P値	オッズ比	95% CI
ASA-PS	0-2	532	14	<0.01	0.156		
	3-4	59	6				
CCI	0-5	304	7	0.148	0.380		
	≥6	287	13				
黄疸	−	477	9	<0.01	<0.01	6.470	2.446-17.110
	+	114	11				
中枢神経障害	−	518	12	<0.01	<0.01	4.346	1.640-11.515
（意識障害）	+	73	8				
呼吸機能障害	−	528	13	<0.01	<0.01	5.843	2.052-16.635
	+	63	7				
循環障害	−	457	13	0.198	0.493		
	+	134	7				
腎機能障害	−	385	10	0.164	0.073		
	+	206	10				
肝機能障害	−	371	14	0.510	0.360		
（INR>1.5）	+	220	6				
血液凝固異常	−	459	17	0.437	0.513		
	+	132	3				

（Endo I, et al. J Hepatobiliary Pancreat Sci 2017より引用改変）

表6 致死性臓器障害の有無による治療法別死亡率（Grade Ⅲ（重症））
（上段：30日死亡率，下段：90日死亡率）

30日死亡率	A群 (n＝260)	B群 (n＝180)	C群 (n＝93)	B+C群 (n＝273)	P値
致死性臓器 障害なし	0 (0.00)	0 (0.00)	2 (4.55)	2 (1.27)	計算不可（A vs. B） 0.040（A vs. C） 0.226（A vs. B+C）
致死性臓器 障害あり	8 (9.30)	0 (0.00)	7 (14.29)	7 (6.09)	0.010（A vs. B） 0.403（A vs. C） 0.426（A vs. B+C）
90日死亡率	A群 (n＝219)	B群 (n＝168)	C群 (n＝74)	B+C群 (n＝242)	P値
致死性臓器 障害なし	2 (1.31)	0 (0.00)	6 (16.22)	6 (4.14)	0.513（A vs. B） 0.001（A vs. C） 0.164（A vs. B+C）
致死性臓器 障害あり	7 (10.61)	0 (0.00)	9 (24.32)	9 (9.28)	0.014（A vs. B） 0.089（A vs. C） 0.794（A vs. B+C）

A群：一期手術，B群：ドレナージ後手術，C群：ドレナージのみ

（Endo I, et al. J Hepatobiliary Pancreat Sci 2017 より引用改変）

2. 急性胆嚢炎の診療フローチャート

1）Grade Ⅰ（軽症）のフローチャート

急性胆管炎・胆嚢炎診療ガイドライン第2版と比較して大きな変更はないが，患者の併存疾患や全身状態を考慮することを加えた。

①説明（図8）

> 治療の第一選択は，早期の腹腔鏡下胆嚢摘出術（Lap-C）である。
> しかし，CCIおよびASA-PSによる評価で，手術リスクが高いと判断された症例（破線で表示）は，抗菌薬投与および全身管理を優先すべきである。初期治療により状態が改善した後には，Lap-Cが施行可能である。

患者の状態を良く把握し，安全に手術を施行すべきである。初期治療に関しては，胆道炎に対する初期治療の項を参照してほしい（第Ⅳ章 急性胆道炎の初期診療と急性胆管炎のフローチャート参照）。

手術困難症例に対しては，開腹移行を含めた危険回避手技を検討すべきである（第Ⅺ章 急性胆嚢炎に対する外科治療―腹腔鏡下胆嚢摘出術の安全な手順 safe staps ―参照）。

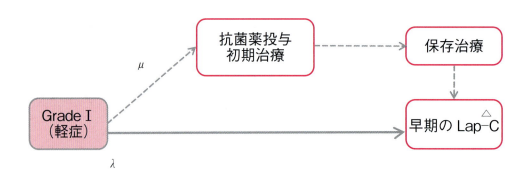

λ（高リスクでない）：CCI 5点以下 かつ ASA-PS 2以下
μ（高リスクである）：CCI 6点以上 または ASA-PS 3以上
Lap-C：腹腔鏡下胆嚢摘出術
△ 手術困難例では開腹移行を含めた危機回避手技を検討する

図8 急性胆嚢炎（軽症）診療フローチャート

2）Grade Ⅱ（中等症）のフローチャート

①説明（図9）

> 多くの症例で局所に高度な炎症反応を認めるため，診療方針の決定においては手術の困難性を考慮すべきである．急性胆嚢炎手術に熟練した内視鏡外科医がいれば，早期のLap-Cが治療の第一選択である．CCIおよびASA-PSを用いて患者の併存疾患や全身状態を評価した後に，Lap-Cを施行すべきである（CCI 6点以上またはASA-PS 3以上を手術の高リスクと判断する）．高リスク例に対しては，炎症反応の沈静化後に待機的Lap-Cを検討する（破線）．抗菌薬投与，全身管理が奏効しない症例には，緊急または早期に胆嚢ドレナージを行う（破線）．

　患者の併存疾患や全身状態を良く把握し，急性胆嚢炎手術に熟練した内視鏡外科医のいる施設で安全な手術を行うことが肝要である．早期の胆嚢摘出術や胆嚢ドレナージなどの診療が不可能な状況では，診療可能な施設への速やかな搬送が望ましい（搬送基準，表7参照）．胆嚢ドレナージについては，PTGBDが現時点で推奨されている（第Ⅸ章 急性胆嚢炎に対する胆嚢ドレナージの適応と手技参照）．

　急性胆嚢炎手術では，組織の炎症性変化（線維化や瘢痕化）により，手術難度は大きく異なることを念頭に置く．術中所見の難度指標を確認し，自らの技量を過信して重大な胆管損傷や血管損傷をきたすことなく，開腹移行を含めた危険を確実に回避できる手技を選択し，安全に胆嚢摘出術を行うべきである（第ⅩⅠ章 急性胆嚢炎に対する外科治療—腹腔鏡下胆嚢摘出術の安全な手順 safe steps —参照）．

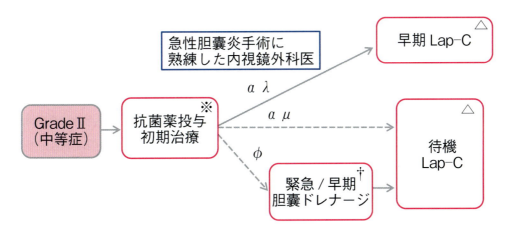

※ 抗菌薬投与前に血液培養を考慮する
α 抗菌薬投与および全身管理が奏効
ϕ 抗菌薬投与および全身管理が無効
λ（高リスクでない）：CCI 5点以下　かつ　ASA-PS 2以下
μ（高リスクである）：CCI 6点以上　または　ASA-PS 3以上
† 胆嚢ドレナージ時に胆汁培養を行う
△ 手術困難例では開腹移行を含めた危機回避手技を検討する

図9　急性胆嚢炎（中等症）診療フローチャート

3）Grade Ⅲ（重症）のフローチャート

①説明（図10, 11）

> 一般的な初期治療に加え，呼吸循環管理（侵襲的または非侵襲的陽圧換気および昇圧剤の使用）などの適切な臓器サポートが必要である。臓器障害の種類として，中枢神経障害，呼吸機能障害，黄疸（T-Bil 2 mg/dL 以上）を致死性臓器障害と，早期に回復の期待できる腎機能障害，循環障害を治療反応性臓器障害と規定する。また，CCI 4点以上またはASA-PS 3以上を Physical status（併存疾患および全身状態，以下PS）不良と判断する。致死性臓器障害がなく，治療反応性臓器障害が改善し，CCI，ASA-PSを用いて手術適応と判断された症例に対してのみ，集中治療を含めた全身管理と並行して早期のLap-Cを考慮する。上記の手術条件を満たさない症例に対しては，緊急または早期の胆囊ドレナージを検討すべきであり，胆囊ドレナージ後にPSが改善すれば，待機手術を考慮できる。Lap-Cは，集中治療を含めた全身管理が可能で急性胆囊炎手術に熟練した内視鏡外科医の勤務する施設（高次施設）のみで行うべきである。

Grade Ⅲ（重症）の急性胆囊炎は，全身状態が非常に悪化した症例群であり，併存疾患，全身状態および臓器不全の種類などの患者背景を十分にかつ慎重に判断した上で，治療法を選択するべきである。Grade Ⅰ（軽症），Grade Ⅱ（中等症）ではCCI 6点を高リスクと判断したが，Grade Ⅲ（重症）では，より慎重に手術適応を判断すべきとの意見がありCCI 4点以上をPS不良と規定した。また，Lap-Cを選択する際は，急性胆囊炎手術に熟練した内視鏡外科医が行うことが不可欠であることを強調する。全身の集中治療を含めた全身管理，早期の胆囊摘出術や胆囊ドレナージなどが不可能な場合は，高次施設への速やかな搬送が望まれる（搬送基準，表7参照）。また，胆囊ドレナージは，Grade Ⅱ（中等症）同様にPTGBDが推奨される（第Ⅸ章 急性胆囊炎に対する胆囊ドレナージの適応と手技参照）。

臓器障害の種類（致死性臓器障害または治療反応性臓器障害），CCI，ASA-PSを用いた厳しい手術基準を満たし，耐術と判断した症例には，臓器不全に対する全身管理を厳密に行いつつ，早期の胆囊摘出術を考慮する。ただし，手術難度が高い可能性を念頭に置き，術中に確認した所見に基づいた難度指標により危険を確実

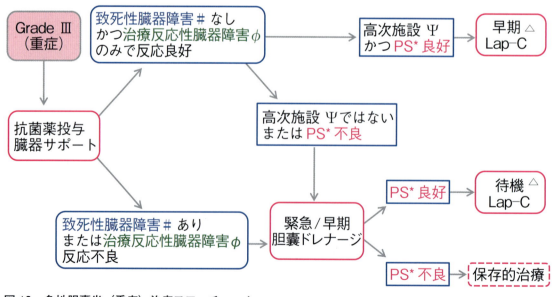

図10　急性胆囊炎（重症）治療フローチャート

> \# 致死性臓器障害：中枢神経障害、呼吸機能障害または黄疸（T-Bil 2mg/dL 以上）
>
> φ 治療反応性臓器障害：循環障害または腎機能障害（治療により早期に回復する可能性あり）
>
> Ψ 高次施設：集中治療を含めた全身管理可能 かつ急性胆囊炎手術に熟練した内視鏡外科医の勤務する施設
>
> * PS：Physical status（併存疾患および全身状態）
>
>   PS 良好：CCI 3点以下 かつ ASA-PS 2以下
>
>   PS 不良：CCI 4点以上 または ASA-PS 3以上（高リスク）
>
> △ 手術困難例では開腹移行を含めた危機回避手技を検討する

図11 急性胆囊炎（重症）治療フローチャートの用語・記号の説明

表7 重症度別搬送基準

Grade Ⅲ（重症）
急性胆囊炎診療フローチャートにより耐術と判断された症例は，集中治療を含めた全身管理が可能で，かつ急性胆囊炎手術に熟練した内視鏡外科医のいる施設（高次施設）に限定したうえで Lap-C が施行できる。
上記条件に該当しない場合，高次施設への搬送を考慮すべきである。

Grade Ⅱ（中等症）
緊急胆囊ドレナージまたは Lap-C が施行できる（急性胆囊炎手術に熟練した内視鏡外科医のいる）施設で治療を行うべきである。
上記条件に該当しない場合，治療可能な施設への搬送を考慮すべきである。

Grade Ⅰ（軽症）
併存疾患または全身状態により一期的手術のできない症例は，緊急胆囊ドレナージまたは Lap-C が施行できる施設への搬送を考慮すべきである。

に回避する手技を選択し，胆囊摘出術（Lap-C）を安全に行うべきである（第Ⅺ章 急性胆囊炎に対する外科治療―腹腔鏡下胆囊摘出術の安全な手順 safe steps ―参照）。

4）高次施設への搬送基準

　急性胆管炎・胆囊炎診療ガイドライン第3版では，重症度別に患者の手術危険因子を示し，治療を行う施設を制限する条件を加えた。また，初めての取り組みとして，手術危険因子の厳しい条件を満たし，集中治療を含めた全身管理が可能で，急性胆囊炎手術に熟練した内視鏡外科医のいる施設（高次施設）であれば，Grade Ⅲ（重症）であっても早期の胆囊摘出術（Lap-C）の適応とした。上記の条件を満たさない施設では，治療可能な施設への搬送を検討すべきである。表7に重症度別の高次施設への搬送基準を提案する。
　集中治療，食道癌や膵臓癌手術，死亡率の高い緊急手術においては，施設の設備や規模，術者の経験数による治療成績の差が示されている（SR, MA）[67〜69]，(OS)[70]。急性胆囊炎（Lap-C）に対する高次施設の優位性，すなわち患者搬送のエビデンスは乏しく，手術難度や死亡率の高い症例のみを対象とした検討も行われていない。今後の検討課題とする。

> **ガイドライン改訂委員会からの声明文**
> 外科医の技量および経験は様々であるため，高難度の内視鏡手術においては治療成績が異なる可能性がある。外科医の技量および経験を考慮して診療方針を決定すべきである。
> 急性胆嚢炎手術に熟練した内視鏡外科医の下であれば，フローチャートに示した手術基準を満たしたすべての急性胆嚢炎症例に早期の Lap-C を考慮できる。
> CCI，ASA-PS，致死性臓器障害，治療反応性臓器障害などを用いた診療方針の選択は，良好な治療成績を収めるための重要な因子である。

TG 18 における急性胆嚢炎診療フローチャートは前項までであるが，日本における最近の重要臨床課題であり，本邦での公聴会で頻度の多かった質問に対して，邦文版では以下の Future Research Question を追補する。

Q 68. 抗血栓症薬服用中の急性胆嚢炎症例に対する手術時に，抗血栓症薬の休薬は必要か？ [Future Research Question]

> 抗血小板薬服用中の急性胆嚢炎に対する手術は，多くの場合休薬を必要としない。
> （レベル D）
> しかし，抗凝固薬服用，抗血小板薬の多剤併用，両者の併用例では術前検査での全血凝固時間やプロトロンビン時間などの検査値次第では休薬の後に手術を行うことが良い。
> （レベル D）

全世界に先駆けて高齢化の道を突き進む本邦において今後臨床の場面で高頻度に向き合うことの多い抗血栓薬についての Future Research Question である。2010 年 1 月から 2017 年 3 月までの期間で，「antithrombotic agents」「acute cholecystitis」「cholecystectomy」もしくは「antithrombotic therapy」「acute cholecystitis」「cholecystectomy」をキーワードとして，文献検索を行った。コホート研究 1 編，症例対照研究 3 編が検索できた。抗血小板薬として古くから使用されていたアスピリンや近年よく使用されるクロピドグレルでは継続していても術後入院日数や出血量は変わらず（軽度増加の報告もある）安全に手術が施行できるという報告がある（OS）[71〜73]。一方，抗血栓症薬使用中には予後には影響しない程度の術後出血量の増加や輸血使用量の増加が認められ，血栓症高リスク群では継続使用は止むを得ないものの，血栓症低リスク群では休薬後の手術が安全であるとの報告（OS）[74]もあり，さらなる今後のエビデンスの蓄積が待たれる。

引用文献

1) 急性胆道炎の診療ガイドライン作成出版委員会編．科学的根拠に基づく急性胆管炎・胆嚢炎の診療ガイドライン 第 1 版．医学図書出版．東京．2005．(CPG)
2) 急性胆管炎・胆嚢炎診療ガイドライン改訂出版委員会編．—TG 13 新基準掲載—急性胆管炎・胆嚢炎診療ガイドライン 2013．医学図書出版．東京．2013．(CPG)
3) Okamoto K, Suzuki K, Takada T, Strasberg SM, Asbun HJ, Endo I, et al. Tokyo Guidelines 2018 : flowchart for the management of acute cholecystitis. J Hepatobiliary Pancreat Sci 2018 ; 25 : 55-72. doi : 10. 1002 /jhbp. 516. (CPG)
4) ASA PHYSICAL STATUS CLASSIFICATION SYSTEM. Last approved by the ASA House of Delegates on October 15, 2014. https://www.asahq.org/resources/clinical-information/asa-physical-status-classification-system (EO)
5) Charlson ME, Pompei P, Ales KL, MacKenzie CR. A new method of classifying prognostic comorbidity in longitudinal studies : development and validation. J Chronic Dis 1987 ; 40 : 373-383. (OS)

6) Romano PS, Roos LL, Jollis JG. Adapting a clinical comorbidity index for use with ICD-9-CM administrative data : differing perspectives. J Clin Epidemiol 1993 ; 46 : 1075-1079.（OS）
7) Charlson M, Szatrowski TP, Peterson J, Gold J. Validation of a combined comorbidity index. J Clin Epidemiol 1994 ; 47 : 1245-1251.（OS）
8) Halfon P, Eggli Y, van Melle G, Chevalier J, Wasserfallen JB, Burnand B. Measuring potentially avoidable hospital readmissions. J Clin Epidemiol 2002 ; 55 : 573-587.（OS）
9) Quan H, Sundararajan V, Halfon P, Fong A, Burnand B, Luthi JC, et al. Coding algorithms for defining comorbidities in ICD-9-CM and ICD-10 administrative data. Med Care 2005 ; 43 : 1130-1139.（OS）
10) Yokoe M, Takada T, Hwang TL, Endo I, Akazawa K, Miura F, et al. Descriptive review of acute cholecystitis : Japan-Taiwan collaborative epidemiological study. J Hepatobiliary Pancreat Sci 2017 ; 24 : 319-328.（OS）
11) Yokoe M, Takada T, Hwang TL, Endo I, Akazawa K, Miura F, et al. Validation of TG13 severity grading in acute cholecystitis : Japan-Taiwan collaborative study for acute cholecystitis. J Hepatobiliary Pancreat Sci 2017 ; 24 : 338-345.（OS）
12) Endo I, Takada T, Hwang TL, Akazawa K, Mori R, Miura F, et al. Optimal treatment strategy for acute cholecystitis based on predictive factors : Japan-Taiwan multicenter cohort study. J Hepatobiliary Pancreat Sci 2017 ; 24 : 346-361.（OS）
13) Gomi H, Takada T, Hwang TL, Akazawa K, Mori R, Endo I, et al. Updated comprehensive epidemiology, microbiology, and outcomes among patients with acute cholangitis. J Hepatobiliary Pancreat Sci 2017 ; 24 : 310-318.（OS）
14) Kim EY, Yoon YC, Choi HJ, Kim KH, Park JH, Hong TH. Is there a real role of postoperative antibiotic administration for mild-moderate acute cholecystitis? A prospective randomized controlled trial. J Hepatobiliary Pancreat Sci 2017 ; 24 : 550-558.（RCT）
15) Society of American Gastrointestinal Endoscopic Surgeons（SAGES）. The role of laparoscopic cholecystectomy（L.C.）. Guidelines for clinical application. Surg Endosc 1993 ; 7 : 369-370.（CPG）
16) Coccolini F, Catena F, Pisano M, Gheza F, Fagiuoli S, Di Saverio S, et al. Open versus laparoscopic cholecystectomy in acute cholecystitis. Systematic review and meta-analysis. Int J Surg 2015 ; 18 : 196-204.（SR, MA）
17) Catena F, Ansaloni L, Bianchi E, Di Saverio S, Coccolini F, Vallicelli C, et al. The ACTIVE（Acute Cholecystitis Trial Invasive Versus Endoscopic）Study : multicenter randomized, double-blind, controlled trial of laparoscopic versus open surgery for acute cholecystitis. Hepatogastroenterology 2013 ; 60 : 1552-1556.（RCT）
18) Boo YJ, Kim WB, Kim J, Song TJ, Choi SY, Kim YC, et al. Systemic immune response after open versus laparoscopic cholecystectomy in acute cholecystitis : a prospective randomized study. Scand J Clin Lab Invest 2007 ; 67 : 207-214.（RCT）
19) Johansson M, Thune A, Nelvin L, Stiernstam M, Westman B, Lundell L. Randomized clinical trial of open versus laparoscopic cholecystectomy in the treatment of acute cholecystitis. Br J Surg 2005 ; 92 : 44-49.（RCT）
20) Kiviluoto T, Sirén J, Luukkonen P, Kivilaakso E. Randomised trial of laparoscopic versus open cholecystectomy for acute and gangrenous cholecystitis. Lancet 1998 ; 351 : 321-325.（RCT）
21) de Mestral C, Rotstein OD, Laupacis A, Hoch JS, Zagorski B, Alali AS, et al. Comparative operative outcomes of early and delayed cholecystectomy for acute cholecystitis : a population-based propensity score analysis. Ann Surg 2014 ; 259 : 10-15.（OS）
22) Blohm M, Österberg J, Sandblom G, Lundell L, Hedberg M, Enochsson L. The Sooner, the Better? The Importance of Optimal Timing of Cholecystectomy in Acute Cholecystitis : Data from the National Swedish Registry for Gallstone Surgery, GallRiks. J Gastrointest Surg 2017 ; 21 : 33-40.（OS）
23) Bouassida M, Charrada H, Feidi B, Chtourou MF, Sassi S, Mighri MM, et al. Could the Tokyo guidelines on the management of acute cholecystitis be adopted in developing countries? Experience of one center. Surg Today 2016 ; 46 : 557-560.（OS）
24) Pisano M, Ceresoli M, Allegri A, Belotti E, Coccolini F, Colombi R, et al. Single center retrospective analysis of early vs. delayed treatment in acute calculous cholecystitis : application of a clinical pathway and an economic analysis. Ulus Travma Acil Cerrahi Derg 2015 ; 21 : 373-379.（OS）
25) Törnqvist B, Waage A, Zheng Z, Ye W, Nilsson M. Severity of Acute Cholecystitis and Risk of Iatrogenic Bile Duct Injury During Cholecystectomy, a Population-Based Case-Control Study. World J Surg 2016 ; 40 : 1060-1067.（OS）
26) Paul Wright G, Stilwell K, Johnson J, Hefty MT, Chung MH. Predicting length of stay and conversion to open cholecystectomy for acute cholecystitis using the 2013 Tokyo Guidelines in a US population. J Hepatobiliary

Pancreat Sci 2015 ; 22 : 795-801.（OS）
27) Asai K, Watanabe M, Kusachi S, Matsukiyo H, Saito T, Kodama H, et al. Risk factors for conversion of laparoscopic cholecystectomy to open surgery associated with the severity characteristics according to the Tokyo guidelines. Surg Today 2014 ; 44 : 2300-2304.（OS）
28) Kamalapurkar D, Pang TC, Siriwardhane M, Hollands M, Johnston E, Pleass H, et al. Index cholecystectomy in grade Ⅱ and Ⅲ acute calculous cholecystitis is feasible and safe. ANZ J Surg 2015 ; 85 : 854-859.（OS）
29) Ambe PC, Christ H, Wassenberg D. Does the Tokyo guidelines predict the extent of gallbladder inflammation in patients with acute cholecystitis? A single center retrospective analysis. BMC Gastroenterol 2015 ; 15 : 142.（OS）
30) Amirthalingam V, Low JK, Woon W, Shelat V. Tokyo Guidelines 2013 may be too restrictive and patients with moderate and severe acute cholecystitis can be managed by early cholecystectomy too. Surg Endosc 2017 ; 31 : 2892-2900.（OS）
31) Loozen CS, Blessing MM, van Ramshorst B, van Santvoort HC, Boerma D. The optimal treatment of patients with mild and moderate acute cholecystitis : time for a revision of the Tokyo Guidelines. Surg Endosc 2017 ; 31 : 3858-3863.（OS）
32) Viste A, Jensen D, Angelsen JH, Hoem D. Percutaneous cholecystostomy in acute cholecystitis ; a retrospective analysis of a large series of 104 patients. BMC Surg 2015 ; 15 : 17.（CS）
33) Kim SY, Yoo KS. Efficacy of preoperative percutaneous cholecystostomy in the management of acute cholecystitis according to severity grades. Korean J Intern Med 2017 ; doi : 10.3904/kjim.2016.209.（OS）
34) Dimou FM, Adhikari D, Mehta HB, Riall TS. Outcomes in Older Patients with Grade Ⅲ Cholecystitis and Cholecystostomy Tube Placement : A Propensity Score Analysis. J Am Coll Surg 2017 ; 224 : 502-511.（OS）
35) Ghani AA, Jan WA, Haq AU. acute cholecystitis : immediate versus interval cholecystectomy. J Postgrad Med 2005 ; 19 : 192-195.（CS）
36) Faizi KS, Ahmed I, Ahmad H. Comparison of early versus delayed laparoscopic cholecystectomy : choosing the best. Pak J Med Sci 2013 ; 7 : 212-215.（RCT）
37) Roulin D, Saadi A, Di Mare L, Demartines N, Halkic N. Early Versus Delayed Cholecystectomy for Acute Cholecystitis, Are the 72 hours Still the Rule? : A Randomized Trial. Ann Surg 2016 ; 264 : 717-722.（RCT）
38) Saber A, Hokkam EN. Operative outcome and patient satisfaction in early and delayed laparoscopic cholecystectomy for acute cholecystitis. Minim Invasive Surg 2014 ; 2014 : 162643.（RCT）
39) Rajcok M, Bak V, Danihel L, Kukucka M, Schnorrer M. Early versus delayed laparoscopic cholecystectomy in treatment of acute cholecystitis. Bratisl Lek Listy 2016 ; 117 : 328-331.（RCT）
40) Kolla SB, Aggarwal S, Kumar A, Kumar R, Chumber S, Parshad R, et al. Early versus delayed laparoscopic cholecystectomy for acute cholecystitis : a prospective randomized trial. Surg Endosc 2004 ; 18 : 1323-1327.（RCT）
41) Ozkardeş AB, Tokaç M, Dumlu EG, Bozkurt B, Çiftçi AB, Yetişir F, et al. Early versus delayed laparoscopic cholecystectomy for acute cholecystitis : a prospective, randomized study. Int Surg 2014 ; 99 : 56-61.（RCT）
42) Lai PB, Kwong KH, Leung KL, Kwok SPY, Chan ACW, Chung SCS, et al. Randomized trial of early versus delayed laparoscopic cholecystectomy for acute cholecystitis. Br J Surg 1998 ; 85 : 764-767.（RCT）
43) Lo CM, Liu CL, Fan ST, Lai EC, Wong J. Prospective randomized study of early versus delayed laparoscopic cholecystectomy for acute cholecystitis. Ann Surg 1998 ; 227 : 461-467.（RCT）
44) Macafee DAL, Humes DJ, Bouliotis G, Beckingham IJ, Whynes DK, Lobo DN. Prospective randomized trial using cost-utility analysis of early versus delayed laparoscopic cholecystectomy for acute gallbladder disease. Br J Surg 2009 ; 96 : 1031-1040.（RCT）
45) Verma S, Agarwal P, Bali R, Singh R, Talwar N. Early versus Delayed Laparoscopic Cholecystectomy for Acute Cholecystitis : A Prospective Randomized Trial. ISRN Minim Invasive Surg 2013 ; 2013 : 486107.（RCT）
46) Chandler CF, Lane JS, Ferguson P, Thompson JE, Ashley SW. Prospective evaluation of early versus delayed laparoscopic cholecystectomy for treatment of acute cholecystitis. Am Surg 2000 ; 66 : 896-900.（RCT）
47) Gul R, Dar RA, Sheikh RA, Salroo NA, Matoo AR, Wani SH. Comparison of early and delayed laparoscopic cholecystectomy for acute cholecystitis : Experience from a single center. N Am J Med Sci 2013 ; 5 : 414-418.（RCT）
48) Gutt CN, Encke J, Köninger J, Harnoss JC, Weigand K, Kipfmüller K, et al. Acute cholecystitis : early versus delayed cholecystectomy, a multicenter randomized trial（ACDC study, NCT 00447304）. Ann Surg 2013 ; 258 : 385-393.（RCT）

49) Davila D, Manzanares C, Picho ML, Albors P, Cardenas F, Fuster E, et al. Experience in the treatment (early vs. delayed) of acute cholecystitis via laparoscopy. Cir Esp 1999 ; 66 (suppl 1) : 233. (RCT)
50) Johansson M, Thune A, Blomqvist A, Nelvin L, Lundell L. Management of acute cholecystitis in the laparoscopic era : results of a prospective, randomized clinical trial. J Gastrointest Surg 2003 ; 7 : 642-645. (RCT)
51) Yadav RP, Adhikary S, Agrawal CS, Bhattarai B, Gupta RK, Ghimire A. A comparative study of early vs. delayed laparoscopic cholecystectomy in acute cholecystitis. Kathmandu Univ Med J (KUMJ) 2009 ; 7 : 16-20. (RCT)
52) Cao AM, Eslick GD, Cox MR. Early laparoscopic cholecystectomy is superior to delayed acute cholecystitis : a meta-analysis of case-control studies. Surg Endosc 2016 ; 30 : 1172-1182. (MA)
53) Ambe P, Weber SA, Christ H, Wassenberg D. Cholecystectomy for acute cholecystitis. How time-critical are the so called "golden 72 hours"? Or better "golden 24 hours" and "silver 25-72 hour"? A case control study. World J Emerg Surg 2014 ; 9 : 60. (OS)
54) Loozen CS, van Ramshorst B, van Santvoort HC, Boerma D. Early Cholecystectomy for Acute Cholecystitis in the Elderly Population : A Systematic Review and Meta-Analysis. Dig Surg 2017 ; 34 : 371-379. (SR, MA)
55) Han IW, Jang JY, Kang MJ, Lee KB, Lee SE, Kim SW. Early versus delayed laparoscopic cholecystectomy after percutaneous transhepatic gallbladder drainage. J Hepatobiliary Pancreat Sci 2012 ; 19 : 187-193. (OS)
56) Choi JW, Park SH, Choi SY, Kim HS, Kim TH. Comparison of clinical result between early laparoscopic cholecystectomy and delayed laparoscopic cholecystectomy after percutaneous transhepatic gallbladder drainage for patients with complicated acute cholecystitis. Korean J Hepatobiliary Pancreat Surg 2012 ; 16 : 147-153. (OS)
57) Tanaka M, Komatsubara H, Noguchi D, Ichikawa K, Kouno M, Kondo A, et al. Laparoscopic cholecystectomy after percutaneous transhepatic gallbladder drainage for acute cholecystitis. JJBA 2016 ; 30 : 667-672. (in Japanese with English abstract) (OS)
58) Jung WH, Park DE. Timing of Cholecystectomy after Percutaneous Cholecystostomy for Acute Cholecystitis. Korean J Gastroenterol 2015 ; 66 : 209-214. (OS)
59) El-Gendi A, El-Shafei M, Emara D. Emergency Versus Delayed Cholecystectomy After Percutaneous Transhepatic Gallbladder Drainage in Grade II Acute Cholecystitis Patients. J Gastrointest Surg 2017 ; 21 : 284-293. (OS)
60) Karakayali FY, Akdur A, Kirnap M, Harman A, Ekici Y, Moray G. Emergency cholecystectomy vs percutaneous cholecystostomy plus delayed cholecystectomy for patients with acute cholecystitis. Hepatobiliary Pancreat Dis Int 2014 ; 13 : 316-322. (OS)
61) Kortram K, van Ramshorst B, Bollen TL, Besselink MG, Gouma DJ, Karsten T, et al. Acute cholecystitis in high risk surgical patients : percutaneous cholecystostomy versus laparoscopic cholecystectomy (CHOCOLATE trial) : study protocol for a randomized controlled trial. Trials 2012 ; 13 : 7. (RCT)
62) Abi-Haidar Y, Sanchez V, Williams, SA, Itani KM. Revisiting Percutaneous Cholecystostomy for Acute Cholecystitis Based on a 10-Year Experience. Arch Surg 2012 ; 147 : 416-422. (OS)
63) Rodríguez-Sanjuán JC, Arruabarrena A, Sánchez-Moreno L, González-Sánchez F, Herrera LA, Gómez-Fleitas M. Acute cholecystitis in high surgical risk patients : percutaneous cholecystostomy or emergency cholecystectomy? Am J Surg 2012 ; 204 : 54-59. (OS)
64) CholeS Study Group, West Midlands Research Collaborative. Population-based cohort study of variation in the use of emergency cholecystectomy for benign gallbladder diseases. Br J Surg 2016 ; 103 : 1716-1726. (CS)
65) Papadakis M, Ambe PC, Zirngibl H. Critically ill patients with acute cholecystitis are at increased risk for extensive gallbladder inflammation. World J Emerg Surg 2015 ; 10 : 59. (OS)
66) Harboe KM, Bardram L. The quality of cholecystectomy in Denmark : outcome and risk factors for 20,307 patients from the national database. Surg Endosc 2011 ; 25 : 1630-1641. (CS)
67) Nguyen YL, Wallace DJ, Yordanov Y, Trinquart L, Blomkvist J, Angus DC, et al. The Volume-Outcome Relationship in Critical Care : A Systematic Review and Meta-analysis. Chest 2015 ; 148 : 79-92. (SR, MA)
68) Brusselaers N, Mattsson F, Lagergren J. Hospital and surgeon volume in relation to long-term survival after oesophagectomy : systematic review and meta-analysis. Gut 2014 ; 63 : 1393-1400. (SR, MA)
69) Gooiker GA, van Gijn W, Wouters MW, Post PN, van de Velde CJ, Tollenaar RA ; Signalling Committee Cancer of the Dutch Cancer Society. Systematic review and meta-analysis of the volume-outcome relationship in pancreatic surgery. Br J Surg 2011 ; 98 : 485-494. (SR, MA)
70) Mehta A, Efron DT, Canner JK, Dultz L, Xu T, Jones C, et al. Effect of Surgeon and Hospital Volume on Emergency General Surgery Outcomes. J Am Coll Surg 2017 ; 225 : 666-675. (OS)

71) Joseph B, Rawashdeh B, Aziz H, Kulvatunyou N, Pandit V, Jehangir Q, et al. An acute care surgery dilemma : emergent laparoscopic cholecystectomy in patients on aspirin therapy. Am J Surg 2015 ; 209 : 689-694.（OS）
72) Noda T, Hatano H, Dono K, Shimizu J, Oshima K, Tanida T, et al. Safety of early laparoscopic cholecystectomy for patients with acute cholecystitis undergoing antiplatelet or anticoagulation therapy : a single-institution experience. Hepatogastroenterology 2014 ; 61 : 1501-1506.（OS）
73) Yun JH, Jung HI, Lee HU, Baek MJ, Bae SH. The efficacy of laparoscopic cholecystectomy without discontinuation in patients on antithrombotic therapy. Ann Surg Treat Res 2017 ; 92 : 143-148.（OS）
74) Fujikawa T, Tanaka A, Abe T, Yoshimoto Y, Tada S, Maekawa H, et al. Does antiplatelet therapy affect outcomes of patients receiving abdominal laparoscopic surgery? Lessons from more than 1,000 laparoscopic operations in a single tertiary referral hospital. J Am Coll Surg 2013 ; 217 : 1044-1053.（OS）

第XI章
急性胆嚢炎に対する外科治療
―腹腔鏡下胆嚢摘出術の安全な手順 safe steps―

腹腔鏡下胆囊摘出術（laparoscopic cholecystectomy：LC）は1985年にMühe（直接観察鏡）により初めて施行され，その後1987年にMouretが現在と同様のvideo-laparoscopeで行い，DuboisとPerissatにより欧州と米国から世界中に普及した（Expert opinion：以下EO）[1]。1992年にはNIH（National Institutes of Health）コンセンサスにより有症状胆石症患者のほとんどにとって安全で有用な治療手段であると結論づけられた（EO）[2]。しかしながら，1993年に発表されたSAGES（The Society of American Gastrointestinal and Endoscopic Surgeons）ガイドラインでは，急性胆囊炎はLCの相対的適応外とされていた（Clinical practice guidelines：以下CPG）[3]。その後の光学機器や手術機器の進歩，手術手技の向上に伴いLCに対する手術適応は拡大し，急性胆囊炎に対するLCは徐々に普及しつつある。2007年にTokyo Guidelines 2007（TG 07）で，初めて急性胆囊炎の重症度が規定され，重症度別治療方針が示されたが（CPG）[4]，2013年のガイドライン改訂でもその内容は変わらなかった（CPG）[5]。Tokyo guidelines 2007（TG 07）とTokyo guidelines 2013（TG 13）ではGrade Ⅰ，Ⅱの軽症（mild），中等症（moderate）には，LCが適応とされていた。ただし，Grade Ⅱでは，"高度の内視鏡外科技術を有する場合"という条件があり，Grade Ⅲには，LCは，診断後すぐのLCの適応にはならず，まず胆囊ドレナージを施行して患者の状態が良くなってから，LCの適応となるとされていた。

今回のTokyo guidelines 2018（TG 18）では，日本・台湾の大規模共同研究（Observational study：以下OS）[6]などTG 13後に報告された論文をもとに，"厳格な条件の下に，患者側，ならびに，手術を行える施設が合致すれば，Grade ⅢでもLCが一期的に行える"と改訂し，LCの適応が広がった（CPG）[7]。したがって，LCの対象例が広くなったことであり，今まで取り上げられなかった"LCを安全に行う項目"をつくり，対応策をもとりあげたのが，今回のガイドラインの改訂で，大きく浮かび上がったものである。

現在広く普及しているLCには胆管損傷（bile duct injury：BDI）が一定の割合で起こることがよく知られている。特に血管胆管損傷（vasculo-biliary injury：VBI）をきたした患者は生命予後が悪いことも明らかとなっている（OS）[8]。さらに，このTG 18で，LCの適応が拡大した現在では，後述する安全な手術手順（Safe steps）は欠かすことができない事項で，本章では，これを分かりやすく，かつ，手術ビデオをも用いて説明した。

ご存知のように，急性胆囊炎は炎症と線維化の程度により，手術難度は大きく異なり，BDIのリスクは急性胆囊炎の重症度が増すにつれ増えることが明らかとなってきた（OS）[9]。TG 13以降に術中所見を客観的な難度指標として評価する試みが行われ，400名を超える日韓台のエキスパートコンセンサスで術中所見の難度指標に一定の見解が得られた（EO）[10]。また，日本，韓国，台湾，米国その他における外科医614名を対象として，BDIの危険を感じる状況や回避する手段の計29項目を提示し，その所見がどれほど重要と思われるかについてDelphi法を用いた評価も出てきた（EO）[11]。これらの難度指標を基準にしたコンセンサスをもとに安全なLCの手順を示すことは，経験の異なるさまざまなLC施行医にとってBDIを減らすための重要なガイドラインになると考えた。TG 18急性胆囊炎に対する外科治療として，LCが広く行われる今日，まず，VBIとBDIが増えることを避けることが大きな課題である。また，術中に手術困難と判断した場合での，患者の安全を考えて，重要となるsafe stepsと回避手術bailout proceduresを提示する。また，急性胆囊炎には総胆管結石を合併する患者がいるが，その場合の治療戦略と近年普及しつつあるreduced port surgeryが急性胆囊炎に適応となるかを併せて検討した。

Q 69. 急性胆嚢炎における腹腔鏡下胆嚢摘出術の手術難度の指標は何か？
[Foreground Question（Clinical Question）]

術前検査や急性胆嚢炎の重症度に加えて，術中所見は腹腔鏡下胆嚢摘出術の手術難度指標になりうる。（レベル D）

胆嚢とその周囲の炎症が高度になると，LC の難度は高くなり，術後合併症の頻度が高くなる。中でも胆道損傷などの重篤な合併症の発生率は開腹胆摘術の 2〜5 倍と推測されている（OS）[12]，（Case series：以下 CS）[13]。急性胆嚢炎は common disease であり絶対数が多いため，たとえ合併症発生率が低くても総数は多い。これらの重篤な合併症を減らすために，手術難度を適切に評価し，治療戦略の標準化を進める必要がある。従来の論文報告では，手術難度の指標として開腹移行，手術時間，合併症発生率などが用いられているものが多い。

有症状胆石症（急性胆嚢炎を含む）において，手術時間や開腹移行を手術難度の指標として術前情報，画像診断を検討すると，BMI，胆道造影で胆嚢が造影されない状態か否か，胆嚢管の長さ，体温，CT 異常所見の 5 項目が胆嚢摘出時間に有意に影響を与える因子として抽出されていた（CS）[14]。同様に，胆嚢壁肥厚，頸部結石嵌頓，CRP 上昇持続期間の 3 因子が手術時間の延長に寄与し（OS）[15]，男性，白血球増加，アルブミン低値，ビリルビン高値，胆嚢周囲の液体貯留，糖尿病が開腹移行の予測に有用などの報告が多数存在していた（OS）[16〜18]，（CS）[19]。このような観察研究を集積しメタ解析を行った論文では，開腹移行のリスク因子としてエコー検査による胆嚢壁肥厚（4〜5 mm 以上），男性，高齢，肥満があげられている（Meta analysis：以下 MA）[20]（表 1）。近年，開腹移行，合併発生率は TG 13 における重症度 Grade Ⅰと比べ，Grade Ⅱ，Ⅲでは有意に多いとする報告もなされている（OS）[21]。

これらの結果より，術前の画像検査や血液検査，TG 13 重症度などで手術難度は予測可能かもしれない。さらに，手術タイミングと手術難度を検討した報告では，胆嚢炎発症後 72 時間以内の手術では合併症や手術時間が少なく，手術難度が低いとする論文もある（OS）[22,23]。問題点として，これらの報告はほとんどすべて単施設のデータから導きだされた観察研究であり，エビデンスレベルの高い研究は存在しない。

表 1　手術時間延長および開腹移行の主なリスクファクター

手術時間の延長 [8,9]	開腹移行 [15,16]
胆嚢の壁肥厚	術前超音波における胆嚢壁肥厚（4〜5 mm）
胆嚢頸部への結石嵌頓	高年齢（60 歳または 65 歳超）
CRP の上昇した期間	男性
術前胆道造影における胆嚢陰性	急性胆嚢炎（TG 13 重症度Ⅱ/Ⅲ）
体温	萎縮胆嚢
膿瘍形成	腹部手術歴
BMI	BMI
	ASA スコア

手術難度の指標として多く用いられている手術時間は術者の技量や経験値に大きく依存し，開腹移行の判断基準は外科医によってさまざまであることが日本・韓国・台湾のエキスパートを対象としたアンケート調査で明らかとなった（EO）[10,24]。すなわち，あらゆる外科医に共通の，多施設研究に使用できる手術難度の指標として手術時間や開腹移行は妥当ではないと判断される。一方，これら以外の客観的な指標として，術中所見を

表 2 手術難度を客観的に評価しうる術中所見と難度

術中所見	難度
A. Factors related to inflammation of the gallbladder	
(a) Appearance around the gallbladder No Inflammation	
1. Fibrotic adhesions around the gallbladder due to inflammation	2
2. Partial scarring adhesions around the gallbladder	2
3. Diffuse scarring adhesions around the gallbladder	4
(b) Appearance of the Calot's triangle area No Inflammation	
4. Sparse fibrotic change in the Calot's triangle area	2
5. Dense fibrotic change but no scarring in the Calot's triangle area	3
6. Partial scarring in the Calot's triangle area	4
7. Diffuse scarring in the Calot's triangle area	5
(c) Appearance of the gallbladder bed No Inflammation	
8. Sparse fibrotic change in the gallbladder bed	1
9. Dense fibrotic change but no scarring in the gallbladder bed	2
10. Partial scarring in the gallbladder bed	3
11. Diffuse scarring in the gallbladder bed (includes atrophic gallbladder with no lumen due to severe contraction)	4
(d) Additional findings of the gallbladder and its surroundings	
12. Edematous change around the gallbladder/in the Calot's triangle area/in the gallbladder bed	1
13. Easy bleeding at dissection around the gallbladder/in the Calot's triangle area/in the gallbladder bed	3
14. Necrotic changes around the gallbladder/in the Calot's triangle area/in the gallbladder bed	4
15. Non-iatrogenic, perforated gallbladder wall and/or abscess formation towards the abdominal cavity noted during adhesiolysis around the gallbladder	3
16. Abscess formation towards the liver parenchyma	4
17. Cholecysto-enteric fistula	5
18. Cholecysto-choledochal fistula (included in the expanded classification of Mirizzi syndrome)	6
19. Impacted gallstone in the confluence of the cystic, common hepatic, and common bile duct (included in the expanded classification of Mirizzi syndrome)	5
B. Intra-abdominal factors unrelated to inflammation	
20. Excessive visceral fat	2
21. Inversion of the gallbladder in the gallbladder bed due to liver cirrhosis	4
22. Collateral vein formation due to liver cirrhosis	4
23. Non-inflammatory (physiological) adhesion around the gallbladder	1
24. Anomalous bile duct	4
25. Gallbladder neck mounting on the common bile duct	3

術中所見25項目についてどの程度difficultyを感じているかを0〜6［0：easiest, 6：most difficult］の7段階で評価した．それぞれのexpert surgeonsは独立して2回の投票を行い，2回目投票の中央値を「難度」とした[11]．

基準にした手術難度判定の可能性を示した論文があり，エキスパートオピニオン（EO）[25]によるものだけでなく，多国籍・多数外科医のコンセンサスが得られているものがある（EO）[26]．以上より，術中所見（表2）は客観的かつ直接的に手術難度を計測し得る指標として，今後の研究での使用による評価が望まれる．

Q 70. 急性胆嚢炎に対する腹腔鏡下胆嚢摘出術が困難な場合，どんな手術が推奨されるか？
[Foreground Question（Clinical Question）]

外科医は術中所見より判断し，胆管損傷を避けるために回避手技を選択すべきである。
（推奨度 1，レベル C）

　炎症性癒着，Calot 三角の線維化や瘢痕化，肝硬変に伴う側副血行路の発達などのため，CVS（critical view of safety）の作成を含めた基本的な LC の遂行が困難な状況がある。TG 13 では LC が困難な急性胆嚢炎症例では開腹移行することを推奨するのみであった。今回の改訂では，具体的な回避術式を以下のようにあげ，外科医が適切に判断し，副損傷を起こさないように努めるべきとの観点から術中所見に応じて回避手術を選択することを強く推奨し，エビデンスの強さは C とした。

1. 胆嚢亜全摘術

　胆嚢をすべて摘出する代わりに，胆嚢を切開し内容物を除去した後に胆嚢壁を可及的に切除して断端を処理する手術は，開腹胆嚢摘出術の時代から行われてきた（CS）[27]。胃切除に代表されるように，一般的には臓器の一部を切除する術式を部分切除（partial），大部分を切除する術式を亜全摘（subtotal）と定義している。しかし，胆嚢に関しては過去の論文をみても部分切除と亜全摘とは明確に区別されておらず，混乱した状況にある。Strasberg らは，胆嚢壁を可及的に切除した術式はすべて（部分切除ではなく）亜全摘（図 1a）とし，底部のみ部分的に切除する術式は fundectomy と命名するのが望ましい，と提案している（EO）[28]。胆嚢亜全摘後，遺残胆嚢壁を閉鎖する方法 reconstituting と，胆嚢を開放し残存粘膜を可及的に焼灼して胆嚢管開口部を縫縮する方法 fenestrating がある（図 1）（EO）[28]。

　腹腔鏡下胆嚢亜全摘術に関しては，システマティックレビュー，メタ解析論文によると，開腹移行例に比べて，術後胆汁漏出は増加したが，胆管損傷率，術後合併症発生率，再手術率，死亡率は減少した（Systematic review：以下 SR）[29,30]。胆嚢後壁の切除の有無による治療成績の差は認めなかった。胆嚢頸部断端を閉鎖できずドレナージで終えた症例は，閉鎖できた症例に比べて術後内視鏡的胆道造影（endoscopic retrograde cholangiography：ERC）を施行した症例が増加したが，合併症発生率は変わらなかった。亜全摘後に長期経過観察したところ，reconstituting したものの 5％程度の症例に胆嚢結石の再形成を認めた（SR）[30]。また，頻度は少ないものの，胆嚢癌併存のリスクも報告されている（SR）[29]。腹腔鏡下胆嚢亜全摘術は重篤な BDI や VBI を避けるために考慮すべき重要な手段の 1 つである。典型的な腹腔鏡下胆嚢亜全摘術の症例をビデオで示す（動画①）。

動画①URL【http://www.igakutosho.co.jp/movie/movie11-1.html】（ユーザー名：igakutosho，パスワード：19641212）

2. 開腹移行

　開腹移行の是非に関して検討したランダム化比較試験はないが，メタ解析された検討によると開腹移行の有無により局所の術後合併症率に差がなかった（MA）[31]。しかし，LC が大多数を占め開腹手術の経験が減少するのに伴い，開腹移行は必ずしも安全とはいえないという指摘もある（OS）[32]。また，日本，韓国，台湾 3 カ国のエキスパートに行ったアンケート調査では，開腹移行により手術が容易になる，と回答したのは全体の

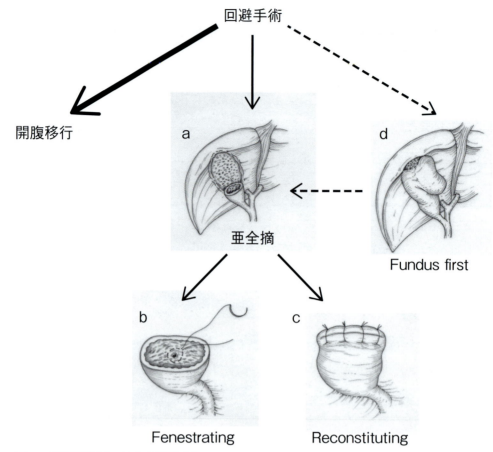

図1　手術困難例に対する回避手術 bailout procedures
a：胆嚢亜全摘術 subtotal cholecystectomy。
b：胆嚢を開放し胆嚢管開口部を縫縮する方法 fenestrating。
c：遺残胆嚢壁を閉鎖する方法 reconstituting。
d：Fundus first.

17.5％のみであった（EO）[24]。開腹移行の意思決定は施設間の差も大きいと思われるが，外科医の技量を鑑みて適切に判断するべきである。開腹移行してもなお胆嚢の全摘が危険と判断される場合には，亜全摘を行っても良い。

3. Fundus first technique

　胆嚢底部から剥離操作を行う手技（図1d）に関しては十分な検討がされていない。また dome down, fundus first, fundus down など使用されている用語も統一されていないのが現状であるが，PubMed で検索する限り fundus first が最も多く使用されている。

　もし，Calot 三角の炎症が強い困難例に遭遇したら，すぐに開腹移行するという短絡的な考えだけでなく，fundus first LC＋胆嚢亜全摘という選択肢によって，BDI を回避しつつ LC を完遂できる可能性があることを知っておくべきであろう。Fundus first に関しても開腹移行と同様に賛否両論がある。以前よりその有用性が報告されており（CS）[33,34]，fundus first により手術が安全に行えたとするケースシリーズが数編あった（OS）[35]，（CS）[36,37]。また，fundus first LC＋胆嚢亜全摘が合併症回避に有効とする報告もあった（CS）[38,39]。しかしながら，BDI の発生率は低いため，これを臨床試験で証明するには多数症例が必要ではあるが，残念ながらそのような臨床研究は大変困難である。Fundus first で手術を行う場合には胆嚢に沿って剥離を行わなければ，

VBIを起こす危険性がある，と警鐘を鳴らす論文もある（CS）[40,41]。特に重要なのは，炎症による胆管の高度な癒着や短縮がある症例では，fundus firstと重症のVBIとの相関を認めたことである（CS）[40]。したがって，剥離の操作は常に胆嚢に沿って行うべきである（OS）[42,43]。

4. 回避手術の適応

　最近のDelphiコンセンサス研究において，回避手術を行う適応についての合意が得られた（EO）[11]。Calot三角の適切な牽引を行い，Calot三角をランドマークとして視認した時に，そこに剥離不能な瘢痕化や線維化がありCVSが得られない場合，回避手技を考慮すべきである。

Q 71. 急性胆嚢炎に対する腹腔鏡下胆嚢摘出術においてBDIを避けるために重要なことは何か？[Background Question]

- 線維化前の早期手術：急性胆嚢炎に腹腔鏡下胆嚢摘出術を行う場合，BDIを避けるために線維化が始まる前の早期に行うことが望ましい。

- CVS作成：腹腔鏡下胆嚢摘出術を安全に実施するためには，CVSの3つの条件*を確認し，クリッピング切離する前にタイムアウトを行うことが推奨される。
  （*CVSの3つの条件は，以下A〜Cと定義されている。）
  A：Hepatocystic triangleから脂肪と線維組織が取り除かれていること。
  B：胆嚢の下3分の1が肝臓から剥離され，胆嚢板が露出していること。
  C：2つの構造物（胆嚢管と胆嚢動脈）"だけ"が，胆嚢と連続していること。

- 胆嚢表面に沿った剥離とランドマークの確認：炎症や線維化などで，Calot三角において胆嚢表面の確認が困難な症例では，まず胆嚢頸部背側から胆嚢表面の確認を試みる。それでも胆嚢表面の確認が困難な場合には，回避手術を考慮する（Q70参照）。S4基部，Rouvière溝の腹側を解剖学的指標とし，両者をつなげたラインよりも腹側で手術操作を行うべきである。

- 回避手術：開腹あるいは腹腔鏡下の胆嚢亜全摘はBDIを減らすと報告されている（Q70参照）。

- 周術期画像検査：術中胆道造影が有用であるというエビデンスはないが，術前のMRCP，術中蛍光胆道造影，術中超音波検査がBDIを減らす可能性がある。（レベルD）

　急性胆嚢炎では炎症の経過で線維化が進むと手術難度が高くなるので，早期に胆嚢摘出術を行うことが推奨されている（CPG）[5]，（EO）[44]。実際に早期のLCのほうが総合併症は少なく，手術時間や総コストも少ないという報告がある（EO）[44]，（SR）[45]，（MA）[46,47]，（OS）[48]。BDIの頻度はそれほど高くないので，有意差が出ない報告（EO）[44]と早期LCでBDIが減ったという報告がある（SR）[45]，（MA）[46,47]，（OS）[48]。最近のメタ解析（MA）[47]とpropensity score matchingの報告（OS）[48]では，有意に早期手術においてBDIが少なかったと述べられ，早期手術によりBDIは50％回避できると報告されている（MA）[47]。

　Strasbergらにより提唱されたCVS概念（EO）[49]は，SAGESを中心に世界中に普及しておりイギリスのAUGISメンバーに行ったアンケート調査でも術中BDIを防ぐのはCVSの作成が最も推奨されている（EO）[50]。

CVSはBDIを防ぐことに有用であるが，外科医の間でさらなる普及が必要であり，レジデント教育によりCVSスコアが向上し（OS）[51]，実際の手術時間が減少した（OS）[52]。

しかし，急性胆嚢炎患者においては，胆嚢周囲やCalot三角の線維化や癒着により，CVSを得るための局所解剖が不明なことがしばしばある（CS）[41]。もし胆嚢表面やCalot三角の解剖が不明な場合は，LCでの剥離手術をそのまま継続すると，副損傷をきたす恐れがあるので，回避手技を考慮する（Q70と次の段落を参照）。それには，まず，S4基部，Rouvière溝の腹側を解剖学的指標とし，両者をつなげたラインよりも腹側で手術操作を行うのが安全である。常に胆嚢に沿って剥離を行えば，肝門部の脈管損傷や肝実質の損傷を回避できる（CS）[41,53,54]。

Calot三角の線維化が強くてfundus firstでもLCを安全に完遂できない場合は，subtotal LCや開腹移行でBDIを避けると報告されている（SR）[55]。腹腔鏡下胆嚢亜全摘術もしくは開腹移行となった症例の後ろ向き研究では，開腹移行症例に術中BDIが5例（3.3％）あり，腹腔鏡下胆嚢亜全摘術LCはBDIがなかった（OS）[56]。腹腔鏡下胆嚢亜全摘術は，通常のLCが安全に完遂できない場合に選択すべき術式と考えられる。しかし，術式変更は外科医の主観的判断によるが，術中所見は客観的に手術難度を示すと考えられ，術中所見による術式変更基準の設定が待たれる（EO）[10]。

術中胆道造影がBDIを減らすエビデンスはなく（CS）[13]，（SR）[57]，（OS）[58〜60]，選択的に施行されるものである（EO）[50]，（OS）[61]。しかしながら，術中胆道造影はBDIのさらなる重症化を回避するのに有用であることを知っておきたい。術前MRCPを含む周術期胆道造影が合併症と開腹移行を減らし（SR）[55]，術中超音波検査（OS）[62,63]や術中蛍光胆道造影がBDIを防ぐLCの標準手技になるかもしれないが，さらなる検討が必要である（SR）[64]。

Q 72. 急性胆嚢炎に対する腹腔鏡下胆嚢摘出術において安全な手順は何か？
［Background Question］

> 腹腔鏡下胆嚢摘出術が困難な症例には標準化された安全な手術手順（safe steps）が推奨される。（レベルD）

最近のDelphiコンセンサスで示された内容をもとに（EO）[11]，われわれは以下の安全なLCの手順safe stepsを提案する。

Step1：胆嚢が緊満し視野の妨げとなる場合，穿刺吸引により胆嚢の虚脱を行う。（図2a）
Step2：適切な胆嚢の牽引によるCalot三角部の展開と境界の確認（カウンタートラクション）。（図2b）
Step3：胆嚢頸部の漿膜剥離は背側から行い，Rouvière溝よりも腹側で胆嚢表面を露出する。（図2c）
Step4：常に胆嚢表面の層に沿った剥離を行う。（図2d）
Step5：胆嚢床の少なくとも3分の1を剥離する。（図2e）
Step6：CVSを作成する。（図2f）
＊出血が持続するときには，まず圧迫による止血を試み，過剰な電気メスの使用やクリッピングは行わない。

このsafe stepsにしたがった，定型的な手技をビデオ（動画②）で示す。
動画②URL【http://www.igakutosho.co.jp/movie/movie11-2.html】（ユーザー名：igakutosho，パスワード：19641212）

BDIの可能性がある場合には，術中胆道造影，超音波，ICG蛍光胆道検査などを行い，胆管や血管の走行を確認することが良いかもしれないが一定の見解はない。

炎症によるCalot三角の線維化，瘢痕化や合流部の結石嵌頓の状況の場合，あるいは解剖学的に重要なランドマークであるCVSが作成できないような場合には回避手術を考慮する。

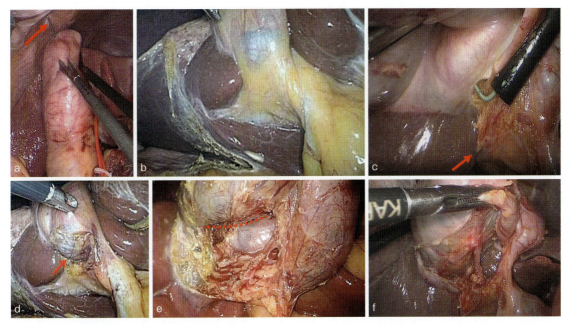

図2 LCの標準化された安全な手順 safe steps
　　a：穿刺吸引による胆囊の虚脱（矢印）。
　　b：適切な胆囊の牽引によるCalot三角部の展開と境界の確認（カウンタートラクション）。
　　c：胆囊頸部の漿膜剝離は背側から行い，Rouvière溝の腹側で胆囊表面を露出する（矢印）。
　　d：常に胆囊表面の層に沿った剝離を行う（矢印）。
　　e：胆囊床の少なくとも3分の1を剝離する。
　　f：CVSを作成する。

　また，炎症がない，あるいは軽度の場合でも誤認によりBDIをきたす場合がある。特に注意すべきなのは，総胆管を胆囊管と誤認するケースである。
　以上，最近のDelphiコンセンサスをまとめた内容（EO）[11]を表3に示す。

表3　Delphi コンセンサス（2017）による胆道損傷予防のための提案

How to prevent?
- 適切な胆囊の牽引によるCalot三角部の展開と境界の確認（カウンタートラクション）
- CVSの作成
- 電気メスやクリッピングでの止血をしつこくしない，できるだけ圧迫止血する

When to stop?
- Calot三角の炎症による強い線維化・瘢痕化
- 三管合流部の結石嵌頓（Mirizzi症候群を含む）

Where to stop?
- CVS
- Calot三角

What are the alternative（bailout procedure）?
- 開腹移行
- 胆囊亜全摘術
- Fundus first technique
- 胆囊外瘻（ドレナージのみ）

Q 73. 総胆管結石の存在する急性胆嚢炎に対して一期的治療は二期的治療より優れているか？ [Future Research Question]

どちらが優れているともいえない。（レベル B）

総胆管結石と胆嚢結石が同時に存在する症例において，複数のランダム化比較試験（RCT）[65~67]とメタ解析（MA）[68,69]があり，一期的（laparoscopic common bile duct exploration plus laparoscopic cholecystectomy or intraoperative laparoendoscopic rendezvous technique），二期的（endoscopic retrograde cholangiopancreatography followed by sequential laparoscopic cholecystectomy）治療はいずれも同等の安全性であることが示されている。また，あるランダム化比較試験（RCT）[70]とメタ解析（MA）[71]では一期的治療は合併症が少なく成功率が高いと結論している。しかしながら，これらの研究では急性胆嚢炎の件数や重症度に関する記載はなく，現時点で急性胆嚢炎に対する最適な治療方法を推奨することは困難である。急性胆嚢炎に合併する総胆管結石の頻度は 7.7 %から 14.3 %（OS）[72~74]であり，急性胆嚢炎が総胆管結石のリスクであるか否かは議論が残る。総胆管結石の予測因子はなく，MRCP，内視鏡的超音波検査，術中胆道造影は同等に有用である（OS）[75]。

2010 年以降のランダム化比較試験をもとに（RCT）[65~67,70]，今回改めてメタ解析を行い，総胆管結石の除去成功率（図 3），合併症率（図 4），在院死率（図 5）に有意差はなかった。患者側の立場から考えると，一期的治療は 1 回の治療で済み，結果として入院期間と費用の面で有利である（RCT）[65~67]，（MA）[68,69]。現時点で

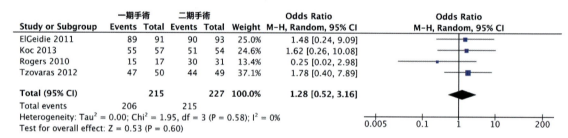

図 3 総胆管結石除去の成功率 forest plot

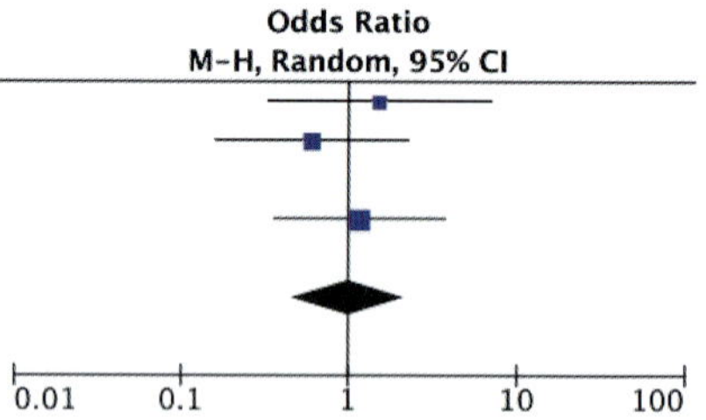

図 4 総胆管結石除去に伴う合併症率 forest plot

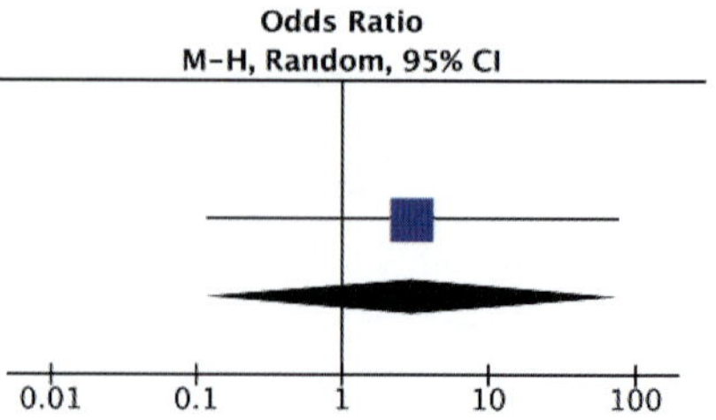

図 5 総胆管結石除去に伴う在院死率 forest plot

は，内視鏡医と外科医のスキルや好みにより，各施設において治療方針を決定すべきであろう（例えば，内視鏡医が手術と同時にERCを積極的に行うか，外科医が腹腔鏡下に総胆管切石を行えるか，を施設において判断する）。さらに，国別，地域別にも一期的治療の適応はどの程度普及しているかは不明であり，医療供給システム，医療経済・政策も様々である。急性胆嚢炎の診断が確定した総胆管結石を伴う患者におけるランダム化比較試験の実施が望まれる。

Q 74. 急性胆嚢炎に対するreduced port surgeryの役割は何か？
［Future Research Question］

急性胆嚢炎に対するreduced port surgeryはその優位性が明らかでないため，適切に選択された症例に限定して行うことを弱く推奨する。（レベルD）

TG 13ではreduced port surgeryはとりあげられていなかった。今回の改訂において，急性胆嚢炎に対する外科切除治療としてLCが第1選択に位置づけられている。LCは安全性を担保した上で低侵襲性を追求するが，reduced port surgeryは通常のLC以上に低侵襲性と整容性を求めた手技である。したがって，TG 18では急性胆嚢炎に対する腹腔鏡手術としてのreduced port surgeryの役割をとりあげた。

ここでは定型的な腹腔鏡手術に対し，低侵襲性または整容性を目的に，トロッカーのサイズまたは使用するトロッカーの数，または皮切の数を減らす手術を総称してreduced port surgeryと呼ぶ。

トロッカーの数を減じかつ皮切を少なくする究極の腹腔鏡手術は，Navarraらが1997年にone-wound laparoscopic cholecystectomyとして報告した（CS）[76]。この手技は，現在種々の呼称で呼ばれており（EO）[77]，ここでは，single incision laparoscopic cholecystectomy（SILC）と呼ぶことにする。

SILCと通常のLC（conventional laparoscopic cholecystectomy：CLC）を比較したRCTは，急性胆嚢炎を除いているか，または全症例に占める急性胆嚢炎の割合が40％以下であった（RCT）[78,79]。したがって急性胆嚢炎についてのSILCの役割はいまだ検討されていないといえよう。メタ解析によれば，VAS（visual analogue scale）を用いて評価した疼痛はSILCが少ない（MA）[80]。しかし，疼痛の軽減が有意であるのは術後の極めて早い時期に限られ，Day 1以降では差がない（MA）[80]。合併症発生率には有意差がないとするものが多いが（MA）[81,82]，深刻な合併症（胆管損傷，再手術，腹腔内液体貯留，胆汁漏出，腹腔内感染など）はSILCのpooled risk ratioが高く，中程度の合併症（創感染，経過観察で軽快するような胆汁漏出や腹腔内液体貯留）も多い（MA）[80]。また，手術時間はSILCが長く（MA）[81~86]，術中のトロッカーの追加はSILCがCLCに比して多い（MA）[80,82]。

整容性はSILCが好ましい（MA）[81,83,85,86]という解析の一方で，術後のQOLスコアではSILCの有意性が見出されていない（MA）[80]。つまり，あまり重症でない症例に対する胆嚢摘出術におけるSILCのCLCに優るのは，整容性と疼痛の軽減という主観的な項目にあるのだが，これらがどの程度患者満足度に貢献するのかは明らかではない。一方，手術時間は長く，合併症のリスクもはらんでいる。SILCに使用するmulti-channel portは高価で，屈曲鉗子などの特殊な器械も必要とする手技でもある。SILCはいまだ器械の開発や手技の工夫の途上の段階である。

一方，reduced port surgeryにおいてトロッカーのサイズを減じた手術はneedlescopic surgeryと呼ばれ，3 mm以下の径のトロッカーを使用する手技である（CS）[87]。急性胆嚢炎についてneedlescopic cholecystectomy（NLC）とCLCを比較したRCTは少ないが，NLCは手術時間は長いものの，合併症発生率は容認できる範囲であると報告されている（RCT）[88]。NLCとCLCを比較したランダム化比較試験のメタ解析を行った結

手術時間

Study or Subgroup	Needlescopic C Mean	SD	Total	Conventional lap-C Mean	SD	Total	Weight	Mean Difference IV, Random, 95% CI
Alponat 2002	80.9	18.4	22	72.05	24.3	22	25.3%	8.85 [-3.89, 21.59]
Hsieh 2003	113.8	30.8	38	98.2	33.2	31	21.1%	15.60 [0.35, 30.85]
Look 2001	72.1	21.6	28	75.1	39.8	36	21.0%	-3.00 [-18.27, 12.27]
Novitsky 2005	50.5	15.4	34	54.9	22.4	33	32.5%	-4.40 [-13.63, 4.83]
Total (95% CI)			122			122	100.0%	3.47 [-5.92, 12.85]

Heterogeneity: Tau² = 48.26; Chi² = 6.42, df = 3 (P = 0.09); I² = 53%
Test for overall effect: Z = 0.72 (P = 0.47)

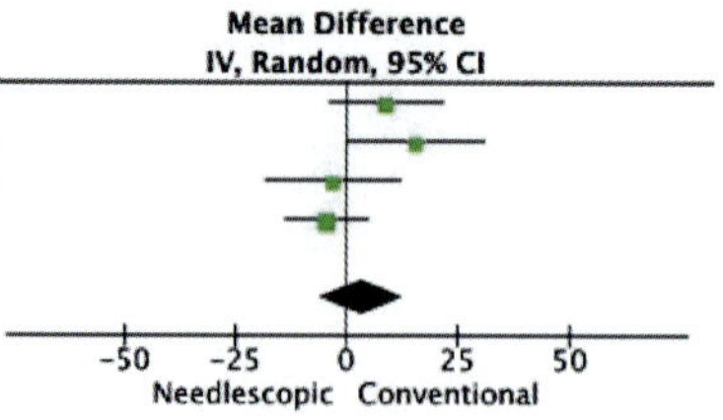

疼痛

Study or Subgroup	Needlescopic C Mean	SD	Total	Conventional lap-C Mean	SD	Total	Weight	Mean Difference IV, Random, 95% CI
Alponat 2002	1.6	1.2	22	1.4	1.7	22	32.1%	0.20 [-0.67, 1.07]
Cheah 1998	2.2	1.5	37	3.6	1.9	38	34.2%	-1.40 [-2.17, -0.63]
Novitsky 2005	3.9	1.5	34	4.9	1.8	33	33.7%	-1.00 [-1.79, -0.21]
Total (95% CI)			93			93	100.0%	-0.75 [-1.67, 0.16]

Heterogeneity: Tau² = 0.48; Chi² = 7.63, df = 2 (P = 0.02); I² = 74%
Test for overall effect: Z = 1.61 (P = 0.11)

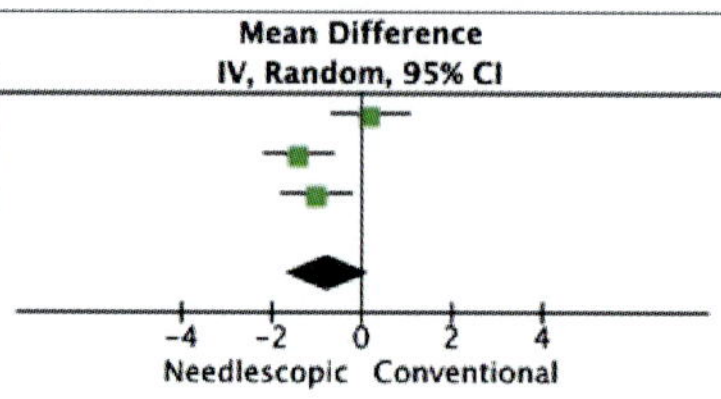

図6 従来法と needlescopic LC における手術時間と術後疼痛 forest plot

果を図6に示す．メタ解析では，手術時間に差はなく，疼痛はNLCが少ない傾向があった．しかし，急性胆嚢炎を除外またはわずかに含んでいるランダム化比較試験であっても，器械の特性から炎症性変化に対しての操作が技術的に難しく制約があり（RCT）[89]，NLCからCLCへの移行率は高いと報告されている（RCT）[90,91]．整容性には優れるが，患者満足度はCLCと変わりがない（RCT）[92,93]．NLCは現段階では炎症性変化に対応するためのトロッカーの変更（CLCへの移行）の限界があるが，器械の開発によって急性胆嚢炎に適応を拡大できる可能性はある．

以上の検討から，急性胆嚢炎に対するreduced port surgeryは，整容性と疼痛の軽減のほかには優位な点が明らかではない．これらが患者満足度にどの程度貢献するかについては検討の余地がある．今後の器械の開発や手技の工夫により適応の拡大が期待されるものの，現状では選択した限られた症例に行われるべきである．

引用文献

1) Miyasaka Y, Nakamura M, Wakabayashi G. Pioneers in laparoscopic hepato-biliary-pancreatic surgery. J Hepatobiliary Pancreat Sci 2018 ; 25 : 109-111.（EO）
2) NIH consensus conference. Gallstones and laparoscopic cholecystectomy. JAMA 1993 ; 269 : 1018-1024.（EO）
3) The role of laparoscopic cholecystectomy (L.C.). guidelines for clinical application. Society of American Gastrointestinal Endoscopic Surgeons (SAGES). Surg Endosc 1993 ; 7 : 369-370.（CPG）
4) Yamashita Y, Takada T, Kawarada Y, Nimura Y, Hirota M, Miura F, et al. Surgical treatment of patients with acute cholecystitis : Tokyo guidelines. J Hepatobiliary Pancreat Surg 2007 ; 14 : 91-97.（CPG）
5) Yamashita Y, Takada T, Strasberg SM, Pitt HA, Gouma DJ, Garden OJ, et al. TG 13 surgical management of acute cholecystitis. J Hepatobiliary Pancreat Sci 2013 ; 20 : 89-96.（CPG）
6) Endo I, Takada T, Hwang TL, Akazawa K, Mori R, Miura F, et al. Optimal treatment strategy for acute cholecystitis based on predictive factors : Japan-Taiwan multicenter cohort study. J Hepatobiliary Pancreat Sci 2017 ; 24 : 346-361.（OS）
7) Okamoto K, Suzuki K, Takada T, Strasberg SM, Asbun HJ, Endo I, et al. Tokyo Guidelines 2018 : flowchart for the management of acute cholecystitis. J Hepatobiliary Pancreat Sci 2018 ; 25 : 55-72. doi : 10.1002/jhbp.516.（CPG）
8) Törnqvist B, Zheng Z, Ye W, Waage A, Nilsson M. Long-term effects of iatrogenic bile duct injury during cholecystectomy. Clin Gastroenterol Hepatol 2009 ; 7 : 1013-1018 ; quiz 915.（OS）
9) Törnqvist B, Waage A, Zheng Z, Ye W, Nilsson M. Severity of acute cholecystitis and risk of iatrogenic bile duct injury during cholecystectomy, a population-based case-control study. World J Surg 2016 ; 40 : 1060-1067.（OS）
10) Iwashita Y, Ohyama T, Honda G, Hibi T, Yoshida M, Miura F, et al. What are the appropriate indicators of sur-

gical difficulty during laparoscopic cholecystectomy? Results from a Japan-Korea-Taiwan multinational survey. J Hepatobiliary Pancreat Sci 2016 ; 23 : 533-547.（EO）
11） Iwashita Y, Hibi T, Ohyama T, Umezawa A, Takada T, Strasberg SM, et al. Delphi consensus on bile duct injuries during laparoscopic cholecystectomy : An evolutionary cul-de-sac or the birth pangs of a new technical framework? J Hepatobiliary Pancreat Sci 2017 ; 24 : 591-602.（EO）
12） Morgenstern L, Wong L, Berci G. Twelve hundred open cholecystectomies before the laparoscopic era. A standard for comparison. Arch Surg 1992 ; 127 : 400-403.（OS）
13） Flum DR, Dellinger EP, Cheadle A, Chan L, Koepsell T. Intraoperative cholangiography and risk of common bile duct injury during cholecystectomy. JAMA 2003 ; 289 : 1639-1644.（CS）
14） Sakuramoto S, Sato S, Okuri T, Sato K, Hiki Y, Kakita A. Preoperative evaluation to predict technical difficulties of laparoscopic cholecystectomy on the basis of histological inflammation findings on resected gallbladder. Am J Surg 2000 ; 179 : 114-121.（CS）
15） Hiromatsu T, Hasegawa H, Sakamoto E, Komatsu S, Kawai K, Tabata T, et al. Preoperative evaluation of difficulty on laparoscopic cholecystectomy（in Japanese）. Jpn J Gastroenterol Surg 2007 ; 40 : 1449-1455.（OS）
16） Cho KS, Baek SY, Kang BC, Choi HY, Han HS. Evaluation of preoperative sonography in acute cholecystitis to predict technical difficulties during laparoscopic cholecystectomy. J Clin Ultrasound 2004 ; 32 : 115-122.（OS）
17） Shamiyeh A, Danis J, Wayand W, Zehetner J. A 14-year analysis of laparoscopic cholecystectomy : Conversion-when and why? Surg Laparosc Endosc Percutan Tech 2007 ; 17 : 271-276.（OS）
18） Cho JY, Han HS, Yoon YS, Ahn KS, Lee SH, Hwang JH. Hepatobiliary scan for assessing disease severity in patients with cholelithiasis. Arch Surg 2011 ; 146 : 169-174.（OS）
19） Cwik G, Skoczylas T, Wyroślak-Najs J, Wallner G. The value of percutaneous ultrasound in predicting conversion from laparoscopic to open cholecystectomy due to acute cholecystitis. Surg Endosc 2013 ; 27 : 2561-2568.（CS）
20） Philip Rothman J, Burcharth J, Pommergaard HC, Viereck S, Rosenberg J. Preoperative risk factors for conversion of laparoscopic cholecystectomy to open surgery-A systematic review and meta-analysis of observational studies. Dig Surg 2016 ; 33 : 414-423.（MA）
21） Ambe PC, Christ H, Wassenberg D. Does the tokyo guidelines predict the extent of gallbladder inflammation in patients with acute cholecystitis? A single center retrospective analysis. BMC Gastroenterol 2015 ; 15 : 142. doi : 10.1186/s12876-015-0365-4.（OS）
22） Low JK, Barrow P, Owera A, Ammori BJ. Timing of laparoscopic cholecystectomy for acute cholecystitis : Evidence to support a proposal for an early interval surgery. Am Surg 2007 ; 73 : 1188-1192.（OS）
23） Zhu B, Zhang Z, Wang Y, Gong K, Lu Y, Zhang N. Comparison of laparoscopic cholecystectomy for acute cholecystitis within and beyond 72 h of symptom onset during emergency admissions. World J Surg 2012 ; 36 : 2654-2658.（OS）
24） Hibi T, Iwashita Y, Ohyama T, Honda G, Yoshida M, Takada T, et al. The "right" way is not always popular : Comparison of surgeons' perceptions during laparoscopic cholecystectomy for acute cholecystitis among experts from Japan, Korea and Taiwan. J Hepatobiliary Pancreat Sci 2017 ; 24 : 24-32.（EO）
25） Sugrue M, Sahebally SM, Ansaloni L, Zielinski MD. Grading operative findings at laparoscopic cholecystectomy-a new scoring system. World J Emerg Surg 2015 ; 10 : 14. doi : 10.1186/s13017-015-0005-x. eCollection 2015.（EO）
26） Iwashita Y, Hibi T, Ohyama T, Honda G, Yoshida M, Miura F, et al. An opportunity in difficulty : Japan-Korea-Taiwan expert Delphi consensus on surgical difficulty during laparoscopic cholecystectomy. J Hepatobiliary Pancreat Sci 2017 ; 24 : 191-198.（EO）
27） Madding GF. Subtotal cholecystectomy in acute cholecystitis. Am J Surg 1955 ; 89 : 604-607.（CS）
28） Strasberg SM, Pucci MJ, Brunt LM, Deziel DJ. Subtotal cholecystectomy-"fenestrating" vs "reconstituting" subtypes and the prevention of bile duct injury : Definition of the optimal procedure in difficult operative conditions. J Am Coll Surg 2016 ; 222 : 89-96.（EO）
29） Elshaer M, Gravante G, Thomas K, Sorge R, Al-Hamali S, Ebdewi H. Subtotal cholecystectomy for "difficult gallbladders" : Systematic review and meta-analysis. JAMA Surg 2015 ; 150 : 159-168.（SR）
30） Henneman D, da Costa DW, Vrouenraets BC, van Wagensveld BA, Lagarde SM. Laparoscopic partial cholecystectomy for the difficult gallbladder : A systematic review. Surg Endosc 2013 ; 27 : 351-358.（SR）
31） Borzellino G, Sauerland S, Minicozzi AM, Verlato G, Di Pietrantonj C, de Manzoni G, et al. Laparoscopic cholecystectomy for severe acute cholecystitis. A meta-analysis of results. Surg Endosc 2008 ; 22 : 8-15.（MA）

32) Lengyel BI, Azagury D, Varban O, Panizales MT, Steinberg J, Brooks DC, et al. Laparoscopic cholecystectomy after a quarter century : Why do we still convert? Surg Endosc 2012 ; 26 : 508-513.（OS）
33) Kato K, Matsuda M, Onodera K, Kobayashi T, Kasai S, Mito M. Laparoscopic cholecystectomy from fundus downward. Surg Laparosc Endosc 1994 ; 4 : 373-374.（CS）
34) Uyama I, Iida S, Ogiwara H, Takahara T, Kato Y, Furuta T, et al. Laparoscopic retrograde cholecystectomy（from fundus downward）facilitated by lifting the liver bed up to the diaphragm for inflammatory gallbladder. Surg Laparosc Endosc 1995 ; 5 : 431-436.（CS）
35) Kelly MD. Laparoscopic retrograde (fundus first) cholecystectomy. BMC Surg 2009 ; 9 : 19. doi : 10.1186／1471-2482-9-19.（OS）
36) Fullum TM, Kim S, Dan D, Turner PL. Laparoscopic "dome-down" cholecystectomy with the LCS-5 harmonic scalpel. JSLS 2005 ; 9 : 51-57.（CS）
37) Huang SM, Hsiao KM, Pan H, Yao CC, Lai TJ, Chen LY, et al. Overcoming the difficulties in laparoscopic management of contracted gallbladders with gallstones : Possible role of fundus－down approach. Surg Endosc 2011 ; 25 : 284-291.（CS）
38) Harilingam MR, Shrestha AK, Basu S. Laparoscopic modified subtotal cholecystectomy for difficult gall bladders : A single-centre experience. J Minim Access Surg 2016 ; 12 : 325-329.（CS）
39) Nasr MM. An Innovative Emergency Laparoscopic Cholecystectomy Technique ; Early Results Towards Complication Free Surgery. J Gastrointest Surg 2017 ; 21 : 302-311.（CS）
40) Strasberg SM, Gouma DJ. 'Extreme' vasculobiliary injuries : Association with fundus-down cholecystectomy in severely inflamed gallbladders. HPB（Oxford）2012 ; 14 : 1-8.（CS）
41) Honda G, Hasegawa H, Umezawa A. Universal safe procedure of laparoscopic cholecystectomy standardized by exposing the inner layer of the subserosal layer（with video）. J Hepatobiliary Pancreat Sci 2016 ; 23 : E14-19.（CS）
42) Callery MP. Avoiding biliary injury during laparoscopic cholecystectomy : technical considerations. Surg Endosc 2006 ; 20 : 1654-1658.（OS）
43) Asbun HJ, Rossi RL, Lowell JA, Munson JL. Bile duct injury during laparoscopic cholecystectomy : mechanism of injury, prevention, and management. World J Surg 1993 ; 17 : 547-551 ; 551-552.（OS）
44) Halpin V, Gupta A. Acute cholecystitis. BMJ Clin Evid 2011 ; 2011 : 0411.（EO）
45) Gurusamy KS, Davidson C, Gluud C, Davidson BR. Early versus delayed laparoscopic cholecystectomy for people with acute cholecystitis. Cochrane Database Syst Rev 2013 ; 6 : CD005440. doi : 10.1002／14651858. CD005440. pub3.（SR）
46) Cao AM, Eslick GD, Cox MR. Early cholecystectomy is superior to delayed cholecystectomy for acute cholecystitis : A meta-analysis. J Gastrointest Surg 2015 ; 19 : 848-857.（MA）
47) Cao AM, Eslick GD, Cox MR. Early laparoscopic cholecystectomy is superior to delayed acute cholecystitis : A meta-analysis of case-control studies. Surg Endosc 2016 ; 30 : 1172-1182.（MA）
48) de Mestral C, Rotstein OD, Laupacis A, Hoch JS, Zagorski B, Alali AS, et al. Comparative operative outcomes of early and delayed cholecystectomy for acute cholecystitis : A population-based propensity score analysis. Ann Surg 2014 ; 259 : 10-15.（OS）
49) Strasberg SM, Hertl M, Soper NJ. An analysis of the problem of biliary injury during laparoscopic cholecystectomy. J Am Coll Surg 1995 ; 180 : 101-125.（EO）
50) Sanjay P, Kulli C, Polignano FM, Tait IS. Optimal surgical technique, use of intra-operative cholangiography（IOC）, and management of acute gallbladder disease : The results of a nation-wide survey in the UK and Ireland. Ann R Coll Surg Engl 2010 ; 92 : 302-306.（EO）
51) Chen CB, Palazzo F, Doane SM, Winter JM, Lavu H, Chojnacki KA, et al. Increasing resident utilization and recognition of the critical view of safety during laparoscopic cholecystectomy : A pilot study from an academic medical center. Surg Endosc 2017 ; 31 : 1627-1635.（OS）
52) Vettoretto N, Saronni C, Harbi A, Balestra L, Taglietti L, Giovanetti M. Critical view of safety during laparoscopic cholecystectomy. JSLS 2011 ; 15 : 322-325.（OS）
53) Hugh TB, Kelly MD, Mekisic A. Rouvière's sulcus : A useful landmark in laparoscopic cholecystectomy. Br J Surg 1997 ; 84 : 1253-1254.（CS）
54) Singh K, Ohri A. Anatomic landmarks : Their usefulness in safe laparoscopic cholecystectomy. Surg Endosc 2006 ; 20 : 1754-1758.（CS）
55) Hussain A. Difficult laparoscopic cholecystectomy : Current evidence and strategies of management. Surg Lapa-

rosc Endosc Percutan Tech 2011 ; 21 : 211-217.（SR）
56) Kaplan D, Inaba K, Chouliaras K, Low GM, Benjamin E, Lam L, et al. Subtotal cholecystectomy and open total cholecystectomy : Alternatives in complicated cholecystitis. Am Surg 2014 ; 80 : 953-955.（OS）
57) Ford JA, Soop M, Du J, Loveday BP, Rodgers M. Systematic review of intraoperative cholangiography in cholecystectomy. Br J Surg 2012 ; 99 : 160-167.（SR）
58) Ludwig K, Bernhardt J, Steffen H, Lorenz D. Contribution of intraoperative cholangiography to incidence and outcome of common bile duct injuries during laparoscopic cholecystectomy. Surg Endosc 2002 ; 16 : 1098-1104.（OS）
59) Slim K, Martin G. Does routine intra-operative cholangiography reduce the risk of biliary injury during laparoscopic cholecystectomy? an evidence-based approach. J Visc Surg 2013 ; 150 : 321-324.（OS）
60) Törnqvist B, Strömberg C, Persson G, Nilsson M. Effect of intended intraoperative cholangiography and early detection of bile duct injury on survival after cholecystectomy : Population based cohort study. BMJ 2012 ; 345 : e6457.（OS）
61) Törnqvist B, Strömberg C, Akre O, Enochsson L, Nilsson M. Selective intraoperative cholangiography and risk of bile duct injury during cholecystectomy. Br J Surg 2015 ; 102 : 952-958.（OS）
62) Machi J, Johnson JO, Deziel DJ, Soper NJ, Berber E, Siperstein A, et al. The routine use of laparoscopic ultrasound decreases bile duct injury : A multicenter study. Surg Endosc 2009 ; 23 : 384-388.（OS）
63) Gwinn EC, Daly S, Deziel DJ. The use of laparoscopic ultrasound in difficult cholecystectomy cases significantly decreases morbidity. Surgery 2013 ; 154 : 909-915. discussion 915-917.（OS）
64) Pesce A, Piccolo G, La Greca G, Puleo S. Utility of fluorescent cholangiography during laparoscopic cholecystectomy : A systematic review. World J Gastroenterol 2015 ; 21 : 7877-7883.（SR）
65) Rogers SJ, Cello JP, Horn JK, Siperstein AE, Schecter WP, Campbell AR, et al. Prospective randomized trial of LC+LCBDE vs ERCP/S+LC for common bile duct stone disease. Arch Surg 2010 ; 145 : 28-33.（RCT）
66) ElGeidie AA, ElEbidy GK, Naeem YM. Preoperative versus intraoperative endoscopic sphincterotomy for management of common bile duct stones. Surg Endosc 2011 ; 25 : 1230-1237.（RCT）
67) Tzovaras G, Baloyiannis I, Zachari E, Symeonidis D, Zacharoulis D, Kapsoritakis A, et al. Laparoendoscopic rendezvous versus preoperative ERCP and laparoscopic cholecystectomy for the management of cholecysto-choledocholithiasis : Interim analysis of a controlled randomized trial. Ann Surg 2012 ; 255 : 435-439.（RCT）
68) Alexakis N, Connor S. Meta-analysis of one- vs. two-stage laparoscopic/endoscopic management of common bile duct stones. HPB（Oxford）2012 ; 14 : 254-259.（MA）
69) Nagaraja V, Eslick GD, Cox MR. Systematic review and meta-analysis of minimally invasive techniques for the management of cholecysto-choledocholithiasis. J Hepatobiliary Pancreat Sci 2014 ; 21 : 896-901.（MA）
70) Koc B, Karahan S, Adas G, Tutal F, Guven H, Ozsoy A. Comparison of laparoscopic common bile duct exploration and endoscopic retrograde cholangiopancreatography plus laparoscopic cholecystectomy for choledocholithiasis : A prospective randomized study. Am J Surg 2013 ; 206 : 457-463.（RCT）
71) Zhu HY, Xu M, Shen HJ, Yang C, Li F, Li KW, et al. A meta-analysis of single-stage versus two-stage management for concomitant gallstones and common bile duct stones. Clin Res Hepatol Gastroenterol 2015 ; 39 : 584-593.（MA）
72) Peng WK, Sheikh Z, Nixon SJ, Paterson-Brown S. Role of laparoscopic cholecystectomy in the early management of acute gallbladder disease. Br J Surg 2005 ; 92 : 586-591.（OS）
73) Nebiker CA, Baierlein SA, Beck S, von Flüe M, Ackermann C, Peterli R. Is routine MR cholangiopancreatography（MRCP）justified prior to cholecystectomy? Langenbecks Arch Surg 2009 ; 394 : 1005-1010.（OS）
74) Wong HP, Chiu YL, Shiu BH, Ho LC. Preoperative MRCP to detect choledocholithiasis in acute calculous cholecystitis. J Hepatobiliary Pancreat Sci 2012 ; 19 : 458-464.（OS）
75) Costi R, Gnocchi A, Di Mario F, Sarli L. Diagnosis and management of choledocholithiasis in the golden age of imaging, endoscopy and laparoscopy. World J Gastroenterol 2014 ; 20 : 13382-13401.（OS）
76) Navarra G, Pozza E, Occhionorelli S, Carcoforo P, Donini I. One-wound laparoscopic cholecystectomy. Br J Surg 1997 ; 84 : 695.（CS）
77) Naito T. Terminology. In : Mori T, Dapri G, editors. Reduced Port Laparoscopic Surgery. Springer Japan ; 2014 : 23-26. doi : 10. 1007 / 978-4-431-54601-6.（EO）
78) Lurje G, Raptis DA, Steinemann DC, Amygdalos I, Kambakamba P, Petrowsky H, et al. Cosmesis and body image in patients undergoing single-port versus conventional laparoscopic cholecystectomy : A multicenter double-blinded randomized controlled trial（SPOCC-trial）. Ann Surg 2015 ; 262 : 728-734 ; discussion 734-735.

(RCT)
79) Cao ZG, Cai W, Qin MF, Zhao HZ, Yue P, Li Y. Randomized clinical trial of single-incision versus conventional laparoscopic cholecystectomy : Short-term operative outcomes. Surg Laparosc Endosc Percutan Tech 2011 ; 21 : 311-313. (RCT)
80) Evers L, Bouvy N, Branje D, Peeters A. Single-incision laparoscopic cholecystectomy versus conventional four-port laparoscopic cholecystectomy : A systematic review and meta-analysis. Surg Endosc 2017 ; 31 : 3437-3448. doi : 10.1007/s00464-016-5381-0. Epub 2016 Dec 30. (MA)
81) Wu XS, Shi LB, Gu J, Dong P, Lu JH, Li ML, et al. Single-incision laparoscopic cholecystectomy versus multi-incision laparoscopic cholecystectomy : A meta-analysis of randomized clinical trials. J Laparoendosc Adv Surg Tech A 2013 ; 23 : 183-191. (MA)
82) Sajid MS, Ladwa N, Kalra L, Hutson KK, Singh KK, Sayegh M. Single-incision laparoscopic cholecystectomy versus conventional laparoscopic cholecystectomy : Meta-analysis and systematic review of randomized controlled trials. World J Surg 2012 ; 36 : 2644-2653. (MA)
83) Arezzo A, Scozzari G, Famiglietti F, Passera R, Morino M. Is single-incision laparoscopic cholecystectomy safe? Results of a systematic review and meta-analysis. Surg Endosc 2013 ; 27 : 2293-2304. (MA)
84) Markar SR, Karthikesalingam A, Thrumurthy S, Muirhead L, Kinross J, Paraskeva P. Single-incision laparoscopic surgery (SILS) vs. conventional multiport cholecystectomy : Systematic review and meta-analysis. Surg Endosc 2012 ; 26 : 1205-1213. (MA)
85) Trastulli S, Cirocchi R, Desiderio J, Guarino S, Santoro A, Parisi A, et al. Systematic review and meta-analysis of randomized clinical trials comparing single-incision versus conventional laparoscopic cholecystectomy. Br J Surg 2013 ; 100 : 191-208. (MA)
86) Garg P, Thakur JD, Garg M, Menon GR. Single-incision laparoscopic cholecystectomy vs. conventional laparoscopic cholecystectomy : A meta-analysis of randomized controlled trials. J Gastrointest Surg 2012 ; 16 : 1618-1628. (MA)
87) Gagner M, Garcia-Ruiz A. Technical aspects of minimally invasive abdominal surgery performed with needlescopic instruments. Surg Laparosc Endosc 1998 ; 8 : 171-179. (CS)
88) Hsieh CH. Early minilaparoscopic cholecystectomy in patients with acute cholecystitis. Am J Surg 2003 ; 185 : 344-348. (RCT)
89) Novitsky YW, Kercher KW, Czerniach DR, Kaban GK, Khera S, Gallagher-Dorval KA, et al. Advantages of mini-laparoscopic vs conventional laparoscopic cholecystectomy : Results of a prospective randomized trial. Arch Surg 2005 ; 140 : 1178-1183. (RCT)
90) Bisgaard T, Klarskov B, Trap R, Kehlet H, Rosenberg J. Pain after microlaparoscopic cholecystectomy. A randomized double-blind controlled study. Surg Endosc 2000 ; 14 : 340-344. (RCT)
91) Look M, Chew SP, Tan YC, Liew SE, Cheong DM, Tan JC, et al. Post-operative pain in needlescopic versus conventional laparoscopic cholecystectomy : A prospective randomised trial. J R Coll Surg Edinb 2001 ; 46 : 138-142. (RCT)
92) Ainslie WG, Catton JA, Davides D, Dexter S, Gibson J, Larvin M, et al. Micropuncture cholecystectomy vs conventional laparoscopic cholecystectomy : A randomized controlled trial. Surg Endosc 2003 ; 17 : 766-772.(RCT)
93) Cabral PH, Silva IT, Melo JV, Gimenez FS, Cabral CR, Lima AP. Needlescopic versus laparoscopic cholecystectomy. A prospective study of 60 patients. Acta Cir Bras 2008 ; 23 : 543-550. (RCT)

第XII章
急性胆管炎・胆嚢炎診療バンドル

近年，様々な領域の診療ガイドラインにおいて，診療上行わなくてはならないことをまとめて提示するバンドルが用いられつつある（Clinical practice guidelines：以下 CPG)[1]。個々の介入では効果を示し得なくても，介入をバンドル（束）にして行うことにより，有意な効果を示すことを期待されて提示されている（Observational study：以下 OS)[2] (Case series：以下 CS)[3]。その好例は Surviving Sepsis Campaign ガイドラインの sepsis bundle である。Sepsis bundle は 2008 年に提示されたが，bundle を遵守することによって重症敗血症症例での入院死亡率が著明に改善したことが多数報告されている（OS)[4〜6,8] (Systematic review：以下 SR)[7]。

診療ガイドラインを遵守し診療プロセスを向上させるため，米国の the Institute for Healthcare Improvement は，ケアバンドルの概念を発展させたが（Expert opinion：以下 EO)[9]，このバンドルを ICU で実施するために，教育（86 %），リマインダー（71 %），フィードバック（63 %）などの様々な手法が用いられていることが報告されている（SR)[10]。

今回の TG 18 改訂版では，改定出版委員会委員でバンドルを再度評価し，TG 18 での推奨を基に設定した。基本的には，TG 13 を踏襲して若干の変更を行い TG 18 の bundle（CPG)[11,12]を作成したが，本邦の保険適応なども考慮して設定している。これらのバンドルを用いて診療例を重ねていただき，臨床的検討の下に，さらなる改訂のポイントなどを各施設から報告していただくことが，今後の本ガイドラインの改訂に必要なエビデンスの構築に役立つことになると期待される。また，巻末にバンドルのチェックリストも掲載したので実臨床（ベッドサイド）で利用していただきたい。

急性胆管炎診療バンドル

1. 急性胆管炎を疑った場合，本診断基準を用い 6 〜 12 時間毎に診断を繰り返す。
2. 腹部単純 X 線，腹部超音波を施行し，できる限り CT，MRI，MRCP を施行する。
3. 診断時，診断から 24 時間以内および 24 〜 48 時間の各々の時間帯で，本重症度判定基準を用い重症度を繰り返し評価する。
4. 診断がつき次第，初期治療として，絶食の上で十分量の輸液，電解質の補正，鎮痛薬投与，full dose の抗菌薬を静注する。
5. Grade I（軽症）症例では，初期治療に 24 時間以内に反応しない場合，速やかに胆管ドレナージを施行する*。
6. Grade II（中等症）症例では，初期治療を行いつつ，診断後早期に，早期胆管ドレナージ術を行う*。
7. Grade III（重症）症例では，全身管理を行いつつ，診断後迅速に，緊急胆管ドレナージ術を行う*。
8. Grade III（重症）症例では，初期治療とともに臓器サポートを直ちに行う。
9. Grade II（中等症）と III（重症）症例では，血液と胆汁の細菌培養を行う。
10. 急性胆管炎消褪後の胆嚢結石には胆嚢摘出術を行う。

*胆管ドレナージが不可能な場合，搬送を検討する。

急性胆嚢炎診療バンドル

1. 急性胆嚢炎を疑った場合，本診断基準を用い 6～12 時間毎に診断を繰り返す。
2. 腹部超音波を施行し，できる限り CT も施行する。
3. 診断時，診断から 24 時間以内および 24～48 時間の各々の時間帯で，本重症度判定基準を用い重症度を繰り返し評価する。
4. 初期治療（絶食，十分量の輸液，電解質補正，鎮痛薬投与，full dose の抗菌薬静注）を行いつつ，胆嚢摘出術の適応を検討する。
5. Grade Ⅰ（軽症）症例では，耐術と判断すれば*，発症から 1 週間以内（72 時間以内がより望ましい）の腹腔鏡下胆嚢摘出術（Lap-C）が推奨される。
6. 保存的治療を選択した Grade Ⅰ（軽症）症例では，24 時間以内に軽快しない場合，胆嚢ドレナージや，耐術可能と考えられる場合には Lap-C を検討する*。
7. Grade Ⅱ（中等症）症例では，経験を積んだ施設で，耐術と判断されれば*，早期の Lap-C を考慮する。高リスク例*では，緊急／早期に胆嚢ドレナージまたは待機的 Lap-C を検討する。
8. Grade Ⅲ（重症）症例で，高リスク例**では速やかに胆嚢ドレナージを行う。経験を積んだ施設で，耐術と判断されれば**，早期の Lap-C も施行可能である。
9. Grade Ⅱ（中等症）とⅢ（重症）症例では，血液と胆汁の細菌培養を行う。
10. 集中治療を含めた全身管理，早期の胆嚢摘出術や胆嚢ドレナージなどが不可能な場合は，高次施設への速やかな搬送を検討する。

*Charlson Comorbidity Index（以下 CCI）および American Society of Anesthesiologists physical status classification（以下 ASA-PS）を用いて患者の全身状態を評価する。

**CCI，ASA-PS に加え，臓器障害の種類（治療反応性臓器障害または致死性臓器障害）を用いて患者の全身状態を評価する。

引用文献

1) Dellinger RP, Levy MM, Carlet JM, Bion J, Parker MM, Jaeschke R, et al. Surviving Sepsis Campaign : international guidelines for management of severe sepsis and septic shock : 2008. Crit Care Med 2008 ; 36 : 296-327.（CPG）
2) Daniels R, Nutbeam T, McNamara G, Galvin C. The sepsis six and the severe sepsis resuscitation bundle : a prospective observational cohort study. Emerg Med J 2011 ; 28 : 507-512.（OS）
3) Benneyan JC, Taşeli A. Exact and approximate probability distributions of evidence-based bundle composite compliance measures. Health Care Manag Sci 2010 ; 13 : 193-209.（CS）
4) Levy MM, Dellinger RP, Townsend SR, Linde-Zwirble WT, Marshall JC, Bion J, et al. The Surviving Sepsis Campaign : results of an international guideline-based performance improvement program targeting severe sepsis. Intensive Care Med 2010 ; 36 : 222-231.（OS）
5) Levy MM, Rhodes A, Phillips GS, Townsend SR, Schorr CA, Beale R, et al. Surviving Sepsis Campaign : association between performance metrics and outcomes in a 7.5-year study. Crit Care Med 2015 ; 43 : 3-12.（OS）
6) Rhodes A, Phillips G, Beale R, Cecconi M, Chiche JD, De Backer D, et al. The Surviving Sepsis Campaign bundles and outcome : results from the International Multicentre Prevalence Study on Sepsis (the IMPreSS study). Intensive Care Med 2015 ; 41 : 1620-1628.（OS）
7) Damiani E, Donati A, Serafini G, Rinaldi L, Adrario E, Pelaia P, et al. Effect of performance improvement programs on compliance with sepsis bundles and mortality : a systematic review and meta-analysis of observational studies. PLoS One 2015 ; 10 : e 0125827.（SR）

8) Seymour CW, Gesten F, Prescott HC, Friedrich ME, Iwashyna TJ, Phillips GS, et al. Time to Treatment and Mortality during Mandated Emergency Care for Sepsis. N Engl J Med 2017 ; 376 : 2235-2244.（OS）
9) Resar R, Griffin FA, Haraden C. Using care bundles to improve health care quality. IHI Innovation Series white paper. Cambridge, Massachusetts : Institute for Healthcare Improvement ; 2012.［http://www.ihi.org］Accessed 14 October 2017.（EO）
10) Borgert MJ, Goossens A, Dongelmans DA. What are effective strategies for the implementation of care bundles on ICUs : a systematic review. Implement Sci 2015 ; 10 : 119.（SR）
11) Okamoto K, Takada T, Strasberg SM, Solomkin JS, Pitt HA, Garden OJ, et al. TG 13 management bundles for acute cholangitis and cholecystitis. J Hepatobiliary Pancreat Sci 2013 ; 20 : 55-59.（CPG）
12) Mayumi T, Okamoto K, Takada T, Strasberg SM, Solomkin JS, Schlossberg D, et al. Tokyo Guidelines 2018 : management bundles for acute cholangitis and cholecystitis. J Hepatobiliary Pancreat Sci 2018 ; 25 : 96-100.（CPG）

第XIII章
急性胆管炎・胆囊炎
バンドルチェックリスト

急性胆管炎のバンドルチェックリスト

- ☐ 6〜12時間毎の診断
- ☐ 腹部単純X線，腹部超音波，CT，MRI，MRCP
- ☐ 診断時，☐診断〜24時間以内，☐24〜48時間以内で重症度判定基準を用いた重症度評価
- ☐ 診断次第，初期治療（絶食，十分量の輸液，電解質補正，鎮痛薬，full doseの抗菌薬）開始
- ☐ GradeⅠ（軽症）：初期治療に24時間以内に反応しない場合，胆管ドレナージ
  GradeⅡ（中等症）：早期胆管ドレナージ
  GradeⅢ（重症）：臓器サポートと緊急胆管ドレナージ
- ☐ 上記での胆管ドレナージや外科的手術が不可能な場合，搬送
- ☐ GradeⅡ（中等症）とⅢ（重症）：血液と胆汁の細菌培養
- ☐ 急性胆管炎消退後の有石症例では胆嚢摘出術

急性胆嚢炎のバンドルチェックリスト

- ☐ 6〜12時間毎の診断
- ☐ 腹部超音波，CT
- ☐ 診断時，☐診断〜24時間以内，☐24〜48時間以内で重症度判定基準を用いた重症度評価
- ☐ 診断次第，初期治療（絶食，十分量の輸液，電解質補正，鎮痛薬，full doseの抗菌薬）開始
- ☐ GradeⅠ（軽症）：耐術と判断すれば，発症から1週間以内（72時間以内がより望ましい）のLap-C
- ☐ 保存的治療を選択したGradeⅠ（軽症）：24時間以内に軽快しない場合，胆嚢ドレナージや，耐術可能と考えられる場合にはLap-Cを検討
- ☐ GradeⅡ（中等症）：経験を積んだ施設で，耐術と判断されれば，早期のLap-Cを考慮。高リスク例では，緊急/早期に胆嚢ドレナージまたは待機的Lap-C
- ☐ GradeⅢ（重症）症例で，高リスク例では速やかに胆嚢ドレナージ。経験を積んだ施設で，耐術と判断されれば，早期のLap-Cも施行可能。
- ☐ GradeⅡ（中等症）とⅢ（重症）：血液と胆汁の細菌培養
- ☐ 上記での全身管理，胆嚢ドレナージ，手術が不可能な場合搬送

索 引

索　引

あ
安全性　169
安全な手順 safe steps　201
アンチバイオグラム　127

い
医療関連感染　17

え
壊疽性胆嚢炎　17

お
黄色肉芽腫性胆嚢炎　17

か
回虫症　17
ガイドライン　57, 85, 127, 217
回避手術　201
開腹移行　201
画像診断　57, 85
化膿性胆嚢炎　17
鑑別診断　57, 85

き
気腫性胆嚢炎　17
急性胆管炎　47, 57, 127, 147, 217, 221
急性胆嚢炎　47, 85, 127, 169, 179, 201, 217, 221
急性閉塞性化膿性胆管炎　17

く
クリニカルクェスチョン（CQ）　7

け
血液検査　57, 85

こ
抗菌薬治療　127

し
死亡率　17
重症度判定基準　57, 85
初期治療　47
診断　85
診断基準　47, 57, 85

そ
総胆管結石除去　201

た
胆管ドレナージ　147
胆石　147
胆道感染　127
胆道ドレナージ　47

胆嚢亜全摘術　201
胆嚢ドレナージ　169, 179, 201

は
バンドル　217
バンドルチェックリスト　221

ひ
肥満　17

ふ
腹腔鏡下胆嚢摘出術　169, 179, 201
フローチャート　51, 179

め
メタ解析　179

り
臨床徴候　57, 85

C
Charcot 3 徴　17

E
EBS　147
EGBS　169
ENBD　147
ENGBD　169
EPBD　147
ERCP　147
EST　147
EUS-BD　147
EUS-GBD　169

G
GRADE　7

L
Lemmel syndrome　17

M
Minds　7
Mirizzi syndrome　17

P
PICO　7
PTCD/PTBD　147
PTGBA　169
PTGBD　169

R
Reynolds 5 徴　17

―TG 18 新基準掲載―
急性胆管炎・胆嚢炎診療ガイドライン 2018

2005 年 9 月 28 日　第 1 版第 1 刷発行
2005 年 12 月 26 日　第 1 版第 2 刷発行
2010 年 3 月 2 日　第 1 版第 3 刷発行
2013 年 3 月 27 日　第 2 版第 1 刷発行
2014 年 2 月 10 日　第 2 版第 2 刷発行
2018 年 9 月 10 日　第 3 版第 1 刷発行
2020 年 12 月 25 日　第 3 版第 2 刷発行

編集者　高田忠敬
　　　　TAKADA TADAHIRO

無検印承認

発行者　鈴木文治
発行所　医学図書出版株式会社
〒113-0033 東京都文京区本郷 2-29-8 大田ビル
電話 03(3811)8210(代)　FAX 03(3811)8236
郵便振替口座　東京 00130-6-132204
http://www.igakutosho.co.jp

印刷所　株式会社木元省美堂

Published by IGAKU TOSHO SHUPPAN Co. Ltd. 2-29-8 Ota Bldg. Hongo Bunkyo-ku, Tokyo
© 2020 IGAKU TOSHO SHUPPAN Co. Ltd. Printed in Japan.

ISBN 978-4-86517-285-0　　定価　（本体 4,500 円＋税）

・本誌に掲載された著作物の複製権・翻訳権・上映権・譲渡権・貸与権・公衆送信権（送信可能化権を含む）は編集者ならびに医学図書出版株式会社が保有します。
・本誌を無断で複製する行為（複写，スキャン，デジタルデータ化など）は，「私的使用のための複製」など著作権法上の限られた例外を除き禁じられています。大学，病院，診療所，企業などにおいて，業務上使用する目的（診療，研究活動を含む）で上記の行為を行うことは，その使用範囲が内部的であっても，私的使用には該当せず，違法です。また私的使用に該当する場合であっても，代行業者等の第三者に依頼して上記の行為を行うことは違法となります。
・JCOPY〈出版者著作権管理機構　委託出版物〉
本誌の無断複製は著作権法上での例外を除き禁じられています。複製される場合は，そのつど事前に，出版者著作権管理機構（電話 03-3513-6969，FAX 03-3513-6979，info@jcopy.or.jp）の許諾を得てください。